核医学病例图谱
——感染、炎症及其他分册

Atlas of Nuclear Medicine in Infection,
Inflammation and Miscellanea: Case Review

主　编　付占立　何作祥

副主编　霍　力　方　纬　梁英魁　杨吉刚

北京大学医学出版社

HEYIXUE BINGLI TUPU——GANRAN、YANZHENG JI QITA FENCE

图书在版编目（CIP）数据

核医学病例图谱 . 感染、炎症及其他分册 / 付占立，何作祥主编 . —北京：北京大学医学出版社，2022.7（2023.12 重印）

ISBN 978-7-5659-2630-3

Ⅰ.①核⋯　Ⅱ.①付⋯②何⋯　Ⅲ.①核医学 – 病案 – 分析 – 图谱　Ⅳ.① R81-64

中国版本图书馆 CIP 数据核字（2022）第 061225 号

核医学病例图谱——感染、炎症及其他分册

主　　编：付占立　何作祥
出版发行：北京大学医学出版社
地　　址：（100191）北京市海淀区学院路 38 号　北京大学医学部院内
电　　话：发行部 010-82802230；图书邮购 010-82802495
网　　址：http://www.pumpress.com.cn
E - m a i l：booksale@bjmu.edu.cn
印　　刷：北京信彩瑞禾印刷厂
经　　销：新华书店
责任编辑：高　瑾　　责任校对：靳新强　　责任印制：李　啸
开　　本：889 mm×1194 mm　1/16　　印张：9.5　字数：302 千字
版　　次：2022 年 7 月第 1 版　2023 年 12 月第 2 次印刷
书　　号：ISBN 978-7-5659-2630-3
定　　价：85.00 元

编委名单

主　编　付占立　何作祥

副主编　霍　力　方　纬　梁英魁　杨吉刚

编　委　陈雪祺　崔永刚　付占立　廖栩鹤　刘　萌　佟正灏　吴彩霞　殷　雷　北京大学第一医院核医学科

　　　　　张万春　安彩霞　王玉华　李晓敏　耿会霞　山西白求恩医院核医学科

　　　　　边艳珠　田丛娜　张新超　魏　强　河北省人民医院核医学科

　　　　　宋娟娟　袁婷婷　赵　靖　北京大学国际医院核医学科

　　　　　方　纬　李　薇　王雅雯　中国医学科学院阜外医院核医学科

　　　　　张卫方　宋　乐　赵梅莘　北京大学第三医院核医学科

　　　　　赫杨杨　王　峰　石家庄市人民医院核医学科

　　　　　霍　力　潘青青　中国医学科学院北京协和医院核医学科

　　　　　李文婵　郭　悦　北京医院核医学科

　　　　　林美福　葛　华　福建省立医院核医学科

　　　　　龙再颖　赵燕霞　威海市立医院核医学科

　　　　　孙云川　路　凯　河北省沧州中西医结合医院核医学科

　　　　　王鹏远　辛　军　中国医科大学附属盛京医院核医学科

　　　　　王　巍　杨吉刚　首都医科大学附属友谊医院核医学科

　　　　　王欣璐　侯　鹏　广州医科大学附属第一医院核医学科

　　　　　吴培琳　王红艳　北京中医药大学东直门医院核医学科

　　　　　赵　鸿　李嘉雯　北京大学第一医院感染科

　　　　　蔡　亮　西南医科大学附属医院核医学科

　　　　　陈国钱　温州医科大学附属第一医院神经科

　　　　　程　冲　常德市第一人民医院核医学科

　　　　　程小杰　江汉大学附属医院核医学科

　　　　　党浩丹　中国人民解放军总医院第一医学中心核医学科

　　　　　丁小琳　南阳中心医院核医学科

　　　　　董爱生　海军军医大学第一附属医院核医学科

　　　　　董有文　济宁医学院附属医院核医学科

　　　　　郭蔚君　深圳市龙华区人民医院核医学科

　　　　　何　勇　武汉大学中南医院核医学科

　　　　　何作祥　北京清华长庚医院核医学科

李　飞　安徽医科大学第二附属医院核医学科

李剑明　泰达国际心血管病医院核医学科

李　眉　首都医科大学附属同仁医院核医学科

梁英魁　中国人民解放军总医院第六医学中心核医学科

龙　叶　河南省人民医院核医学科

陆涤宇　武汉市中心医院核医学科

马　超　厦门大学附属中山医院核医学科

米宝明　苏州大学第二附属医院核医学科

明韦迪　火箭军特色医学中心核医学科

苏玉盛　首都医科大学宣武医院核医学科

汪　旸　北京大学第一医院皮肤科

王剑杰　北京大学首钢医院核医学科

王雪鹃　北京大学肿瘤医院核医学科

杨贵生　揭阳市人民医院核医学科

杨志仙　北京大学第一医院儿科

袁梦晖　空军军医大学第二附属医院核医学科

赵　娟　北京大学第一医院风湿免疫科

周　炜　首都医科大学附属北京天坛医院风湿免疫科

前　　言

以 SPECT 病例为主体的《核医学病例图谱》已经出版发行 6 年，在业界取得了良好的口碑。近年来随着 PET/CT 在国内的推广与普及，帮助青年核医学医师尽快完成在该领域的临床经验积累与知识储备，开阔视野，拓宽诊断思路，让核医学诊断报告为临床提供更多有价值的诊疗信息，已成为当务之急，这也是广大青年核医学从业人员的迫切希望。为适应上述需求，《核医学病例图谱——感染、炎症及其他分册》经过 6 年的病例积累和 2 年的整理与编纂，终于与读者见面了！

^{18}F-FDG PET/CT 全身扫描和解剖 / 代谢融合显像模式在感染与炎症性疾病诊疗中具有独特优势，也是近年来临床研究的热点；此外，感染与炎症性疾病所致 ^{18}F-FDG PET/CT 的"假阳性"还是肿瘤鉴别诊断中的重要内容。本书以 ^{18}F-FDG PET/CT 影像为主体，全书共分为 4 章：第一章为感染性疾病，第二章为风湿免疫性疾病，第三章为其他炎性疾病，第四章为"其他"一些难以归类但 ^{18}F-FDG PET/CT 有一定特征表现的疾病或情况。

本书仍然采用《核医学病例图谱》的体例，每个病例基本由简要病史、相关检查、影像所见（PET/CT 为主）、病理结果与临床诊断、讨论、参考文献构成。病例文字部分力求简洁，主要通过图像来"说话"。每个入选病例都有完整的临床及影像学资料，诊断明确，并具有一定的临床和（或）影像特点；通过具体而鲜活的临床真实病例，让读者直观感受到 PET/CT 的影像特征、优势与临床价值。本书还凸显临床资料及其他影像学检查对 PET/CT 诊断的重要性，当 PET/CT 缺乏特征性表现或存在"同像异病"时，临床及其他影像学资料可能会给 PET/CT 影像诊断指明方向。此外，本书采用最新的临床疾病（或病理）分类与研究进展，并对某些专业性较强的领域，特聘请了相关专业的临床专家作为本书编委参与书稿的最后修订与审核。由于篇幅限制，本书在讨论中未过多涉及鉴别诊断内容，但编者有意将同类或相似疾病尽可能放在同一章节，以便于读者对相关疾病的诊断与鉴别进行体会与总结。

本书编委以北京地区中青年核医学医师为主体，并得到国内其他地区广大同仁的鼎力支持，共有 77 位编委参与了本书的编写。本书将与"云上中核医生系列读片会"栏目（投稿邮箱：yunshangzhongheys@163.com）相呼应，被录用进行线上交流或投稿的优秀病例，可有机会收录到后续再版的本书相关章节，病例提供人则相应成为本书编委。所谓"众人拾柴火焰高"，希望在大家的广泛参与和支持下，本书能够保持长久的青春与活力！

受个人水平限制，本书可能存在缺陷与不足，还请广大读者批评指正！

付占立　何作祥
2022 年 5 月

缩略语表

PET/CT	正电子发射断层成像 / 计算机断层成像
T1WI	T1 加权像
T2WI	T2 加权像
FS T2WI	脂肪抑制 T2 加权像
^{18}F-FDG	^{18}F- 氟代脱氧葡萄糖
^{131}I-MIBG	^{131}I- 间碘苄胍

目　录

第一章 感染性疾病

第一节 传染性单核细胞增多症

【简要病史】 男，17岁，发热13天，咽痛伴咳痰8天；抗感染及对症治疗后无明显好转；病程期间曾出现皮疹，后自行消退。

【体格检查】 耳后、颌下、颈后、腋窝、滑车上、腹股沟可及肿大淋巴结，无触痛，可推动。咽充血，扁桃体双侧Ⅱ度肿大。肝、脾肋下可及，肝区叩击痛阳性。

【实验室检查】 白细胞（WBC）17.1×10⁹/L，淋巴细胞12.7×10⁹/L，单核细胞0.8×10⁹/L，异型淋巴细胞28%。高敏C反应蛋白（hs-CRP）14.39 mg/L（参考值0.00～3.00 mg/L）。红细胞沉降率（ESR）11 mm/h（参考值0～5 mm/h）。谷丙转氨酶（ALT）177 IU/L（参考值9～50 IU/L），谷草转氨酶（AST）115 IU/L（参考值15～40 IU/L），谷氨酰转肽酶（GGT）255 IU/L（参考值10～60 IU/L），乳酸脱氢酶（LDH）982 IU/L（参考值100～240 IU/L）。铁蛋白773.2 ng/ml（参考值23.9～336.2 ng/ml）。EB病毒抗衣壳抗原（EBV VCA）-IgM（＋）。EB病毒核酸定量7.74×10² copies/ml（参考值＜500 copies/ml）。

【影像所见】 ¹⁸F-FDG PET/CT（图1-1-1）示鼻咽黏膜增厚、双侧腭扁桃体肿大，代谢增高；双侧颈部及腋窝多发淋巴结肿大，代谢增高；肝、脾肿大，代谢弥漫性增高；全身骨代谢弥漫性增高。

【临床诊断及治疗转归】 临床诊断：传染性单核细胞增多症。起病14天后，患者发热较前明显好转，咽痛减轻，起病17天后血清EBV-DNA、WBC、淋巴细胞、异型淋巴细胞、炎性指标、ALT、AST、LDH等较前下降或恢复正常。

【讨论】 传染性单核细胞增多症（infectious mononucleosis，IM）是以发热、咽峡炎和淋巴结肿大为主要临床表现的EB病毒（EBV）原发感染性疾病，可合并肝脾肿大、外周血异型淋巴细胞增高[1-4]。IM是一种良性自限性疾病，多数预后良好，少数可出现噬血细胞综合征或发展为慢性活动性EBV感染等严重情况[1-4]。

EB病毒属于人类疱疹病毒γ-亚科，是双链线状DNA病毒。经口密切接触（如接吻等）是EBV主要的传播途径，输血也是可能的传播途径，飞沫传播虽有可能但并没有重要的临床意义。人群普遍易感，感染后多无明显症状、仅少部分表现为IM，随后病毒长期存在于体内记忆B淋巴细胞中建立潜伏感染、终生携带。经口感染后病毒在咽、扁桃体淋巴组织内的B淋巴细胞中大量复制，同时诱发病毒特异性细胞毒T淋巴细胞的免疫攻击，临床出现发热、咽峡炎、淋巴结肿大、外周血异型淋巴细胞等表现；病毒和淋巴细胞随循环至全身各脏器（尤其是肝、脾）并致相应部位病变。

IM潜伏期5～15天，多数为10天，学龄前儿童和青少年是IM的高发人群。临床以发热、淋巴结肿大、咽峡炎、肝脾大、皮疹等为主要表现。发热几乎见于所有患者，多无固定热型，38～40℃不等。咽峡炎常表现为咽、扁桃体及悬雍垂充血肿胀伴疼痛，扁桃体可有渗出物或假膜形成，重者可因水肿出现呼吸和吞咽困难。淋巴结肿大见于80%的患者，全身淋巴结均可受累，以颈后三角区最常见，腋下和腹股沟次之。另约有35%病例出现肝脾肿大，可有转氨酶升高、黄疸，脾大可伴疼痛，重者可出现脾破裂。约1/3患者可发生多形性皮疹，1周左右可消退。发生率＞1%的并发症包括[2-3]：口咽炎症所致气道阻塞、链球菌性咽炎、间质性肺炎（约3%～5%）、自身免疫性溶血性贫血（约0.5%～3%）、血小板减少症等。与学龄前儿童相比，青少年患者肝损伤的发生率较高、程度均较重，脾破裂的发生率也较高。

实验室检查：外周血淋巴细胞比例增高、异型淋巴细胞＞10%。血清学检查：EBV VCA-IgM/IgG阳性且EB抗核抗原（EBNA）-IgG阴性；或者EBV

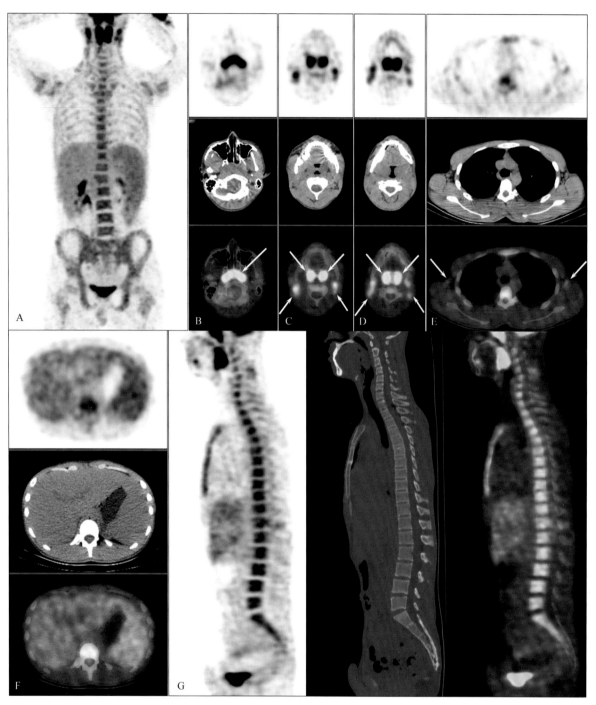

图 1-1-1 ¹⁸F-FDG PET/CT（**A**，MIP；**B ~ F**，横断层；**G**，矢状断层）示鼻咽黏膜增厚伴代谢增高（**B**，箭号），双侧腭扁桃体及颈部多发淋巴结肿大伴代谢增高（**C**、**D**，箭号），双侧腋窝多发淋巴结肿大伴代谢增高（**E**，箭号）；肝、脾肿大伴代谢弥漫性增高（**F**）；胸骨及脊柱代谢弥漫性增高（**G**）

VCA-IgM 阴性，但抗 EBV VCA-IgG 抗体阳性，且为低亲和力抗体；或者双份血清抗 EBV VCA-IgG 抗体滴度 4 倍以上升高（抗体检测结果的临床意义见表 1-1-1）。分子生物学检测：血清（浆）EBV DNA 定量检测阳性。部分 IM 患者嗜异性凝集试验阳性。

诊断标准[1, 4]：临床表现为发热、咽扁桃体炎、颈淋巴结肿大，且外周血异型淋巴细胞＞10% 和（或）异型淋巴细胞≥5.0×10⁹/L，可临床诊断

为 IM；临床诊断病例同时血清学检查结果阳性者，为实验室确诊病例。

IM 为自限性疾病，大多预后良好，抗病毒治疗是否可以带来临床获益尚无明确证据[1-4]。免疫功能低下或合并较严重心、肺、脑等脏器并发症的患者，可视情况应用无环鸟苷类抗病毒药物，必要时可短程加用糖皮质激素治疗。需警惕青少年患者在病程第 2 ~ 3 周时可能出现的脾破裂。

表 1-1-1 免疫功能正常患者中抗体检测结果的临床意义

EBV VCA-IgM（抗衣壳抗原 IgM 抗体）	EBV VCA-IgG（抗衣壳抗原 IgG 抗体）	EBV EA-IgG（抗早期抗原抗体）	EBNA-IgG（抗核抗原抗体）	临床意义
+	+	−	−	原发感染（IM）
−/±	+	+	+	再激活或原发感染晚期
	+	−	+	既往感染
+	−	−	−	原发感染早期或假阳性
−	−	−	−	无免疫反应

IM 患者急性期需要呼吸道隔离。IM 起病后至少 6 个月才考虑无偿献血。EBV 疫苗的开发均在研发阶段，并未在临床应用。

IM 在 ^{18}F-FDG PET/CT 可表现为颈部、纵隔、腹部、盆腔淋巴结代谢增高，脾肝肿大伴代谢增高，骨髓代谢增高，有时与淋巴瘤的表现类似[5-6]，但结合 IM 急性炎症性疾病的病程，不难进行区分[7]。

（李嘉雯　赵鸿　佟正灏　付占立）

参考文献

[1] Ebell MH, Call M, Shinholser J, et al. Does This Patient Have Infectious Mononucleosis？ The Rational Clinical Examination Systematic Review. JAMA, 2016, 315（14）：1502-1509.

[2] Dunmire SK, Hogquist KA, Balfour HH. Infectious Mononucleosis. Curr Top Microbiol Immunol, 2015, 390（Pt 1）：211-240.

[3] Luzuriaga K, Sullivan JL. Infectious mononucleosis. N Engl J Med, 2010, 362（21）：1993-2000.

[4] 中华医学会儿科学分会感染学组，全国儿童 EB 病毒感染协作组. 儿童非肿瘤性 EBV 感染相关主要疾病的诊断和治疗原则建议. 中华儿科杂志, 2016, 54（8）：563-568.

[5] Tomas MB, Tronco GG, Karayalcin G, et al. 22. FDG Uptake in Infectious Mononucleosis. Clin Positron Imaging, 2000, 3（4）：176.

[6] Lustberg MB, Aras O, Meisenberg BR. FDG PET/CT findings in acute adult mononucleosis mimicking malignant lymphoma. Eur J Haematol, 2008, 81（2）：154-156.

[7] Toriihara A, Nakajima R, Arai A, et al. Pathogenesis and FDG-PET/CT findings of Epstein-Barr virus-related lymphoid neoplasms. Ann Nucl Med, 2017, 31（6）：425-436.

第二节 布鲁菌病

【简要病史】 男，58 岁，口、眼干伴关节肿痛 4 个月，发热 1 周，最高体温 38.2℃。患者为辽宁省铁岭市养牛专业户。

【相关检查】 WBC 7.43×10^9/L，中性粒细胞 63.8%，单核细胞 13.7%，红细胞 3.41×10^{12}/L，血红蛋白（Hb）77 g/L，血小板（PLT）489×10^9/L。ESR 75 mm/h（参考值 0 ～ 15 mm/h）；C 反应蛋白（CRP）205.88 mg/L（参考值 0 ～ 10.00 mg/L）；白细胞介素（IL）-6 131.1 pg/ml（参考值 0.0 ～ 7.0 pg/ml）；降钙素原 0.090 ng/ml（参考值 ≤ 0.05 ng/ml）。血生化：血清总蛋白（TP）55.5 g/L（参考值 65.0 ～ 85.0 g/L），白蛋白（Alb）27.5 g/L（参考值 45.0 ～ 55.0 g/L），AST 11 U/L（参考值 15 ～ 40 U/L），肌酐 42 μmol/L（参考值 59 ～ 104 μmol/L），钾 3.07 mmol/L（参考值 3.50 ～ 5.30 mmol/L），钙 1.97 mmol/L（参考值 2.11 ～ 2.52 mmol/L）。血清肿瘤标志物、免疫球蛋白及 IgG 亚类、结核杆菌干扰素释放试验、巨细胞病毒及 EB 病毒 DNA 检测均正常。类风湿相关抗体（抗瓜氨酸肽抗体、抗角蛋白抗体、抗核周因子、类风湿因子）、抗核抗体谱、抗中性粒细胞胞质抗体（ANCA）、抗内皮细胞抗体、抗人球蛋白试验均（−）。骨髓穿刺示骨髓增生活跃，红系比例偏高。

【影像所见】 ^{18}F-FDG PET/CT（图 1-2-1）示双侧腋窝、髂血管旁及腹股沟多发淋巴结肿大伴代谢增高，颈椎及双肩、双髋、胸锁关节代谢增高，部分伴有骨质密度增高或骨质破坏。颈椎 MRI（图 1-2-2）示颈 5 椎体 T1WI 呈低信号，T2WI 及 FS T2WI 呈稍高信号。

【后续检查及临床诊断】 布鲁菌抗体：IgG 抗体检测（＋），虎红平板凝集试验（＋），试管凝集试验（＋＋＋）。血培养（−）。右侧腹股沟穿刺：

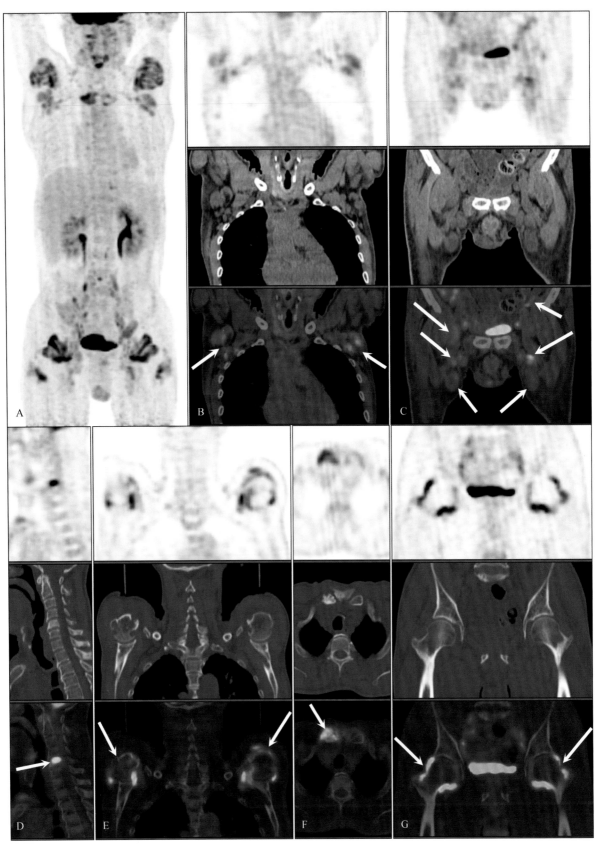

图 1-2-1　¹⁸F-FDG PET/CT。MIP 图像（**A**）示双侧腋窝、髂血管旁及腹股沟区代谢增高，颈椎及双肩、双髋、胸锁关节代谢增高；冠状断层图像（**B**、**C**）示双侧腋窝（**B**）、髂血管旁及腹股沟（**C**）多发淋巴结肿大伴代谢增高（箭号）；骨窗图像（**D**，矢状断层；**E**，冠状断层；**F**，横断层；**G**，冠状断层）示颈 5 椎体骨质密度及代谢均增高（**D**，箭号），双肩关节（**E**）及右侧胸锁关节（**F**）骨质破坏伴代谢增高（箭号），双髋关节代谢增高，骨质未见异常（**G**，箭号）

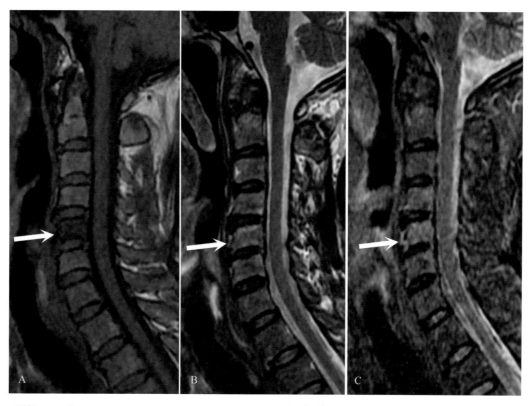

图 1-2-2　颈椎 MRI（**A**，T1WI；**B**，T2WI；**C**，FS T2WI）示颈 5 椎体 T1WI 呈低信号，T2WI 及 FS T2WI 呈稍高信号

淋巴结组织结构基本存在，组织水肿，散在非坏死性肉芽肿结节，局部浆细胞增多，散在和小灶性嗜酸性粒细胞浸润，考虑淋巴结反应性增生性改变。临床诊断：布鲁菌病。

【讨论】　布鲁菌病（brucellosis）是由布鲁菌感染引起的传染-变态反应性人畜共患病[1]，我国将其作为乙类传染病进行报告和管理。人主要通过接触染疫动物或其产品而感染[2]，主要传播途径为消化道、呼吸道、皮肤黏膜、血液、体液和气溶胶。人对布鲁菌普遍易感，各年龄段均可发病，但有明显的地域和人群差异。我国西北、东北地区发病率较高，2015—2016 年统计发病率较高的地区依次为宁夏（38.1/10 万），新疆（33.5/10 万），内蒙古（26.2/10 万），主要发病人群为与牛羊密切接触的职业人群，男 / 女比（2.2 ～ 2.7）：1[3]。随着物流和人员流动的增加，本病可见于非牧区。

布鲁菌属由 6 个种、19 个生物种组成，其中引起人类疾病的有羊、牛、猪和犬布鲁菌。羊布鲁菌毒力最强，感染也最为常见，可引起严重的急、慢性感染，最常见的动物宿主是羊、骆驼和水牛；牛布鲁菌感染分布范围最广，但引起的疾病病情往往较轻；猪布鲁菌感染率较前两者少，毒力介于羊布鲁菌和牛布鲁菌之间，除少数病例病情较重外，

大多数无急性期临床表现；犬布鲁菌可导致犬类感染，但人感染病例极少[4]。我国可见羊、牛、猪和犬布鲁菌感染病例。

布鲁菌病临床诊断病例标准[1, 4]：①有流行病学史；②符合布鲁菌病临床表现；③实验室初筛试验阳性，包括虎红平板凝集试验、胶体金免疫层析试验、酶联免疫吸附试验，或布鲁菌培养物涂片革兰氏染色检出疑似布鲁菌。确诊病例标准：①有流行病学史；②符合布鲁菌病临床表现；③实验室确诊试验阳性，包括试管凝集试验、补体结合试验、抗人免疫球蛋白试验，或分离出布鲁菌。

布鲁菌病一般临床表现为持续数日乃至数周发热（包括低热），伴多汗、乏力、肌肉和关节疼痛等[1, 4]；热型以弛张热最多，波浪热虽仅占 5% ～ 20%，但最具特征性[1]；部分患者可有淋巴结、肝、脾和睾丸肿大，少数患者可出现多形性皮疹和黄疸[1]。贫血发生率为 44% ～ 74%，白细胞大多正常，全血细胞减少患者少见[5]。

骨关节系统：是布鲁菌病最常见的并发症，10% ～ 85% 的患者可发生骨关节受累[6]。脊柱是布鲁菌病最常见的感染器官之一，发生率为 2% ～ 54%，以腰椎最常见，其次为胸椎，颈椎少见，主要表现为脊柱炎和（或）椎间盘炎[7]，或

椎旁冷脓肿[8-9]。脊椎外关节炎主要累及较大的承重关节（骶髂关节、髋关节及膝关节），可表现为关节腔积液、关节间隙变窄、关节内骨质破坏、关节内滑膜增生以及关节周围软组织肿胀[10]。

消化系统：胃肠道是布鲁菌最常见的入侵途径，细菌进入体内后，首先定位于网状内皮系统。肝受累后主要表现为肝肿大、肝炎，发生率32%～63%[5, 11]，肉芽肿/脓肿较罕见。脾肿大发生率为29%～56.6%[5]。

眼部：可表现为葡萄膜炎、结膜炎、脉络膜炎、角膜炎、乳头水肿、视网膜出血，发生率为4%～26%[5]。

泌尿生殖系统：可表现为附睾炎（59%为双侧）、前列腺炎、精囊炎，发生率1.6%～20.0%[11-12]。

神经系统：可表现为脑膜炎、脊髓炎、脑脓肿、血管闭塞性疾病，少数可有脑神经受累，发生率＜5%[12-13]。

呼吸系统：可表现为急性支气管炎、支气管肺炎、胸腔积液、肺脓肿，发生率＜5%[5, 14]。

皮肤：常发生在职业性接触患者中，可表现为斑丘疹、紫癜和瘀点、结节性红斑、溃疡和脓肿，发生率＜5%。组织学表现为肉芽肿形成和非特异性炎性细胞浸润，皮损培养可获阳性结果[15]。

心血管系统：包括心内膜炎、心肌炎、心包炎等，发生率约1%[13]。

^{18}F-FDG PET/CT 上布鲁菌病表现为受累组织、器官代谢增高，SUV_{max} 因受累脏器炎症程度不同而有差异。文献报道布鲁菌病椎体炎/椎间盘炎 SUV_{max} 范围在 3.0～9.4，抗菌治疗后 SUV_{max} 值会有不同程度的下降（SUV_{max} 0～4.4）[16]；此外，肝（SUV_{max} 12.7）、肺（SUV_{max} 5.1）、脊髓（SUV_{max} 6.4）受累，[18]F-FDG 摄取也有不同程度增高[17-19]。[18]F-FDG PET/CT 有助于确定布鲁菌病累及范围、提高诊断率。

布鲁菌病的抗感染治疗以多西环素为主，辅以庆大霉素或链霉素或利福平，同时强调早期、联合、足量、足疗程抗菌治疗[4]。

（宋娟娟　赵鸿　付占立）

参考文献

［1］中华人民共和国国家卫生健康委员会 . 中华人民共和国卫生行业标准布鲁氏菌病诊断标准 . WS269-2019.

［2］Franco MP, Mulder M, Gilman RH, et al. Human brucellosis. Lancet Infect Dis, 2007, 7（12）: 775-786.

［3］施玉静，赖圣杰，陈秋兰，等 . 我国南北方 2015—2016 年人间布鲁氏菌病流行特征分析 . 中华流行病学杂志，2017, 38（4）: 435-440.

［4］《中华传染病杂志》编辑委员会 . 布鲁氏菌病诊疗专家共识 . 中华传染病杂志，2017, 35（12）: 705-710.

［5］Ulu-Kilic A, Metan G, Alp E. Clinical presentations and diagnosis of brucellosis. Recent Pat Antiinfect Drug Discov, 2013, 8（1）: 34-41.

［6］Esmaeilnejad-Ganji SM, Esmaeilnejad-Ganji SMR. Osteoarticular manifestations of human brucellosis: A review. World J Orthop, 2019, 10（2）: 54-62.

［7］Lim KB, Kwak YG, Kim DY, et al. Back pain secondary to Brucella spondylitis in the lumbar region. Ann Rehabil Med, 2012, 36（2）: 282-286.

［8］Tali ET, Koc AM, Oner AY. Spinal brucellosis. Neuroimaging Clin N Am, 2015, 25（2）: 233-245.

［9］李葳，赵英华，刘金，等 . 布鲁氏菌性脊椎炎与结核性脊椎炎的影像学鉴别诊断 . 中华医学杂志，2018, 98（29）: 2341-2345.

［10］Arkun R, Mete BD. Musculoskeletal brucellosis. Semin Musculoskelet Radiol, 2011, 15（5）: 470-479.

［11］Zheng R, Xie S, Lu X, et al. A systematic review and meta-analysis of epidemiology and clinical manifestations of human brucellosis in China. Biomed Res Int, 2018, 2018: 5712920.

［12］Mermut G, Ozgenç O, Avcı M, et al. Clinical, diagnostic and therapeutic approaches to complications of brucellosis: an experience of 12 years. Med Princ Pract, 2012, 21（1）: 46-50.

［13］Young EJ. Brucella species.//Mandell GL, Bennett JE, Dolin R. Principles and Practice of Infectious Diseases. 7th edition. Philadelphia: Churchill Livingstone, 2010, 2: 2921-2925.

［14］Singh M, Salaria M, Kumar L. Pneumonic presentation of brucellosis. Indian J Pediatr, 2005, 72: 65Y66.

［15］Karaali Z, Baysal B, Poturoglu S, et al. Cutaneous manifestations in brucellosis. Indian J Dermatol, 2011, 56: 339-340.

［16］Ioannou S, Chatziioannou S, Pneumaticos SG, et al. Fluorine-18 fluoro-2-deoxy-D-glucose positron emission tomography/computed tomography scan contributes to the diagnosis and management of brucellar spondylodiskitis. BMC Infect Dis, 2013, 7（13）: 73.

［17］Hamon A, Lecadet A, Amiot X, et al. Brucellosis with hepatic lesions: A diagnosis to keep in mind. Rev Med Interne, 2019, 40（1）: 43-46.

［18］Zhang T, Wang C, Niu R, et al. Pulmonary brucellosis on FDG PET/CT. Clin Nucl Med, 2014, 39（2）: 222-223.

［19］Wu M, Cui R, Li F, et al. Extensive intraspinal hypermetabolism caused by neurobrucellosis shown on ^{18}F-FDG PET/CT. Clin Nucl Med, 2020, 45（9）: 722-724.

第三节　猫抓病

【简要病史】　女，67 岁，发现右侧腹股沟肿物 10 天，并逐渐增大；半月前曾被自家猫咬伤右侧大腿皮肤。既往 4 年前因乳腺浸润性导管癌行"右侧全乳腺切除＋右侧腋窝淋巴结活检术"，并予以术后辅助化疗。

【相关检查】　体格检查：右侧腹股沟区可扪及多个肿大淋巴结，较大者约 4 cm×2 cm，质硬，边界尚清晰，活动度可，无压痛，表面皮肤红。

【影像所见】　[18]F-FDG PET/CT（图 1-3-1）示右髂血管旁及腹股沟多发肿大淋巴结，代谢增高。

【病理结果】　（右侧腹股沟）淋巴结活检病理：腹股沟淋巴组织增生，局部区域见多个微脓肿灶形成，其内见大量中性粒细胞浸润（图 1-3-2），考虑为细菌性淋巴结炎，结合病史，可符合猫抓病。

【讨论】　猫抓病（cat scratch disease，CSD）是一种由汉赛巴尔通体（Bartonella henselae）感染引起的炎症性疾病[1]。汉赛巴尔通体是革兰氏染色阴性、细胞内寄生的需氧杆菌[2]，主要以哺乳动物为自然宿主，并通过动物身上的跳蚤在族群中传播。人类感染猫抓病的途径可能是被感染猫狗抓/咬伤，与感染猫狗密切接触或被携带病原体的跳蚤叮咬等[3]。常发生于 20 岁以下免疫力正常人群，男性多于女性，夏秋季多发，农村多于城市[4]，温暖潮湿地区较干燥地区多发[5]。

CSD 典型临床表现：患者被抓/咬伤后 3 ～ 10 天相应部位会出现丘疹，也可发展为水疱或脓疱，数天到数周出现引流区淋巴结肿大、疼痛[6]，可伴有轻到中度的流感样症状，如发热、周身不适、疲劳、肌痛和关节痛，30% 以上的肿大淋巴结可出现脓肿样改变[7]。非典型临床表现为淋巴结外组织器官受累，多由病菌经血管和淋巴管播散所致，可累及全身多个系统，常伴有严重的全身症状，如

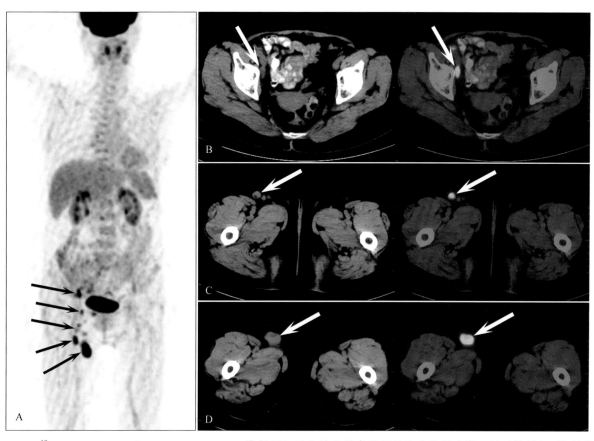

图 1-3-1　[18]F-FDG PET/CT（**A**，MIP；**B ～ D**，横断层）示右髂血管旁及腹股沟多发肿大淋巴结（箭号），代谢增高（SUV$_{max}$ 9.3）

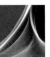

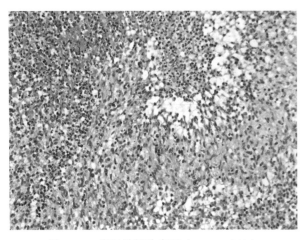

图 1-3-2　淋巴结活检病理（HE，×200）

持续发热，体重减轻等[3, 6]。

CSD 确诊则需要结合临床病史、淋巴结活检结果和特殊实验室检查［血清汉赛巴尔通体抗体测定、免疫组化、聚合酶链式反应（PCR）检测等］[6]。培养阳性率低。受累淋巴结病理改变分为 3 个时期：早期组织坏死、中期微脓肿形成、晚期肉芽肿形成，各期病变可相继发生或同时存在，导致病理表现复杂多样[3]。

CSD 抗菌治疗可选用阿奇霉素、利福平、多西环素，也可考虑喹诺酮类药物[3, 6-7]。

CSD 淋巴结炎 CT 主要表现为单发或多发的淋巴结肿大，呈卵圆形或圆形，边缘光整，境界清楚，密度均匀或不均匀，部分病灶中心可见斑片状低密度灶，周围脂肪间隙内见条索状高密度炎性浸润影[8]。MRI 图像上，与肌肉相比较，肿大淋巴结 T1WI 呈等或稍高信号，T2WI 呈高信号；病灶周围软组织可见条索状水肿，呈 T1WI 低信号，T2WI 高信号[9]；增强扫描，早期淋巴结病变呈中度较均匀强化，中期病变呈环形不均匀强化，晚期病变呈星芒状或花瓣状明显强化，中央液化坏死区无强化[9]。CSD 在 ^{18}F-FDG PET/CT 上的典型表现为区域淋巴结肿大，部分病例还可表现为广泛的浅表和深部淋巴结增大，[18]F-FDG 高摄取[10]；当疾病累及淋巴结外组织器官时，也会有相应的 ^{18}F-FDG 高摄取表现[11-12]。

（王鹏远　杨贵生　赵鸿　付占立）

参考文献

［1］Habot-Wilner Z, Trivizki O, Goldstein M, et al. Cat-scratch disease: ocular manifestations and treatment outcome. Acta Ophthalmol, 2018, 96（4）: e524-e532.

［2］栗冬梅，张建中，刘起勇. 中国巴尔通体与相关疾病的研究进展. 中国人兽共患病学报，2008，24（8）: 762-765.

［3］黄娟，李甘地. 猫抓病的临床病理学研究进展. 临床与实验病理学杂志，2011，27（3）: 293-297.

［4］黄儒婷，刘起勇. 中国内地猫抓病流行病学研究分析. 中华预防医学杂志，2009，5: 442-444.

［5］Schutze GE. Diagnosis and treatment of Bartonella henselae infections. Pediatr Infect Dis J, 2000, 19（12）: 1185-1187.

［6］Biancardi AL, Curi AL. Cat-scratch disease. Ocul Immunol Inflamm, 2014, 22（2）: 148-154.

［7］Rolain JM, Brouqui P, Koehler JE, et al. Recommendations for treatment of human infections caused by Bartonella species. Antimicrob Agents Chemother, 2004, 48（6）: 1921-1933.

［8］纪祥，吕建广，陈广峰. 猫抓病 CT 表现与病理诊断. 临床放射学杂志，2004，23（7）: 610-612.

［9］Bernard SA, Walker EA, Carroll JF, et al. Epitrochlear cat scratch disease: unique imaging features allowing differentiation from other soft tissue masses of the medial arm. Skeletal Radiol, 2016, 45（9）: 1227-1234.

［10］Zhou W, Gong L, Zuo C, et al. Typical and Atypical [18]FDG PET/CT Findings in Two Cases of Cat Scratch Disease. Clin Nucl Med, 2019, 44（6）: e388-e391.

［11］Kraft KE, Doedens RA, Slart RH. Hepatosplenic Cat-Scratch Disease in Children and the Positive Contribution of ^{18}F-FDG Imaging. Clin Nucl Med, 2015, 40（9）: 746-747.

［12］Imperiale A, Blondet C, Ben-Sellem D, et al. Unusual abdominal localization of cat scratch disease mimicking malignancy on F-18 FDG PET/CT examination. Clin Nucl Med, 2008, 33（9）: 621-623.

第四节　肺孢子菌肺炎

【简要病史】 男，58 岁，体检发现肝脏占位 1 周。（2018-11-22）[18]F-FDG PET/CT（图 1-4-1A）示肝右叶高代谢灶，术后病理示肝内低分化胆管癌。2018-12 行肝动脉介入化疗 2 次（铂类＋5- 氟尿嘧啶）；2018-12 至 2019-1 给予静脉铂类＋5- 氟尿嘧啶化疗；2018-12 至 2020-6 给予帕博利珠单抗（pembrolizumab）＋仑伐替尼（lenvatinib）治疗，其间两次复查 ^{18}F-FDG PET/CT。（2019-3-15）[18]F-FDG PET/CT（图 1-4-1B）示原肝右叶病灶消失，肝右叶手术切缘旁、心膈角及大网膜多发软组织密度小结节，双肺多发小结节，代谢均未见明显增高，较前为新发。（2020-2-4）¹⁸F-FDG PET/CT（图1-4-1C）示原腹膜及肺内病灶增多、增大，部分代谢增高；新发纵隔8区及双肺门代谢增高淋巴结及腰4椎体下缘溶骨性破坏、代谢增高。2020-6至2020-9行腰4椎体放疗及帕博利珠单抗＋仑伐替尼＋奥拉帕利（olaparib）治疗。（2020-8-28）¹⁸F-FDG PET/CT（图1-4-1D）示病灶明显增多、增大，代谢增高。2020-9至2020-10给予伊匹木单抗（ipilimumab）＋雷莫芦单抗（ramucirumab）＋特瑞普利单抗（toripalimab）＋地舒单抗（denosumab）治疗。2020-10患者腹痛、腹泻，后出现尿频、尿急、尿痛和肉眼血尿，尿中可见大量红、白细胞，抗感染治疗无效；2020-11行经尿道膀胱镜检术，病理示囊腺性膀胱炎，考虑为免疫相关性膀胱炎，给予激素治疗后，膀胱刺激征明显缓解，尿中红、白细胞明显减少；2020-11至2020-12给予白蛋白紫杉醇腹腔灌洗化疗；2021-1给予地西他滨（decitabine）＋特瑞普利单抗＋安罗替尼（anlotinib）治疗；2021-2患者出现乏力、憋气、咳嗽、咳痰。

【影像所见】（2021-2-18）¹⁸F-FDG PET/CT（图1-4-2）示左肺门淋巴结及双肺内、腹膜及骨多发高代谢灶；双肺多发斑片状磨玻璃密度影，代谢弥漫性增高。

【临床诊断及治疗转归】（2021-2-20）肺泡灌洗液六胺银染色找到少量肺孢子菌包囊；肺泡灌洗液宏基因测序（NGS）检出耶氏肺孢子菌基因序

列。给予卡泊芬净、复方磺胺甲噁唑抗肺孢子菌治疗，临床症状及影像学逐渐好转（图1-4-3）。

【讨论】 肺孢子菌是一种子囊真菌，是人类免疫功能受损个体中常见的机会性感染病原菌之一。感染人类的肺孢子菌菌属过去称为卡氏肺孢子菌（pneumocystis carinii），现改称为耶氏肺孢子菌（pneumocystis jirovecii），其引起的肺部感染称为肺孢子菌肺炎（pneumocystis pneumonia，PCP），部分文献中也将肺孢子菌肺炎英文缩写为PJP[1]。

CD4⁺ T淋巴细胞在抵御肺孢子菌感染中具有重要作用，CD4⁺ T淋巴细胞计数减少，导致机体对肺孢子菌的易感性增加[2]。人类免疫缺陷病毒（HIV）感染者的CD4⁺ T淋巴细胞计数显著降低，PCP的发生风险最高。随着抗逆转录病毒疗法的广泛应用，PCP发生率有所下降，但仍是HIV感染者最常见的机会性感染之一，约70%～90%的HIV感染者一生中可经历一次或多次PCP[3]。近年来，随着人口老龄化、免疫抑制剂和放化疗的应用、造血干细胞和实体器官移植术的开展，非HIV感染者中PCP的发生率显著增高，成为需要及时给予恰当治疗的临床问题[4-5]。

肺孢子菌主要经呼吸道传播。免疫功能正常者在肺泡巨噬细胞的吞噬作用和机体细胞免疫功能作用下可清除肺孢子菌，但肺孢子菌可在免疫功能受损个体的肺泡内大量增殖，导致换气障碍、低氧血症，同时肺间质内因大量巨噬细胞和浆细胞的增生、浸润而表现为间质性肺炎，甚至肺间质纤维化[6-7]。

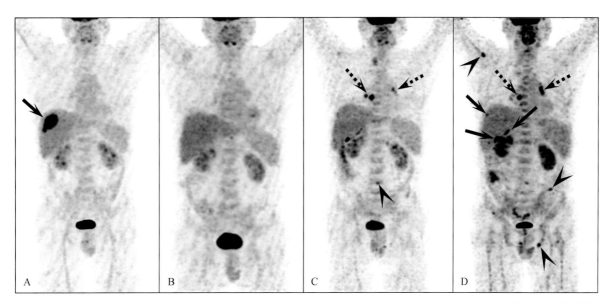

图1-4-1 ¹⁸F-FDG PET/CT（MIP：**A**，2018-11-22；**B**，2019-3-15；**C**，2020-2-4；**D**，2020-8-28）。术前（**A**）示肝右叶高代谢灶（箭号）；术后及化疗后第一次复查（**B**）示原肝右叶病灶消失；第二次复查（**C**）示新发纵隔8区及双肺门代谢增高淋巴结（断箭号）及腰4椎体高代谢灶（箭头）；第三次复查（**D**）示双肺门（断箭号）、腹膜（箭号）及骨（箭头）多发高代谢灶

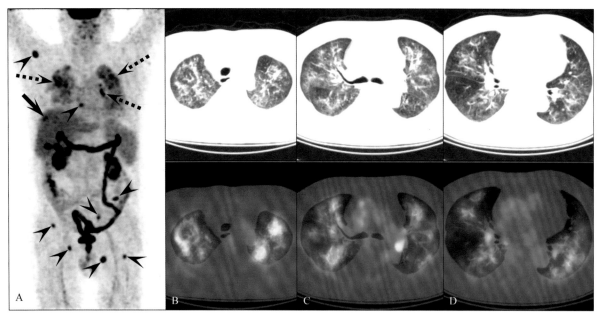

图 1-4-2 （2021-2-18）¹⁸F-FDG PET/CT。MIP（**A**）示左肺门淋巴结及双肺内（断箭号）、腹膜（箭号）及骨（箭头）多发高代谢灶；横断层图像（**B～D**）示双肺多发斑片状磨玻璃密度影，代谢弥漫性增高

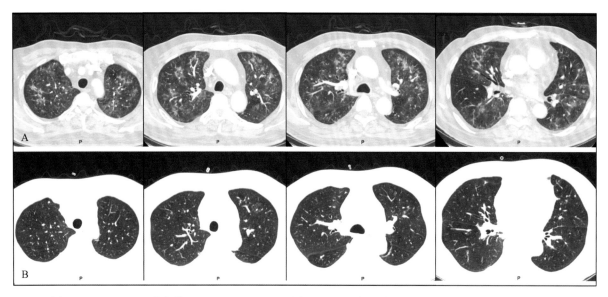

图 1-4-3 胸部CT（**A**、**B**）示治疗前（**A**，2021-2-18）双肺多发斑片状磨玻璃密度影，抗肺孢子菌治疗后（**B**，2021-3-16）基本消失

　　PCP 的临床特征如下[8]：①亚急性起病，呼吸困难，伴发热、干咳、胸闷，症状逐渐加重，重者可出现呼吸窘迫；②肺部阳性体征少，或可闻及少量散在的干、湿啰音，体征与疾病症状的严重程度往往不成比例；③胸部 X 线片可见从双肺门开始的弥漫性网状、结节样间质浸润，CT 表现为双肺呈磨玻璃样改变；④血气分析提示低氧血症，严重者动脉血氧分压明显降低，常在 60 mmHg 以下；⑤确诊依靠病原学检查，如痰液或支气管肺泡灌洗／肺组织活检等发现肺孢子菌的包囊或滋养体。

　　PCP 的 CT 常表现为双肺大致对称的弥漫性磨玻璃密度影，可伴有小叶间隔增厚（"铺路石征"）以及胸膜下弧线影（"月弓征"）等肺间质性改变；少见表现包括肺实变、囊性病变、牵拉性支气管扩张等，还可有上述多种影像并存的表现[7, 9-10]。一般认为，磨玻璃密度影是 PCP 最常见、最具特征性的 CT 表现，以肺门周围及双肺中、下部为主；肺气囊则更常见于 HIV 感染者，当 HIV 感染者并发肺气囊、自发性气胸时，需高度警惕肺孢子菌感染[11]。

　　PCP 的 ¹⁸F-FDG PET/CT 主要表现为不同程度

的 ^{18}F-FDG 摄取增高。当 PCP 在胸部 CT 上仅表现为轻度磨玻璃密度影时，^{18}F-FDG 可呈现出明显弥漫性摄取增高[12]，因此 ^{18}F-FDG PET/CT 有助于 PCP 的诊断及疗效评估[13-15]。

（陈雪祺　赵鸿　付占立）

参考文献

[1] Edman JC，Kovacs JA，Masur H，et al. Ribosomal RNA sequence shows Pneumocystis carinii to be a member of the fungi. Nature，1988，334（6182）：519-522.

[2] 孙禾，吴晓东，韩蕙泽，等 . 免疫功能低下患者肺孢子菌肺炎的临床特点 . 中华传染病杂志，2020，38（7）：422-425.

[3] Catherinot E，Lanternier F，Bougnoux ME，et al. Pneumocystis jirovecii pneumonia. Infect Dis Clin North Am，2010，24（1）：107-138.

[4] Rodriguez M，Fishman JA. Prevention of infection due to Pneumocystis spp. in human immunodeficiency virus-negative immunocompromised patients. Clin Microbiol Rev，2004，17（4）：770-782.

[5] Yale SH，Limper AH. Pneumocystis carinii pneumonia in patients without acquired immunodeficiency syndrome：associated illness and prior corticosteroid therapy. Mayo Clin Proc，1996，71（1）：5-13.

[6] 邱玉英，张英为，陈露露，等 . 艾滋病合并肺孢子菌肺炎的临床、影像学及病理学分析 . 中国呼吸与危重监护杂志，2016，15（1）：2-6.

[7] 岳建军，吴吉丽，王青安，等 . 艾滋病合并肺孢子菌肺炎 CT 影像特征分析 . 中国药物与临床，2014，14（6）：770-771.

[8] 中华医学会感染病学分会艾滋病丙型肝炎学组，中国疾病预防控制中心 . 中国艾滋病诊疗指南（2018年版）. 中华内科杂志，2018，57（12）：867-884.

[9] Kanne JP，Yandow DR，Meyer CA. Pneumocystis jiroveci pneumonia：high-resolution CT findings in patients with and without HIV infection. AJR Am J Roentgenol，2012，198（6）：W555-W561.

[10] 张健，陈平，宋芹霞，等 . AIDS 合并卡氏肺孢子菌肺炎的多排螺旋 CT 表现及鉴别诊断 . 中华全科医学，2020，18（11）：1901-1903.

[11] 丘金铭，吴仁华 . 肺孢子菌肺炎的影像学表现 . 新发传染病电子杂志，2019，4（4）：235-239.

[12] Kono M，Yamashita H，Kubota K，et al. FDG PET imaging in Pneumocystis pneumonia. Clin Nucl Med，2015，40（8）：679-681.

[13] Win Z，Todd J，Al-Nahhas A. FDG-PET imaging in Pneumocystis carinii pneumonia. Clin Nucl Med，2005，30（10）：690-691.

[14] Nakazato T，Mihara A，Sanada Y，et al. Pneumocystis jiroveci pneumonia detected by FDG-PET. Ann Hematol，2010，89（8）：839-840.

[15] Sojan SM，Chew G. Pneumocystis carinii pneumonia on F-18 FDG PET. Clin Nucl Med，2005，30（11）：763-764.

第五节　马尔尼菲篮状菌感染

一、急性播散性马尔尼菲篮状菌病

【简要病史】 男，26 岁，双侧颈部淋巴结肿大 1 个半月，发热 1 个月，间断腹痛、腹胀 2 周。患者 9 个月前曾前往缅甸出差 3 个月，2 个月前 HIV 抗体确证试验（＋）。

【相关检查】 血常规基本正常；hs-CRP 102.50 mg/L（参考值 0 ～ 3 mg/L），ESR 95 mm/h（参考值 0 ～ 15 mm/h），降钙素原＜ 0.02 ng/ml（参考值 0 ～ 0.25 ng/ml）。血清 ALT 68.0 U/L（参考值 9.0 ～ 50.0 U/L），AST 151.5 U/L（参考值 15.0 ～ 40.0 U/L），碱性磷酸酶（ALP）421.8 U/L（参考值 45 ～ 125 U/L），γ-GGT 376.7 U/L（参考值 10.0 ～ 60.0 U/L），TP 55.7 g/L（参考值 65.0 ～ 85.0 g/L），Alb 25.9 g/L（参考值 40.0 ～ 55.0 g/L），直接胆红素（D-Bil）26.1 μmol/L（参考值 0 ～ 6.8 μmol/L）。T 淋巴细胞亚群：CD4$^+$ 细胞绝对值 6/μl（参考值 550 ～ 1440/μl），CD8$^+$ 细胞绝对值 445/μl（参考值 320 ～ 1250/μl），CD4$^+$/CD8$^+$ 比值 0.01（参考值 1.46 ～ 2.26）。

【影像所见】 胸部 CT（图 1-5-1）示双肺多发、弥漫性分布的微小结节，部分有融合。^{18}F-FDG PET/CT（图 1-5-2A ～ E）示颈部、纵隔、左腋窝、腹腔及腹膜后多发淋巴结肿大伴代谢增高；双肺弥漫性多发小结节，代谢轻度增高；肝、脾肿大，代谢弥漫性增高。

【临床诊断、治疗经过及转归】 骨髓涂片：可见真菌。血培养及鉴定：马尔尼菲篮状菌生长。临床诊断：获得性免疫缺陷综合征（艾滋病期），播散性马尔尼菲篮状菌病。在高效抗逆转录病毒治疗的基础上，给予伏立康唑及两性霉素 B 治疗后患

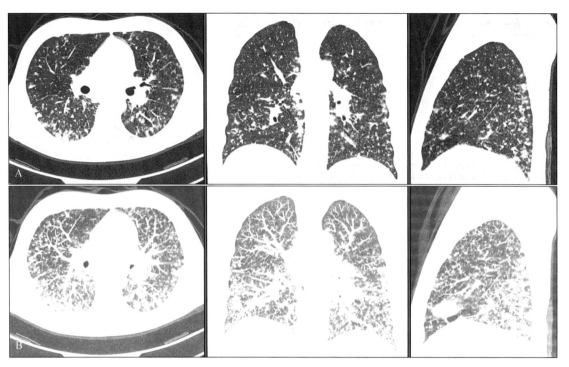

图 1-5-1 胸部 CT（**A**，横断层、冠状断层、矢状断层；**B**，相应断层图像的 MIP 图像）示双肺多发、弥漫性分布的微小结节，部分有融合

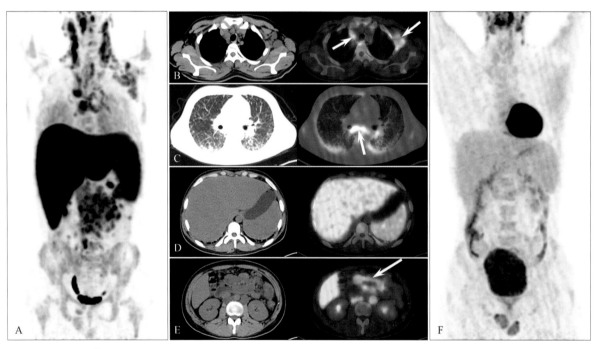

图 1-5-2 （治疗前）^{18}F-FDG PET/CT（**A**，MIP；**B～E**，横断层）示颈部、纵隔及左腋窝（**B**、**C**）、腹腔及腹膜后（**E**）多发淋巴结肿大，代谢增高（箭号）；双肺弥漫性多发小结节（**C**），代谢轻度增高；肝、脾肿大（**D**），代谢弥漫性增高。（治疗后 2 个月）复查 ^{18}F-FDG PET/CT（**F**，MIP）示原多发高代谢灶基本消失

者病情明显好转，2 个月后复查 ^{18}F-FDG PET/CT（图 1-5-2F）示原多发高代谢灶基本消失。

二、慢性局灶性马尔尼菲篮状菌病

【简要病史】 女，65 岁，咳嗽伴气促 20 余天，加重伴发热 2 天，最高体温 38.8℃；福建本地人，有食用"竹鼠"嗜好。

【相关检查】 WBC 15.4×10^9/L，中性粒细胞 80.7%；ESR 58 mm/h（参考值 0～20 mm/h）；hs-CRP 55.80 mg/L（参考值 0～3 mg/L）；降钙素

原 0.94 ng/ml（参考值 0.00 ～ 0.05 ng/ml）；铁蛋白 448.24 μg/L（参考值 11.00 ～ 306.80 μg/L）。血 HIV 及梅毒抗体均阴性；结核杆菌 T 细胞斑点试验（T-SPOT）（-）；抗干扰素 -γ 自身抗体阳性（1∶2500）。T 淋巴细胞亚群检测未见异常。

【影像所见】 胸部 CT（图 1-5-3A、B）示双肺多发微小结节，伴右肺中叶不张、左侧胸腔积液。支气管镜（图 1-5-3C）示左主支气管黏膜粗糙、隆起，可见新生物，触之易出血。^{18}F-FDG PET/CT（图 1-5-4）示右肱骨、双肺、纵隔淋巴结、心包及胰头区多发高代谢灶，脾弥漫性代谢增高。

【临床诊断】 （左主支气管新生物）支气管镜活检示支气管黏膜炎症性病变。肺泡灌洗液宏基因测序（NGS）检出马尔尼菲篮状菌基因序列（序列数 457）。痰培养：马尔尼菲篮状菌生长。临床诊断：抗干扰素 -γ 自身抗体相关免疫缺陷综合征、马尔尼菲篮状菌感染。

【讨论】 马尔尼菲篮状菌（Talaromyces marneffei，TM）是由巴斯德研究所最早于 1956 年从越南非正常死亡的中华竹鼠肝脏中分离出的一种致病菌，1959 年被命名为马尔尼菲青霉菌（penicillium marneffei，PM），2011 年更名为 TM。马尔尼菲篮状菌病（talaromycosis marneffei，TSM）是一种少见的由 TM 引起的主要侵犯单核-吞噬细胞系统的深部真菌感染性疾病。

TM 为温度依赖性双相真菌，主要生长在甘蔗和竹笋上，竹鼠为 TM 的宿主或携带者。TM 可通过呼吸道、消化道、皮肤接触感染，并经网状内皮系统侵犯人体组织器官而发病[1]。TSM 主要流行于东南亚国家和我国南方地区（如广西、广东、湖南、云南、福建、香港及台湾等），以青壮年居多，发病年龄 6 ～ 72 岁，男性多于女性。该病主要感染免疫功能低下人群，主要为 HIV 感染者，非 HIV 感染的 TSM 患者主要有先天性免疫缺陷或接受化疗 / 免疫抑制治疗的人群[2]，以及部分无明显基础疾病的"健康"人群。这些所谓"健康"人群外周血中多存在抗干扰素 -γ 抗体，此抗体可中和体内干扰素 -γ，降低 IL-12 作用，抑制巨噬细胞、单核细胞功能，增加机体对细胞内病原体的易感性[3]，称为"抗干扰素 -γ 自身抗体相关免疫缺陷综合征"。2010 年我国香港首次报道了抗干扰素 -γ 自身抗体相关免疫缺陷综合征合并 TSM 的病例[4]。

TM 最常见感染部位为肺，皮肤、肝、脾、淋巴结侵犯也较常见，其严重程度和临床表现主要取决于患者的免疫状态。TSM 可引起肉芽肿性病变、化脓性炎症、无反应 / 坏死性炎症等病理改变，可累及全身多个系统[5]。患者主要的临床表现有：①不规则发热，可达 39 ～ 40℃，反复出现且持续时间长；②皮肤损害，多见于面部、躯干、耳廓、手臂等处，典型皮损表现为散在的坏死性丘疹，丘疹中心坏死修复后形成特征性的中心凹陷，形同"火山状"或"脐窝状"，无痒感，质硬；③多数患者有肝、脾、淋巴结肿大；④大部分患者有肺部症状，如咳嗽、咳痰、胸痛等；⑤不同程度的贫血，血小板减少等。

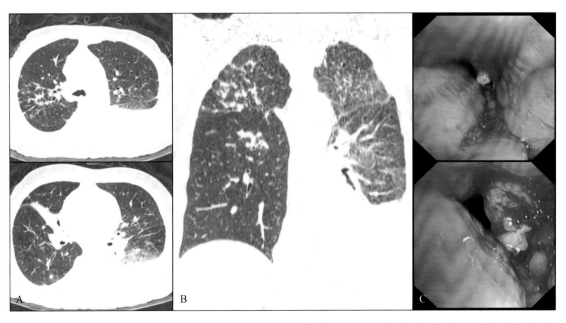

图 1-5-3 胸部 CT（**A**，横断层；**B**，冠状断层）示双肺多发微小结节，以双上肺为著，部分融合，伴右肺中叶不张、左侧胸腔积液。支气管镜（**C**）示左主支气管黏膜粗糙、隆起，呈小山丘样改变，可见新生物

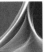

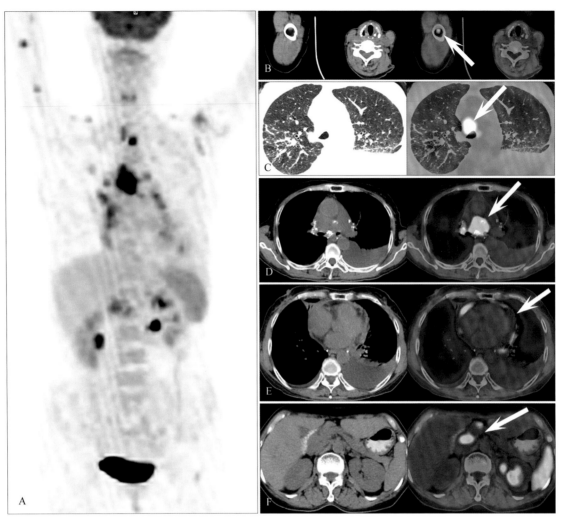

图 1-5-4 ^{18}F-FDG PET/CT（**A**，MIP；**B～F**，横断层）示右肱骨骨髓腔内高代谢灶（**B**，箭号）；双上肺弥漫、多发微小结节，部分融合，代谢轻度增高（**C**）；纵隔多发高代谢淋巴结（**C**、**D**，箭号）；心包弥漫增厚、代谢增高（**E**，箭号）；胰头区高代谢灶（**F**，箭号），脾弥漫性代谢增高（**F**）

　　TSM 影像学表现多样，缺乏特异性：①大部分患者会出现肺部影像学异常，可表现为斑片状浸润影或局限性肺实变（45.6%）、结节影（11.5%）、磨玻璃密度影（11.5%）、粟粒样病变（8.4%）、肿块影（5.3%）[6]；②肺门、纵隔及腹腔内淋巴结肿大[6-7]；③肝、脾肿大，累及肠道者可表现为肠壁肿胀、增厚伴溃疡形成[7]；④颅脑受累可表现为脑室扩张及颅内低密度影[8]；⑤可有溶骨性骨破坏，并伴有骨周围软组织脓肿[9]。TSM 病灶在^{18}F-FDG PET-CT 表现为代谢增高[7]，^{18}F-FDG PET-CT 对 TSM 累及范围评估、隐匿病灶发现及疗效评估可能具有潜在应用价值。

　　TSM 的治疗通常在使用抗真菌药物（如伏立康唑、伊曲康唑、两性霉素 B 等）的基础上，尚需增加针对原发疾病的治疗。

　　（葛华　赫杨杨　林美福　赵鸿　付占立）

参考文献

［1］Vanittanakom N，Cooper CR，Fisher MC，et al. Penicillium marneffei infection and recent advances in the epidemiology and molecular biology aspects. Clin Microbiol Rev，2006，19（2）：95-110.

［2］Wong SS，Wong KH，Hui WT，et al. Differences in clinical and laboratory diagnostic characteristics of Penicilliosis marneffei in human immunodeficiency virus（HIV）- and non-HIV-infected patients. J Clin Microbiol，2001，39（12）：4535-4540.

［3］Chi CY，Lin CH，Ho MW，et al. Clinical manifestations，course，and outcome of patients with neutralizing anti-interferon-γ autoantibodies and disseminated nontuberculous mycobacterial infections. Medicine（Baltimore），2016，95（25）：e3927.

［4］Tang BS，Chan JF，Chen M，et al. Disseminated penicilliosis，recurrent bacteremic nontyphoidal salmonellosis, and burkholderiosis associated with acquired immunodeficiency due to autoantibody against gamma interferon. Clin Vaccine Immunol, 2010, 17（7）: 1132-1138.

［5］Wu TC, Chan JW, Ng CK, et al. Clinical presentations and outcomes of Penicillium marneffei infections: a series from 1994 to 2004. Hong Kong Med J, 2008, 14（2）: 103-109.

［6］吴荣群，徐文英，李丽丽，等．播散性马尔尼菲篮状菌病1例．中国真菌学杂志，2021，16（2）: 128-130, 140.

［7］Laisuan W, Pisitkun P, Ngamjanyaporn P, et al.

Prospective Pilot Study of Cyclophosphamide as an adjunct treatment in patients with adult-onset immunodeficiency associated with anti-interferon-γ autoantibodies. Open Forum Infect Dis, 2020, 7（2）: ofaa035.

［8］Li YY, Dong RJ, Shrestha S, et al. AIDS-associated Talaromyces marneffei central nervous system infection in patients of southwestern China. AIDS Res Ther, 2020, 17（1）: 26.

［9］黄谋清，章梦芝，曾小建．马尔尼菲青霉菌感染骨损害 99mTc-MDP 骨显像1例．中国临床医学影像杂志，2020，31（2）: 148-150.

第六节　黑热病

【简要病史】 男，60岁，山西省临汾市人，纳差、疲倦伴间断发热7月余。

【相关检查】 查体：脾肋下3指，肝肋下5指。WBC 1.31×10^9/L，中性粒细胞 0.80×10^9/L，RBC 2.82×10^{12}/L，Hb 80.0 g/L，PLT 16×10^9/L。ESR 40.0 mm/h（参考值 0～15 mm/h）；CRP 58.18 mg/L（参考值 1～10 mg/L）；铁蛋白＞1500 ng/ml（23.9～336.2 ng/ml）；Alb 23.7 g/L（参考值 40～55 g/L）；LDH 514.60 U/L（参考值 12～250 U/L）。

【影像所见】 ^{18}F-FDG PET/CT（图1-6-1）示肝、脾肿大，脾代谢增高。

【临床诊断及治疗转归】（rK39免疫层析试条法）黑热病抗体检测：阳性；临床诊断为黑热病，经葡萄糖酸锑钠治疗后患者症状、肝脾肿大及实验室检查异常明显好转。

【讨论】 黑热病（kala-azar）又称为内脏利

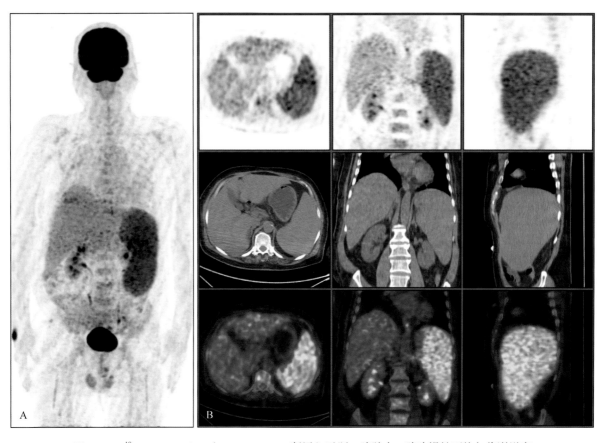

图1-6-1 ^{18}F-FDG PET/CT（**A**，MIP；**B**，断层）示肝、脾肿大，脾弥漫性不均匀代谢增高

什曼病（visceral leishmaniasis），是由趋内脏的利什曼原虫寄生于人体所引起的一种寄生虫病。我国黑热病的病原体有杜氏利什曼原虫（leishmania donovani）和婴儿利什曼原虫（leishmania infantum）两种[1-2]。中华白蛉是我国黑热病的主要传播媒介，每年5～8月为白蛉活动季节，传染源为患者和病犬[1-2]。利什曼原虫在其生活史中有两种形态，一种是寄生于人和哺乳动物单核巨噬细胞内无运动能力的无鞭毛体（amastigote），又称利杜体（Leishman-Donovan body）；另一种为寄生于白蛉消化道内或在培养基内生长的有运动能力的前鞭毛体（promastigote）。

白蛉吸吮利什曼原虫保虫宿主的血液时，无鞭毛体原虫便进入白蛉体内，发育繁殖成前鞭毛体。当受染白蛉叮咬人时，将前鞭毛体注入皮下组织，少部分被中性粒细胞破坏，大部分被网状内皮系统的巨噬细胞所吞噬并在其中繁殖、增生，随血流至全身，破坏巨噬细胞后，又被其他单核-巨噬细胞所吞噬，如此反复，导致机体单核-巨噬细胞大量增生，以肝、脾、骨髓、淋巴结的损害为主，严重者可合并噬血细胞综合征。由于粒细胞及免疫活性细胞的减少，所致机体免疫功能低下，易引起继发感染。因网状内皮系统不断增生，浆细胞大量增加，所致血浆球蛋白增高，加之肝受损合成白蛋白减少，致使血浆白球蛋白比值倒置[1-2]。

我国于1958年基本消灭本病，但自20世纪70年代以来，部分地区又有新感染病例出现。近年来，黑热病主要分布在我国的西北部和西南部的六个省、自治区，发病率最高的3个地区为新疆维吾尔自治区、甘肃省、四川省，其次为内蒙古自治区、陕西省、山西省[1-2]。非流行区病例主要是去流行区务工的成年人，且以男性体力工作者为主，而流行区则以婴幼儿为主。

黑热病潜伏期一般为3～6个月，最短仅10天左右，最长的达9年之久。临床多表现为长期不规则发热、消瘦、贫血、肝脾进行性肿大及全血细胞减少。针对黑热病的实验室检查主要包括[1-2]：①免疫学检测：直接凝集试验、间接荧光抗体试验、rK39免疫层析试条法和酶联免疫吸附试验；②病原学检查：取骨髓、脾或淋巴结等穿刺物涂片发现利杜体，或将穿刺物进行培养检查利什曼原虫前鞭毛体。临床主要根据流行病学史、临床表现以及免疫学检测和病原学检查结果进行诊断。找到利杜体或者rk39阳性且特异治疗（两性霉素B或者葡萄糖酸锑钠）有效，可确诊。黑热病患者容易合并其他病原体感染。

黑热病[18]F-FDG PET/CT主要表现为脾、肝、淋巴结肿大及代谢增高，以及骨髓弥漫性代谢增高；尤以脾代谢增高为著，可以呈弥漫性增高，或在弥漫性代谢增高的基础上伴有局灶性增高，可能与脾的红髓扩张有关[3-8]。黑热病[18]F-FDG PET/CT表现缺乏特异性，需要与肿瘤（淋巴瘤等）、感染（结核、真菌等）和自身免疫性疾病（系统性红斑狼疮、成人斯蒂尔病、组织噬血细胞综合征等）等鉴别。

（付占立　安彩霞　赵鸿）

参考文献

［1］汪俊云，高春花.《黑热病诊断标准》解读.中国血吸虫病防治杂志，2017，29（5）：541-543.

［2］《中华传染病杂志》编辑委员会.中国利什曼原虫感染诊断和治疗专家共识.中华传染病杂志，2017，35（9）：513-518.

［3］Yapar AF，Reyhan M，Kocer NE，et al. Diffuse splenic F-18 FDG uptake in visceral leishmaniasis. Clin Nucl Med，2011，36（11）：1041-1043.

［4］Kyrtatos PG，Debard A，Martin-Blondel G，et al. FDG-PET/CT findings during immune reconstitution in an HIV-1 patient infected with visceral leishmaniasis. Infection，2013，41（5）：1017-1019.

［5］Gallina V，Binazzi R，Golemi A，et al. Imported visceral leishmaniasis-unexpected bone marrow diagnosis in a patient with fever，pancytopenia，and splenomegaly. Am J Blood Res，2014，4（2）：101-105.

［6］Fuertes J，Garcia-Bennett JR，Iftimie S，et al. Focal splenic FDG uptake in a patient with Kala-Azar（visceral leishmaniasis）. Clin Nucl Med，2014，39（4）：387-390.

［7］Gibson GM，Arnold C，Ravi Kumar AS. ^{18}F-FDG uptake in multiple splenic foci on PET/CT：an unusual case of visceral leishmaniasis. Clin Nucl Med，2014，39（9）：828-830.

［8］Raina RK，Raina S，Sharma M. Visceral leishmaniasis-associated hemophagocytosis：A tale of two unexpected diagnoses from a nonendemic region. Trop Parasitol，2017，7（1）：56-58.

第七节　心血管植入物感染

一、血管移植物感染

【简要病史】　男，35 岁，间断发热 1 年，血肌酐升高 3 个月。既往 6 年前和 5 年前因主动脉夹层动脉瘤分别行胸主动脉与腹主动脉人工血管置换术；6 年前确诊 2 型糖尿病。

【相关检查】　血常规：WBC 14.40×10⁹/L，中性粒细胞 81.3%，PLT 426×10⁹/L，Hb 106 g/L。尿常规：蛋白质（＋＋），隐血或 RBC（＋＋），尿糖（＋＋＋＋）。ESR 51 mm/h（参考值 0 ～ 15 mm/h）；hs-CRP 104.58 mg/L（参考值 0.00 ～ 3.00 mg/L）。血肌酐 208.90 μmol/L（参考值 44 ～ 133 μmol/L）。补体 C1q 319.30 mg/L（参考值 159 ～ 233 mg/L）。降钙素原 2.62 ng/ml（参考值＜ 0.05 ng/ml）。肾穿活检：符合"系膜结节状增生性肾小球病合并新月体肾炎伴急性肾小管间质病"。血培养：铜绿假单胞菌（＋）。

【影像所见】　¹⁸F-FDG PET/CT（图 1-7-1）示主动脉弓及降主动脉人工血管周围软组织密度影，代谢增高。

【临床诊断】　临床诊断：血管移植物感染；菌血症；感染相关肾损伤；主动脉夹层 Stanford A 型（术后）；2 型糖尿病。

二、动脉支架感染

【简要病史】　女，50 岁，2016-7-25 凌晨突发剧烈中上腹痛，急诊增强 CT 示腹主动脉下段假性动脉瘤形成（图 1-7-2A、B）；2016-7-26 行"腹主动脉瘤覆膜支架腔内隔绝术"；2016-8-1 复查增强 CT（图 1-7-2C、D）示腹主动脉下段支架通畅，周围无造影剂外漏，原假性动脉瘤已隔绝；术后腹痛基本消失。2016-12-23 再次复查增强 CT（图 1-7-2E、F）示腹主动脉下段假性动脉瘤腔内隔绝术后，外周包裹血肿较前明显吸收。2018-1-24 因"腰痛 4 个月，加重 5 天，无法忍受，夜间无法入睡"再次入院。

【相关检查】　WBC 6.75×10⁹/L，Hb 95.1 g/L，PLT 283.3×10⁹/L。ESR 8 mm/h（参考值 0 ～ 15 mm/h）；CRP 154.3 mg/L（参考值 0 ～ 8 mg/L）。血培养（－）。

【影像所见】　（2018-2-1）¹⁸F-FDG PET/CT（图 1-7-3）示腹主动脉及双侧髂动脉支架植入术后，

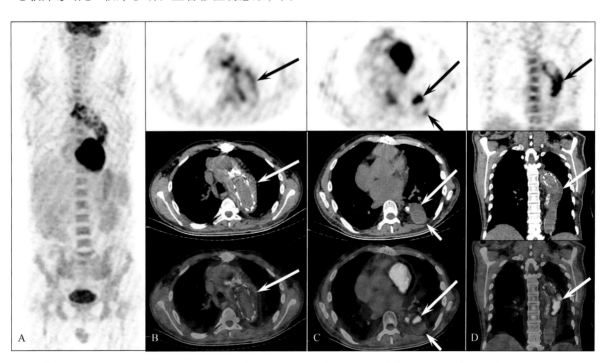

图 1-7-1　¹⁸F-FDG PET/CT（**A**，MIP；**B**、**C**，横断层；**D**，冠状断层）示主动脉弓（**B**）及降主动脉（**C**、**D**）人工血管周围软组织密度影，代谢增高（箭号）

腹主动脉支架周围软组织增厚伴代谢增高，侵及左侧腰大肌。

【病理结果】（2018-2-1）行 ^{18}F-FDG PET/CT 引导下左侧腰大肌高代谢病灶生物靶区活检，病理：少许横纹肌组织，间质慢性炎症伴脓肿形成。

三、人工瓣膜感染

【简要病史】 女，63 岁，间断胸闷 10 个月，发热 2 个月，最高体温 39.5℃。患者因风湿性心脏病伴心房颤动于 2 年前行二尖瓣及主动脉瓣生物瓣

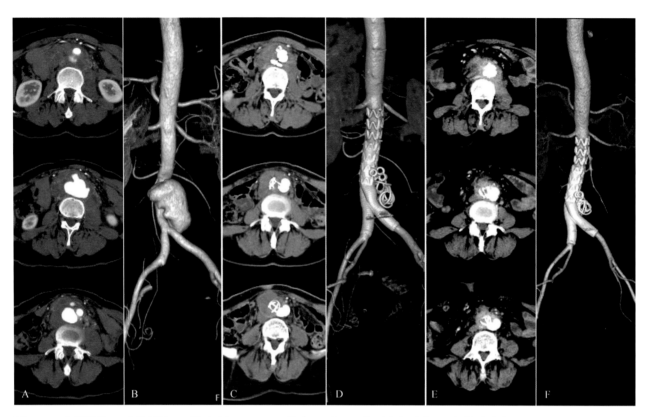

图 1-7-2 腹部增强 CT（横断层＋三维重建）。2016-7-25 首次 CT（**A**、**B**）示腹主动脉下段假性动脉瘤形成；2016-7-26 行"腹主动脉瘤覆膜支架腔内隔绝术"后，2016-8-1 复查增强 CT（**C**、**D**）示腹主动脉下段支架通畅，周围无造影剂外漏，原假性动脉瘤已隔绝；2016-12-23 再次复查增强 CT（**E**、**F**）示腹主动脉下段假性动脉瘤腔内隔绝术后，外周包裹血肿较前明显吸收

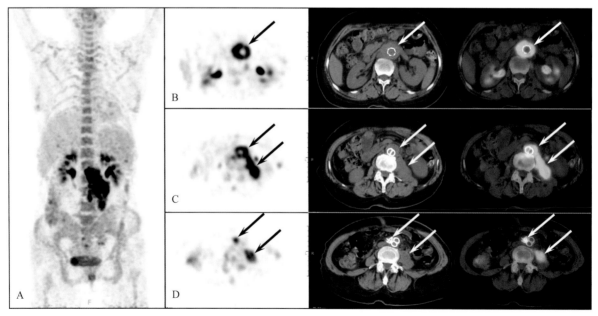

图 1-7-3 （2018-2-1）^{18}F-FDG PET/CT（**A**，MIP；**B～D**，横断层）示腹主动脉及双侧髂动脉支架植入术后，腹主动脉支架周围软组织增厚伴代谢增高，侵及左侧腰大肌（箭号）

膜置换术，改良迷宫术和左右心耳切除术。

【相关检查】 血常规未见明显异常；ESR 23 mm/h（参考值 0～20 mm/h）；降钙素原 0.13 ng/ml（参考值＜0.06 ng/ml）；血培养：表皮葡萄球菌（＋）。超声心动图：二尖瓣位置可见人工生物瓣膜回声，固定尚好，瓣叶回声增厚，未见明确瓣周反流信号；主动脉瓣位置可见人工生物瓣膜回声，固定尚好，瓣叶回声稍厚，瓣叶上见约 0.4～0.5 cm 条索状高回声附着，随心动周期甩动，未见明确瓣周反流信号，主动脉人工瓣膜周围见厚约 0.7 cm 低-无回声区；结论：主动脉人工瓣膜及二尖瓣人工瓣膜异常回声，符合感染性心内膜炎、赘生物形成；主动脉人工瓣膜周围无回声区，考虑为瓣周脓肿。

【影像所见】 ^{18}F-FDG PET/CT（图 1-7-4）示主动脉瓣及二尖瓣人工瓣膜周围异常代谢增高，胸骨切口可见修复性代谢增高。

【临床诊断及治疗经过】 临床诊断为主动脉瓣及二尖瓣人工瓣膜及周围感染；经万古霉素、庆大霉素治疗 2 周后发热消失，再次血培养阴性，后继续抗感染治疗 2 周。

四、起搏器囊袋及导线感染

【简要病史】 女，27 岁，起搏器植入术后 11 年，起搏器植入处皮肤凸起伴左肩痛 1 个月。患者于 11 年前因三度房室传导阻滞植入单腔起搏器；3 年前因起搏器电池耗尽更换为双腔起搏器。

【体格检查】 起搏器植入处局部皮肤无红肿，略有压痛。

【影像所见】 超声（图 1-7-5A）示左锁骨下方皮下起搏器囊袋前方（起搏器后方）液性暗区。^{18}F-FDG PET/CT（图 1-7-5B）示起搏器后方囊袋区局部代谢增高，锁骨下起搏器导线穿行区局部软组织代谢增高。

【治疗经过及临床诊断】 患者于 ^{18}F-FDG PET/CT 后间断口服抗生素，4 个月后起搏器囊袋局部皮肤隆起处破溃，给予原起搏器取出及导线拔除，并于对侧更换新起搏器。临床诊断：起搏器囊袋及导线周围感染。

【本节讨论】 心血管植入物分为两大类：一类

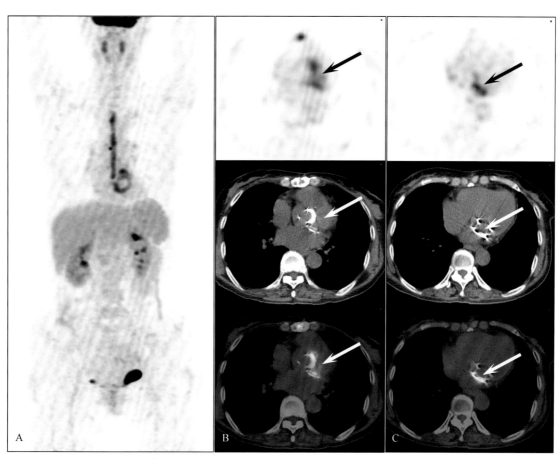

图 1-7-4 ^{18}F-FDG PET/CT（**A**、MIP；**B**、**C**，横断层）示主动脉瓣（**B**）及二尖瓣（**C**）人工瓣膜周围异常代谢增高（箭号）；胸骨切口可见修复性代谢增高

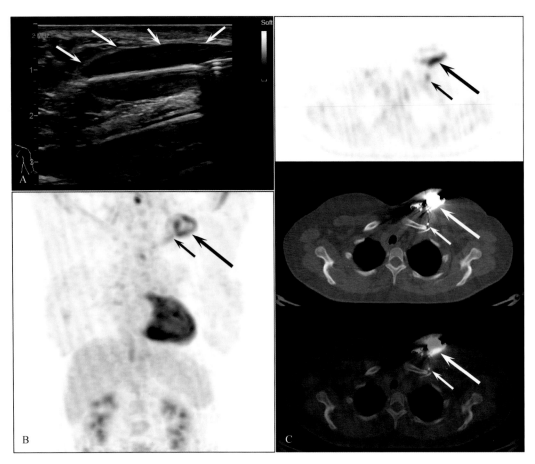

图 1-7-5 超声（**A**）示左锁骨下方皮下起搏器囊袋前方（起搏器后方）前后径约 4 mm 液性暗区（箭号）。^{18}F-FDG PET/CT（**B**，MIP；**C**，横断层）示起搏器后方囊袋区局部代谢增高（大箭号），锁骨下起搏器导线穿行区局部软组织代谢增高（小箭号）

是与心律失常和心力衰竭治疗相关的心血管植入式电子装置（cardiovascular implantable electronic device，CIED），包括起搏器、埋藏式心脏复律除颤器和心脏再同步治疗装置等；另一类是心血管植入式非电子装置，包括心室机械辅助泵、人工瓣膜、人工血管移植物等。这些装置可显著提高患者生存率，然而随着植入数量的增加，心血管植入物相关感染病例数也逐年增长。常见心血管植入物感染有 CIED 感染、人工瓣膜心内膜炎（prosthetic valve endocarditis，PVE）、人工血管移植物感染（vascular prosthetic graft infection，VPGI）。

心血管植入物感染的病原多为革兰氏阳性菌，细菌附着在植入物表面，并沿植入物生长，形成赘生物，甚至脓肿，赘生物脱落可造成菌血症及脓毒性栓塞。CIED 感染包括[1]：①囊袋浅表感染；②囊袋感染；③血行感染；④感染性心内膜炎。感染性心内膜炎又可分为电极导线赘生物和瓣膜赘生物。

心血管植入物感染患者临床表现差异较大[2-3]。CIED 浅表感染时可出现皮肤红肿、破溃、脓性分泌物或窦道形成；PVE 患者听诊可闻及心脏杂音；VPGI 患者可表现为不典型胸、腹痛；当出现系统性感染时，还可出现发热、寒战，不明原因菌血症等。实验室检查可出现 WBC、ESR、CRP 增高等，血培养、分泌物培养可发现致病菌，但血培养阳性率较低。

美国电极拔除专家共识指出：囊袋浅表感染时可仅应用抗生素治疗，一旦确诊囊袋感染、菌血症或感染性心内膜炎，需尽早拔除感染装置[4]，故早期、灵敏地诊断感染部位尤为重要。

经食管超声可发现心血管植入物感染所致的心内膜炎、瓣膜赘生物，其诊断敏感性高，优于经胸超声，但为侵入性检查[5]。CT 血管造影（CT angiography，CTA）可直观显示血管植入物感染的影像特征，如人工血管壁增厚，移植物周围积气、积液，脓肿形成，假性动脉瘤等[6]。超声、CTA 和 MRI 能够显示炎症病灶的形态、大小，但其早期诊断的敏感性、特异性低[6]。

^{18}F-FDG PET/CT 对于 CIED 感染、PVE、VPGI

具有较高的诊断价值，有助于早期发现无症状病灶，提高诊断率[7]。CIED 术后 6 个月、人工瓣膜术后 3 个月 ^{18}F-FDG 摄取趋于正常[8-9]；人工血管植入术后，可出现沿假体线性分布的 ^{18}F-FDG 生理性轻度摄取，此种情况可持续数年[10]。心血管植入物感染时，白细胞、巨噬细胞及 CD4$^+$ T 淋巴细胞聚集于感染部位，可导致局部 ^{18}F-FDG 摄取明显增高，因此 ^{18}F-FDG PET/CT 可对感染灶进行定性和定位诊断；当 CIED、人工血管移植物、人工瓣膜处呈局灶性 ^{18}F-FDG 摄取显著增高时，提示感染可能。

　　近期 meta 分析表明，^{18}F-FDG PET/CT 对 CIED 感染的敏感性为 83%，特异性为 89%，其中对囊袋感染诊断效果最好，对导线感染的敏感性稍差[11]；^{18}F-FDG PET/CT 可有效区分囊袋的深部感染与浅表皮肤感染，能有效鉴别 CIED 感染灶、血栓及术后瘢痕；^{18}F-FDG PET/CT 阴性时，对于疑似感染者，单独应用抗生素效果良好。^{18}F-FDG PET/CT 对 PVE 的敏感性、特异性分别为 80.5% 和 73.1%[12]，且具有较高的阴性预测值（97%）[13]。2015 年欧洲心脏病学会将"术后 3 个月以上人工瓣膜周围 ^{18}F-FDG 摄取增高"纳入了 PVE 的主要诊断标准[8]；^{18}F-FDG PET/CT 阳性患者心脏事件风险高，需手术治疗[14]。^{18}F-FDG PET/CT 对于 VPGI 也具有较高的敏感性（96%）和中等的特异性（74%）[15]；2020 年欧洲血管外科学会将 ^{18}F-FDG PET/CT 纳入 VPGI 诊断次要标准[16]。^{18}F-FDG PET/CT 不仅可以显示心血管植入物局部情况，还可通过全身显像快速排查心外栓塞事件及迁徙病灶，有助于治疗策略抉择[17]。此外 ^{18}F-FDG PET/CT 还可用于疗效观察。

（王巍　杨吉刚　李晓敏　李剑明　付占立）

参考文献

［1］中国生物医学工程学会心律分会. 心律植入装置感染与处理的中国专家共识 2013. 临床心电学杂志, 2013, 22（4）：241-253.

［2］Harrison JL, Prendergast BD, Sandoe JA. Guidelines for the diagnosis, management and prevention of implantable cardiac electronic device infection. Heart, 2015, 101（4）：250-252.

［3］王轶童. 心律植入装置感染的相关研究及现状. 心血管病学进展, 2018, 39（05）：835-839.

［4］Wilkoff BL, Love CJ, Byrd CL, et al. Transvenous lead extraction: Heart Rhythm Society expert consensus on facilities, training, indications, and patient management: this document was endorsed by the American Heart Association（AHA）. Heart Rhythm, 2009, 6（7）：1085-1104.

［5］Yew KL. Infective endocarditis and the pacemaker: cardiac implantable electronic device infection. Med J Malaysia, 2012, 67（6）：618-619.

［6］Smeds MR, Duncan AA, Harlander-Locke MP, et al. Treatment and outcomes of aortic endograft infection. J Vasc Surg, 2016, 63（2）：332-340.

［7］刘思为, 石洪成. ^{18}F-FDG PET/CT 在心血管系统感染中的应用价值. 中华核医学与分子影像杂志, 2018, 38（12）：821-823.

［8］Habib G, Lancellotti P, Antunes MJ, et al. 2015 ESC Guidelines for the management of infective endocarditis. Kardiol Pol, 2015, 73（1）：963-1027.

［9］Sarrazin JF, Philippon F, Tessier M, et al. Usefulness of fluorine-18 positron emission tomography/computed tomography for identification of cardiovascular implantable electronic device infections. J Am Coll Cardiol, 2012, 59（18）：1616-1625.

［10］Revest M, Patrat-Delon S, Devillers A, et al. Contribution of 18fluoro-deoxyglucose PET/CT for the diagnosis of infectious diseases. Med Mal Infect, 2014, 44（6）：251-260.

［11］Mahmood M, Kendi AT, Farid S, et al. Role of ^{18}F-FDG PET/CT in the diagnosis of cardiovascular implantable electronic device infections: A meta-analysis. J Nucl Cardiol, 2019, 26（3）：958-970.

［12］Mahmood M, Kendi AT, Ajmal S, et al. Meta-analysis of ^{18}F-FDG PET/CT in the diagnosis of infective endocarditis. J Nucl Cardiol, 2019, 26（3）：922-935.

［13］Ulises Granados. Diagnostic accuracy of F-18-FDG PET/CT in infective endocarditis and implantable cardiac electronic device infection: A cross-sectional study. J Nucl Med, 2016, 57（11）：1726-1732.

［14］杨敏福. 推进 ^{18}F-FDG PET/CT 显像在心血管炎症的临床应用. 中华心血管病杂志, 2020, 48（3）：181-185.

［15］Kim SJ, Lee SW, Jeong SY, et al. A systematic review and meta-analysis of ^{18}F-fluorodeoxyglucose positron emission tomography or positron emission tomography/computed tomography for detection of infected prosthetic vascular grafts. J Vasc Surg, 2019, 70（1）：307-313.

［16］Chakfé N, Diener H, Lejay A, et al. Editor's Choice-European Society for Vascular Surgery（ESVS）2020 Clinical Practice Guidelines on the Management of Vascular Graft and Endograft Infections. Eur J Vasc Endovasc Surg, 2020, 59（2）：339-384.

［17］Özcan C, Asmar A, Gill S, et al. The value of FDG-PET/CT in the diagnostic work-up of extra cardiac infectious manifestations in infective endocarditis. Int J Cardiovasc Imaging, 2013, 29（7）：1629-1637.

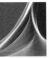
第二章　风湿免疫性疾病

第一节　系统性红斑狼疮

【简要病史】　女，21岁，皮疹伴瘙痒1月余，近期出现间断发热，体温波动在36.5～38.9℃，伴咽痛及双肩、双膝关节疼痛，肌肉疼痛。既往反复口腔溃疡、脱发病史4年。

【体格检查】　头颈部及四肢大片状、点状红色皮疹，双侧颈部淋巴结肿大，咽充血。

【实验室检查】　WBC 2.3×10⁹/L，PLT 90×10⁹/L；ESR 25 mm/h（参考值0～20 mm/h）、CRP 56.4 mg/L（参考值0～8 mg/L）、铁蛋白3092 ng/ml（参考值11～306.8 ng/ml）；类风湿因子阴性；抗核抗体（ANA）弱阳性，抗双链DNA（dsDNA）抗体阴性，抗Sm抗体阳性；补体C3 0.527 g/L（参考值0.6～1.5 g/L）、补体C4 0.193 g/L（参考值0.12～0.36 g/L）；直接抗人球蛋白试验（Coomb试验）弱阳性。

【影像所见】　¹⁸F-FDG PET/CT（图2-1-1）示双侧颈部、腋窝、腹主动脉旁及双侧腹股沟区多发淋巴结肿大伴代谢增高；脾大伴代谢增高；多发骨（胸骨、双侧锁骨、脊柱、双侧肋骨、骨盆及双侧股骨）代谢增高，骨质均未见异常；脑皮质代谢水平较双侧基底节区弥漫性减低，密度未见明显异常。

【病理结果】　（左侧颈部淋巴结）穿刺活检：淋巴结结构尚存，未见淋巴滤泡，副皮质区增生，可见中等大单个核细胞成片增生，伴显著细胞凋亡，未见中性粒细胞浸润。

【临床诊断】　系统性红斑狼疮。

【讨论】　系统性红斑狼疮（systemic lupus erythematosus，SLE）是一种病因未明的慢性自身免疫性疾病，可影响包括关节、皮肤、肾、血液、中枢神经系统在内的多个器官。好发于育龄期年轻女性。实验室检查以大量抗核抗体生成为特点，其中抗dsDNA抗体和抗Sm抗体与SLE相关度较高。

2012年，系统性红斑狼疮国际临床协作组（SLICC）提出修订版分类标准[1]，见表2-1-1。

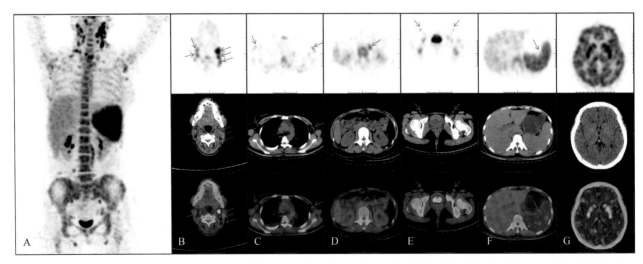

图2-1-1　¹⁸F-FDG PET/CT（**A**，MIP；**B～E**，横断层）双侧颈部（**B**）、腋窝（**C**）、腹主动脉旁（**D**）及双侧腹股沟区（**E**）多发代谢增高淋巴结（箭号）；横断层图像（**F**）示脾大伴代谢增高（箭号）；横断层图像（**G**）示脑皮质代谢水平较双侧基底节区弥漫性减低

表 2-1-1　SLICC 关于 SLE 的修订版分类标准

临床标准	免疫学标准
1. 急性或亚急性皮肤型狼疮	1. 抗核抗体阳性
2. 慢性皮肤型狼疮	2. 抗 dsDNA 抗体阳性
3. 口腔溃疡	3. 抗 Sm 抗体阳性
4. 脱发	4. 符合以下任一项的抗磷脂抗体阳性：狼疮抗凝物阳性、快速血浆反应素试验假阳性、抗心磷脂抗体水平中或高滴度升高、抗 β2 糖蛋白 1 抗体阳性
5. 关节炎	
6. 浆膜炎：胸膜炎和心包炎	
7. 肾脏病变：尿蛋白肌酐比（或 24 h 尿蛋白）> 500 mg/24 h 或红细胞管型	
8. 神经系统损害	5. 补体降低：C3、C4 或 CH_{50} 降低
9. 溶血性贫血	6. 直接抗人球蛋白试验（Coombs）阳性（不伴溶血性贫血）
10. 至少一次白细胞减少（< $4×10^9$/L）或淋巴细胞减少（< $1×10^9$/L）	
11. 至少一次血小板减少（< $100×10^9$/L）	

诊断需满足至少四项标准，包括至少一项临床标准和至少一项免疫学标准；或患者经活检证实为狼疮性肾炎且抗核抗体或抗 dsDNA 抗体阳性

SLE 患者淋巴结组织病理改变常可见不同程度的凝固性坏死偶伴苏木精小体形成，或出现反应性淋巴滤泡增生伴血管增生及散在免疫母细胞及浆细胞，副皮质区亦可有明显增生。坏死区、淋巴窦内见苏木精小体时为 SLE 的特异性表现，但仅在少许标本中可见。但 SLE 的淋巴结病变常不典型，此时常需要与组织细胞性坏死性淋巴结炎（Kikuchi 淋巴结炎）、Castleman 病、淋巴瘤等鉴别。因为 Kikuchi 淋巴结炎与 SLE 在临床表现、生物学和病理学特征上都有相似或重叠之处，二者的鉴别诊断较为困难。近年来有研究提出 Kikuchi 淋巴结炎可发生于 SLE 患者中，或 Kikuchi 淋巴结炎可能是 SLE 的一种组织病理学表现形式而不是一种独立的疾病，其发生可早于、晚于或与 SLE 发病同时出现，但二者的具体关系仍需进一步研究和评估[2-4]。

淋巴结肿大可见于约 50% 的 SLE 患者中，其中全身性淋巴结肿大约占 12%[5]。SLE 患者表现为全身多发淋巴结肿大往往提示与疾病活动期相关，此时患者的全身症状（如乏力、体重下降、发热）、皮损往往更重，肝、脾肿大的发生率更高，抗 dsDNA 水平升高及补体水平降低也更显著[6]。当患者出现多发淋巴结肿大，伴 / 不伴发热、皮损、关节疼痛等临床表现时，^{18}F-FDG PET/CT 可为 SLE 提供鉴别诊断思路，并提示淋巴结活检部位，进一步与其他相关疾病进行鉴别。对于已经确诊 SLE 的患者，^{18}F-FDG PET/CT 还可用于评估疾病严重程度及受累范围，辅助临床治疗决策。

当 SLE 累及神经系统时称为神经精神狼疮（neuropsychiatric lupus erythematosus，NPLE），患者可表现为精神症状、头痛、认知功能障碍、癫痫发作、脑卒中、周围神经病、运动障碍等。NPLE 的发病机制尚不明确，目前研究提示可能与免疫复合物介导的血管炎导致血管微栓塞、血脑屏障通透性改变、抗磷脂抗体综合征及其他多种靶向神经细胞的自身抗体相关[7]。^{18}F-FDG PET/CT 有助于对 NPLE 的评估，尤其是在 CT 及 MRI 无特殊征象时。当 SLE 患者伴有抑郁、焦虑状态时，可表现为额叶、颞叶、顶枕叶的代谢减低[8-9]；当 NPLE 所致偏侧舞蹈症发作时还可表现为对侧基底节区的代谢增高[10]。研究显示，NPLE 患者最常见的 ^{18}F-FDG PET/CT 脑代谢表现为以顶枕叶为著的脑实质代谢减低[11]，但由于 NPLE 的神经系统受累症状复杂多样，其 ^{18}F-FDG PET/CT 脑代谢特点与临床症状及表现之间的关系尚需进一步统计和总结。

（陈雪祺　付占立　周炜）

参考文献

［1］ Petri M，Orbai AM，Graciela S Alarcón，et al. Derivation and validation of the Systemic Lupus International Collaborating Clinics classification criteria for systemic lupus erythematosus. Arthritis Rheum，2012，64（8）：2677-2686.

［2］ Khanna D，Shrivastava A，Malur PR，et al. Necrotizing lymphadenitis in systemic lupus erythematosus：is it Kikuchi-Fujimoto disease？ J Clin Rheumatol，2010，16（3）：123-124.

［3］ Cramer JP，Schmiedel S，Alegre NG，et al. Necrotizing lymphadenitis：Kikuchi--Fujimoto disease alias lupus lymphadenitis？ Lupus，2010，19（1）：89-92.

［4］ Hedia G，Jamel A，Maher A，et al. Kikuchi-Fujimoto Disease Associated With Systemic Lupus Erythematosus. J Clin Rheumatol，2005，11（6）：341-342.

［5］中华医学会.临床诊疗指南.病理学分册.北京：人民卫生出版社，2009.

［6］Curiel R，Akin EA，Beaulieu G，et al. PET/CT imaging in systemic lupus erythematosus. Annals of the New York Academy of Sciences，2011，1228（1）：71-80.

［7］Mauro D，Barbagallo G，D Angelo S，et al. Role of positron emission tomography for central nervous system involvement in systemic autoimmune diseases：status and perspectives. Curr Med Chem，2018，25（26）：3096-3104.

［8］施卫民，孙传银，林进.神经精神性狼疮 PET-CT 表现 1 例报告并文献复习.中国实用内科杂志，2017，37（2）：94-96.

［9］Saito T，Hama M，Chiba Y，et al. Brain FDG-PET reflecting clinical course of depression induced by systemic lupus erythematosus：Two case reports. J Neurol Sci，2015，358（1-2）：464-466.

［10］Niu N，Cui R. Glucose hypermetabolism in contralateral basal ganglia demonstrated by serial FDG PET/CT scans in a patient with SLE chorea. Clin Nucl Med，2017，42（1）：64-65.

［11］Weiner SM，Otte A，Schumacher M，et al. Diagnosis and monitoring of central nervous system involvement in systemic lupus erythematosus：value of F-18 fluorodeoxyglucose PET. Ann Rheum Dis，2000，59（5）：377-385.

第二节　系统性血管炎

一、概述

血管炎是指一组以血管壁的炎症为基本病理特征的炎性疾病，可分为感染性血管炎与非感染性血管炎。针对非感染性血管炎，国际教堂山共识会议（Chapel Hill Consensus Conference，CHCC）通过整合病因学、发病机制、病理学、人口统计学、临床表现等信息对其进行分类，制定了应用较为广泛的命名系统。该命名系统基于受累血管的类型，将非感染性血管炎分为如下类型（表 2-2-1）[1]。由于风湿性多肌痛与巨细胞动脉炎在流行病学及临床方面关系密切，故在此一并叙述[2]。

表 2-2-1　CHCC 2012 年血管炎分类命名

大血管炎

　　大动脉炎

　　巨细胞动脉炎

中等血管炎

　　结节性多动脉炎

　　川崎病

小血管炎

　　ANCA 相关性血管炎

　　　　肉芽肿性多血管炎

　　　　显微镜下多血管炎

　　　　嗜酸细胞性肉芽肿性多血管炎

　　免疫复合物性血管炎

　　　　抗肾小球基底膜病

续表

　　冷球蛋白血症性血管炎

　　IgA 血管炎

　　低补体血症性荨麻疹性血管炎

变异性血管炎

　　白塞病

　　Cogan 综合征

单器官血管炎

　　皮肤白细胞破碎性血管炎

　　皮肤动脉炎

　　原发性中枢神经系统血管炎

　　孤立性主动脉炎

与系统性疾病相关的血管炎

　　狼疮性血管炎

　　类风湿性血管炎

　　结节病性血管炎

与可能的病因相关的血管炎

　　丙肝病毒相关性冷球蛋白血症性血管炎

　　乙肝病毒相关性血管炎

　　梅毒相关性主动脉炎

　　药物相关免疫复合物性血管炎

　　药物相关 ANCA 相关性血管炎

　　肿瘤相关性血管炎

（佟正灏　付占立）

参考文献

[1] Jennette JC，Falk RJ，Bacon PA，et al. 2012 revised International Chapel Hill Consensus Conference Nomenclature of Vasculitides. Arthritis Rheum，2013，65（1）：1-11.

[2] Salvarani C，Cantini F，Hunder GG. Polymyalgia rheumatica and giant-cell arteritis. Lancet，2008，372（9634）：234-245.

二、大动脉炎

病例 1

【简要病史】 男，25岁，间断咳嗽伴乏力1年，胸痛3个月。

【相关检查】 WBC 12.5×10⁹/L，RBC 3.8×10⁹/L，Hb 105 g/L，PLT 465×10⁹/L。铁蛋白717.3 ng/ml（参考值13～150 ng/ml），降钙素原0.05 ng/ml（参考值＜0.1 ng/ml），ESR 92 mm/h（参考值1～15 mm/h），CRP 136 mg/L（参考值0～8 mg/L）；结核菌素抗体、人巨细胞病毒DNA测定、EB病毒DNA检测阴性。颈动脉超声提示左侧颈总动脉管壁增厚伴瘤样扩张。双肾动脉超声示双肾动脉阻力增高。

【影像所见】 胸部CT血管造影（CTA）示主动脉及其主要分支管壁弥漫性增厚、毛糙伴管腔扩张（图2-2-1）。¹⁸F-FDG PET/CT（图2-2-2）示升主动脉、主动脉弓、降主动脉、左颈总动脉、左锁骨下动脉及头臂干管壁增厚伴局部管腔扩张，管壁代谢弥漫性增高。

【临床诊断】 大动脉炎。

病例 2

【简要病史】 女，17岁，乏力、气短半年，喘憋伴晕厥（2次）1个月；发病以来体重下降10 kg。

【相关检查】 查体：生命体征正常，贫血貌，右侧颈部及右肾区可闻及血管杂音。WBC 4.73×10⁹/L，中性粒细胞54.8%，Hb 105 g/L，PLT 373×10⁹/L。ESR 23 mm/h（参考值0～20 mm/h）；CRP 11.1 mg/L（参考值0～8 mg/L）。血清肌钙蛋白I 0.284 ng/ml（参考值0～0.08 ng/ml），N-末端脑钠肽前体613.50 pg/ml（参考值0～250 pg/ml）。超声心动图示左心室运动弥漫性减低，前壁及前侧壁为著，左心室射血分数（LVEF）34%。腹部超声示右肾动脉狭窄。

【影像所见】 胸部及冠状动脉CTA（图2-2-3）示升主动脉及肺动脉管壁弥漫性增厚伴异常强化，左主干次全闭塞。⁹⁹ᵐTc-MIBI心肌灌注及¹⁸F-FDG代谢显像（图2-2-4）示左心室前壁灌注/代谢不匹配（存活心肌）。¹⁸F-FDG PET/CT（图2-2-5A～E）示多发大动脉管壁代谢增高；左心室增大，左心室前壁代谢弥漫性增高。

【病理结果、临床诊断及治疗转归】（右室间

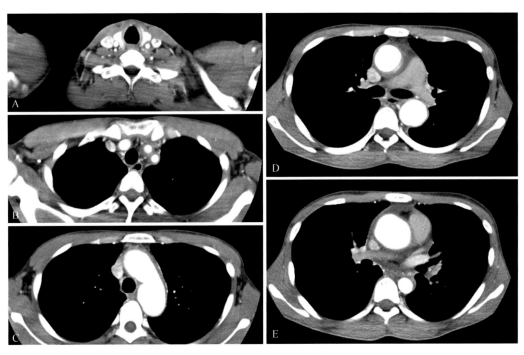

图 2-2-1 胸部CTA示左颈总动脉（**A**、**B**）、头臂干及左锁骨下动脉（**B**）、主动脉弓（**C**）、升主动脉及降主动脉（**D**、**E**）管壁增厚、毛糙，伴主动脉弓（**C**）、升主动脉（**D**、**E**）及降主动脉（**D**）管腔扩张

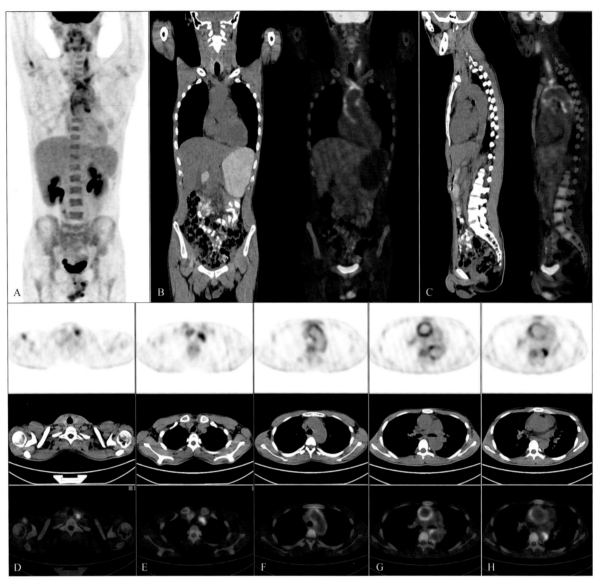

图 2-2-2 ¹⁸F-FDG PET/CT。MIP（**A**）示胸部主动脉、左颈总动脉、头臂干及右肱动脉代谢增高；冠状断层（**B**）和矢状断层（**C**）图像示升主动脉（**B**）、主动脉弓及降主动脉（**C**）、左颈总动脉（**B、C**）管壁增厚、代谢弥漫性增高，伴升主动脉（**B**）、主动脉弓及降主动脉上段管腔扩张（**C**）；横断层（**D～E**）图像示右肱动脉（**D**）、左颈总动脉（**D、E**）、左锁骨下动脉及头臂干（**E**）、主动脉弓（**F**）、升主动脉及降主动脉（**G、H**）管壁增厚、代谢增高，伴升主动脉（**G、H**）、主动脉弓（**F**）及降主动脉上段（**G**）管腔扩张

隔心内膜）心肌活检病理：心肌细胞非特异性改变，未见心肌炎。临床诊断：大动脉炎（活动期）；给予糖皮质激素、免疫抑制剂及托珠单抗治疗；4周后复查 ¹⁸F-FDG PET/CT（图 2-2-5F）示原多发动脉代谢增高基本消失，原左心室代谢增高有所减低。

【讨论】大动脉炎（Takayasu arteritis，TA）是主动脉及其主要分支的慢性进行性非特异性炎性疾病，病变多见于主动脉弓及其分支，其次为胸主动脉、腹主动脉和肾动脉。受累的血管壁出现淋巴细胞、浆细胞浸润，偶见多形核中性粒细胞及多核巨细胞，导致管腔狭窄或闭塞，少数出现动脉扩张、动脉瘤。根据病变部位可分为 4 种类型：头臂

动脉型（主动脉弓综合征），胸-腹主动脉型，广泛型和肺动脉型[1]。

TA 多发于年轻女性，30 岁以前发病约占90%。患者可以出现周身不适、发热、体重下降、肌痛等全身性症状，也可以出现靶器官缺血的症状与体征，如头痛，视力减退，四肢间歇性活动疲劳，肱动脉搏动减弱，颈部、腹部血管杂音等。

TA 诊断仍采用 1990 年美国风湿病学会的标准[1]：①发病年龄≤40 岁；②肢体间歇性运动障碍；③肱动脉搏动减弱；④双侧上肢收缩压差＞10 mmHg；⑤锁骨下动脉或主动脉杂音；⑥血管造影见大动脉狭窄或闭塞。符合 3 项者可诊断 TA，

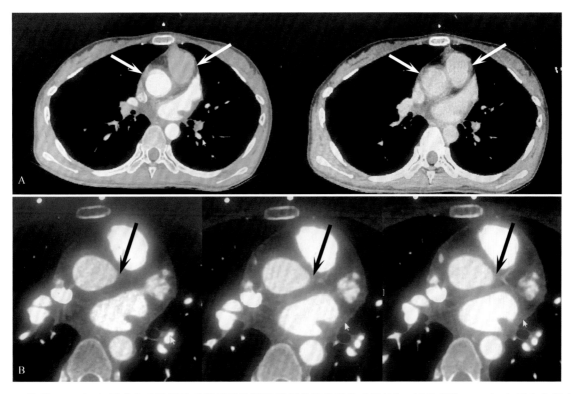

图 2-2-3　胸部 CTA（**A**）示升主动脉及肺动脉管壁弥漫性增厚伴异常强化（箭号）；冠状动脉 CTA（**B**）示左主干次全闭塞（箭号）

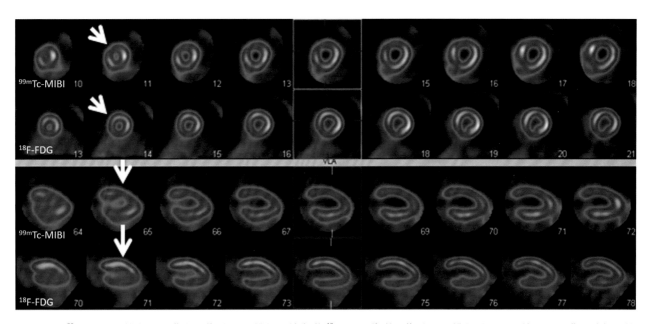

图 2-2-4　^{99m}Tc-MIBI 静息心肌灌注显像（1、3 排）及糖负荷 ^{18}F-FDG 代谢显像（2、4 排）示左心室前壁血流灌注减低（箭号），葡萄糖代谢正常，呈"灌注／代谢不匹配"

敏感性 90.5%，特异性 97.8%。

本病为慢性进行性血管病变，预后主要取决于受累的血管部位、病变的严重程度以及相应受累脏器的功能受损情况，早期糖皮质激素联合免疫抑制剂积极治疗可改善预后。

^{18}F-FDG PET/CT 诊断大动脉炎的准确性较高[2]，受累管壁 ^{18}F-FDG 摄取增高，高于或接近肝。糖皮质激素治疗后病变 ^{18}F-FDG 摄取降低，故激素治疗会降低 ^{18}F-FDG PET/CT 对于 TA 诊断的准确性。此外，^{18}F-FDG PET/CT 亦可用于 TA 活动性的评估[2]，敏感性 87%，特异性 73%。

（宋乐　张卫方　李薇　方纬　赵娟　付占立）

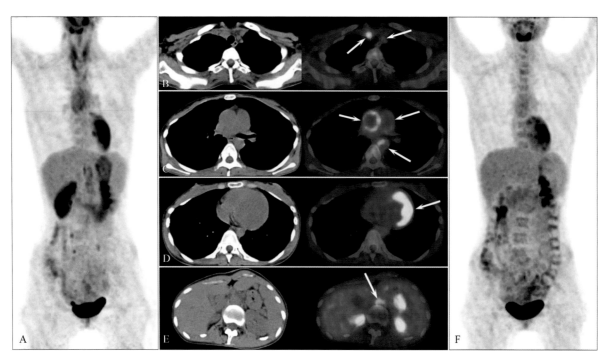

图 2-2-5 ¹⁸F-FDG PET/CT。(治疗前)MIP(A)及横断层(B~E)图像示头臂干、左颈总动脉及左锁骨下动脉(B),升主动脉、肺动脉及降主动脉上段(C),腹主动脉中上段(E)代谢弥漫性增高(箭号);左心室增大,左心室前壁代谢弥漫性增高(D,箭号)。(治疗后4周)MIP图像(F)示原多发动脉代谢增高基本消失,原左心室代谢增高有所减低

参考文献

[1] 中华医学会风湿病学分会. 大动脉炎诊断及治疗指南. 中华风湿病学杂志, 2011, 15(2): 119-120.

[2] Soussan M, Nicolas P, Schramm C, et al. Management of large-vessel vasculitis with FDG-PET: a systematic literature review and meta-analysis. Medicine(Baltimore), 2015, 94(14): e622.

三、风湿性多肌痛与巨细胞动脉炎

(一)风湿性多肌痛

【简要病史】 女,70岁,颈肩背部肌肉疼痛3个月,进行性加重伴发热1个月,体温最高38.5℃。

【相关检查】 WBC 8.88×10⁹/L,中性粒细胞6.42×10⁹/L。CRP 101.67 mg/L(参考值0~8 mg/L),ESR 76 mm/h(参考值0~20 mm/h),降钙素原<0.02 ng/ml(参考值<0.05 ng/ml),结核杆菌T-SPOT:阳性;类风湿因子、ANA、抗dsDNA抗体、抗盐水可提取性核抗原(ENA)抗体谱、抗中性粒细胞胞质抗体(ANCA)阴性、抗心磷脂抗体和抗β2糖蛋白1抗体阴性。血细菌培养阴性。

【影像所见】 ¹⁸F-FDG PET/CT(图2-2-6)示双肩及双髋关节周围软组织、双侧耻骨及坐骨结节肌腱附着点、颈椎及腰椎棘间韧带代谢增高。

【临床诊断及治疗转归】 临床考虑风湿性多肌痛可能性大,给予泼尼松15 mg每天一次,治疗2天后症状明显缓解,体温恢复正常;继续此剂量激素治疗1个月后,复诊病情稳定,无肌痛及肌无力症状,ESR及CRP正常。临床诊断:风湿性多肌痛。

(二)巨细胞动脉炎

【简要病史】 女,62岁,乏力1个月,发现贫血20余天,发热8天。

【相关检查】 WBC 8.56×10⁹/L,RBC 3.42×10⁹/L,Hb 75 g/L,PLT 510×10⁹/L。CRP 187 mg/L(参考值0~8 mg/L),降钙素原0.077 ng/ml(参考值<0.1 ng/ml),铁蛋白732.3 ng/ml(参考值13~150 ng/ml)。结核杆菌T-SPOT:阴性,巨细胞病毒及EB病毒DNA阴性,肺炎支原体抗体、肺炎衣原体抗体阴性;血培养阴性。ANA、抗dsDNA抗体、抗ENA抗体谱、ANCA均阴性。

【影像所见】 主动脉CTA示胸主动脉与腹主动脉管壁弥漫性增厚、边缘毛糙(图2-2-7)。¹⁸F-FDG PET/CT(图2-2-8)示双侧颈总动脉、双侧锁骨下动脉、主动脉管壁弥漫性代谢增高;脾代谢轻度增高。

【临床诊断】 巨细胞动脉炎。

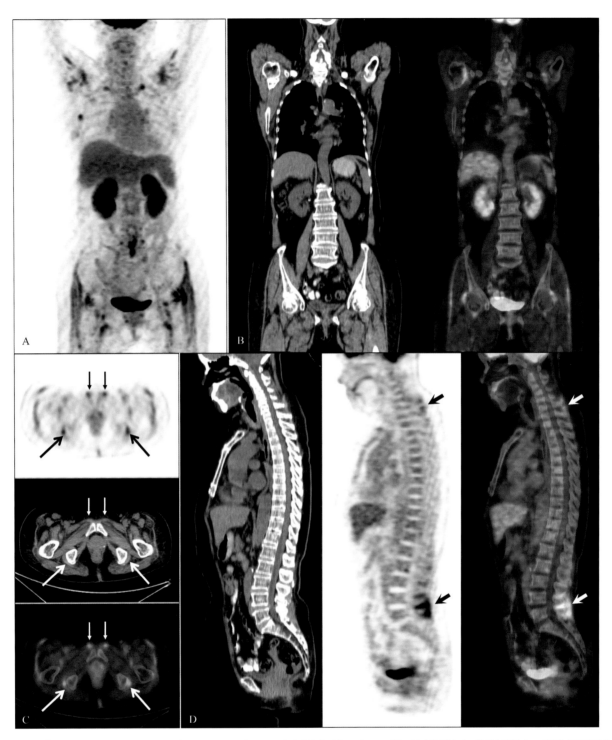

图 2-2-6　^{18}F-FDG PET/CT。MIP 图像（**A**）示双肩及双髋关节周围软组织、颈椎及腰椎棘间韧带代谢增高；冠状断层图像（**B**）示双肩及双髋关节周围软组织代谢增高；横断层图像（**C**）示双髋关节周围软组织，双侧耻骨（细箭号）及坐骨结节（粗箭号）肌腱附着点代谢增高；矢状断层图像（**D**）示第 6、7 颈椎及第 4、5 腰椎棘间韧带代谢增高（箭号）

（三）风湿性多肌痛合并巨细胞动脉炎

【简要病史】　男，75 岁，发热、头痛、关节痛伴晨僵 3 个月，双上臂及双大腿肌痛、肌无力 2 个月。

【相关检查】　铁蛋白 1156 ng/ml（参考值 13 ～ 150 ng/ml），ESR 113 mm/h（参考值 0 ～ 15 mm/h），CRP 810.8 mg/L（参考值 0 ～ 8 mg/L），血常规、肿瘤标志物、肝肾功能未见异常。超声示双侧颞浅动脉管壁弥漫性增厚伴内膜回声减低。

【影像所见】　^{18}F-FDG PET/CT（图 2-2-9）示双侧颞浅动脉、椎动脉、颈总动脉、颈外动脉、主动脉、双侧锁骨下动脉、肱动脉、股动脉、髂动脉管壁弥漫性代谢增高；双肩及双髋关节周围软组

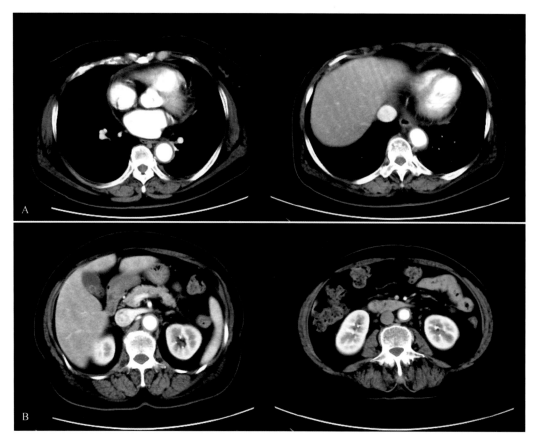

图 2-2-7　主动脉 CTA 示胸主动脉（A）与腹主动脉（B）管壁弥漫性增厚、边缘毛糙

织，双侧耻骨及坐骨结节肌腱附着点，腰椎棘间韧带代谢增高。

【临床诊断】 风湿性多肌痛合并巨细胞动脉炎。

【讨论】 风湿性多肌痛（polymyalgia rheumatic，PMR）是以颈、肩胛带和骨盆带肌肉疼痛、晨僵为主要表现，并伴有发热、红细胞沉降率（ESR）升高等全身反应的一种综合征[1]。PMR 好发于 50 岁以上的老年人，随年龄增长发病逐渐增多，女性多于男性[（2～2.5）：1]，主要症状为四肢及躯干肌肉疼痛和僵硬，僵硬持续 30 min 以上，尤以肩胛带肌、骨盆带肌和颈肌疼痛和僵硬为著，可以急性或逐渐发病，约 1/3 的患者可伴有全身反应如发热、贫血、ESR 明显增快等。PMR 病因不明，有家族遗传倾向。PMR 与巨细胞动脉炎（giant cell arteritis，GCA）在发病机制、流行病学方面存在共性，5%～40% 的 PMR 合并 GCA[2]。少数 PMR/GCA 还可以是副肿瘤综合征。

满足以下 3 条可以诊断 PMR[1]：①发病年龄≥50 岁，②双侧颈部、肩胛部和（或）骨盆部肌痛晨僵，③ESR≥40 mm/h 或小剂量糖皮质激素（泼尼松 10～15 mg/d）治疗有效。B 超、MRI 发现肩、

膝或髋关节滑膜炎或滑囊炎有助于诊断 PMR。

PMR 典型 ^{18}F-FDG PET/CT 表现为近端关节对称性代谢增高，关节外滑膜及大动脉亦可受累[3-4]。Rehak 等[3] 总结 67 例 PMR 患者 ^{18}F-FDG PET/CT 特点，发现近端关节受累依次为肩关节（86.6%）、髋关节（70.1%）、胸锁关节（46.3%），关节外受累包括腰椎棘突周围（56.7%）、坐骨周围（52.2%）、颈椎棘突周围（19.4%），大动脉受累约占 40.3%。关节外滑膜受累可能是 PMR 相对特异性的表现，部分患者可无颈腰部不适症状，但 PET/CT 检出率较高，敏感性 85.7%、特异性 88.2%。对比超声、MRI，[18]F-FDG PET/CT 难以区分滑膜炎、滑囊炎，但是 PET/CT 可以一站式评估 PMR 累及部位、范围、严重程度，并可以排除可能存在的恶性病变。

巨细胞动脉炎（GCA）又称为颞动脉炎，是一种原因不明、以侵犯大动脉为主并以血管内层弹力蛋白为中心的坏死性动脉炎，伴肉芽肿形成，有淋巴细胞、巨噬细胞、多核巨细胞浸润[1]。主要累及主动脉弓起始部的动脉分支，亦可累及主动脉的远端动脉以及中小动脉。绝大多数发生于 50 岁以上，女性发病率高于男性 2～3 倍。患者

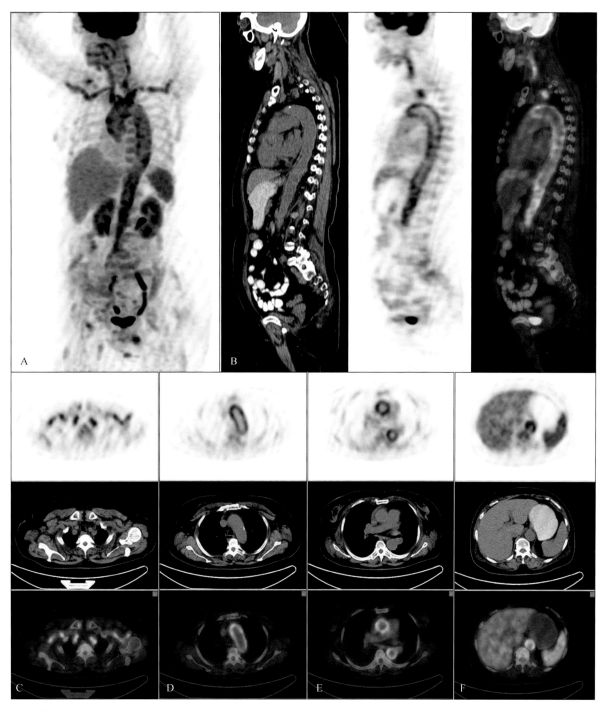

图 2-2-8　^{18}F-FDG PET/CT。MIP 图像（**A**）示双侧颈总动脉、双侧锁骨下动脉、主动脉管壁代谢增高，脾代谢轻度增高；矢状断层图像（**B**）示左颈总动脉、左锁骨下动脉、主动脉弓及降主动脉管壁弥漫性代谢增高；横断层图像（**C ～ F**）示双侧颈总动脉与双侧锁骨下动脉（**C**）、主动脉弓（**D**）、胸主动脉（**E**）、腹主动脉（**F**）管壁弥漫性代谢增高；脾代谢轻度增高（**F**）

可出现乏力、纳差、体重减轻及低热等全身症状及局部器官受累的症状，如头痛、头皮触痛、颌跛行、视觉障碍等。40% ～ 60% 的 GCA 患者可同时合并 PMR [2]。目前 GCA 诊断依靠 1990 年美国风湿病学会的标准 [1]：①发病年龄 ≥ 50 岁；②新近出现的头痛；③颞动脉病变：压痛、搏动减弱；④ ESR ≥ 50 mm/h；⑤动脉活检：单核细胞为主

的炎性浸润或肉芽肿。符合 3 项者可诊断，敏感性93.5%，特异性 91.2%。

GCA 累及动脉摄取 ^{18}F-FDG 增高 [4-5]，^{18}F-FDG PET/CT 诊断 GCA 的敏感性 90%，特异性 98%，高于对大动脉炎（TA）诊断的准确性 [4]。糖皮质激素治疗会降低 PET/CT 对于 GCA 的检出率。^{18}F-FDG PET/CT 还可用于 GCA 累及范围、病灶活

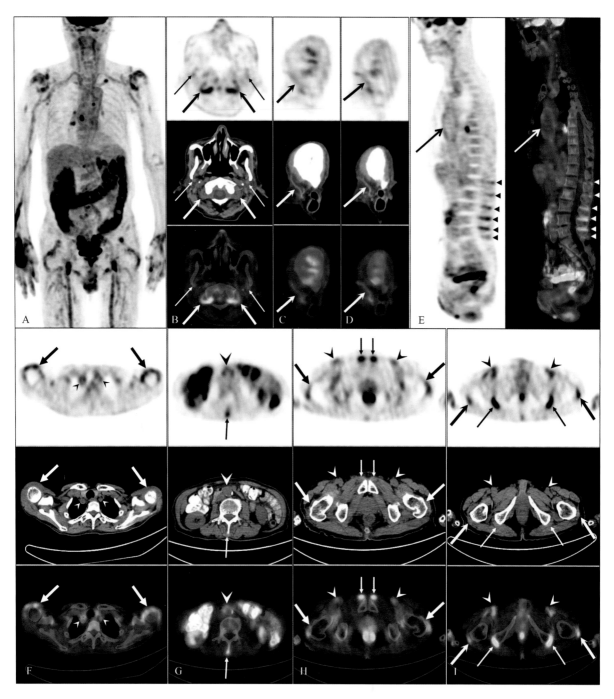

图 2-2-9 ^{18}F-FDG PET/CT。躯干 MIP（**A**）示双侧椎动脉、颈总动脉、主动脉、双侧锁骨下动脉、肱动脉、股动脉、髂动脉管壁弥漫性代谢增高；双肩及双髋关节周围软组织代谢增高；头部横断层图像（**B**）示双侧椎动脉（粗箭号）、颈外动脉（细箭号）弥漫性代谢增高；头部矢状断层图像（**C**、**D**）示左（**C**）、右（**D**）侧颞浅动脉增粗伴代谢增高；躯干部矢状断层图像（**E**）示升主动脉管壁（箭号）及腰椎棘间韧带（箭头）代谢增高。躯干部横断层图像（**F** ～ **I**）示双肩关节（**F**）及双髋关节（**H**、**I**）周围软组织（粗箭号），腰椎棘间韧带（**G**），双侧耻骨（**H**）及坐骨结节（**I**）肌腱附着点代谢增高（细箭号），左颈总动脉、双侧锁骨下动脉（**F**）、腹主动脉（**G**）、双侧股动脉（**H**、**I**）管壁弥漫性代谢增高（箭头）

动性评估以及疗效判断。

（宋乐　张卫方　魏强　赵娟　付占立）

参考文献

[1] 中华医学会风湿病学分会 . 风湿性多肌痛和巨细胞

动脉炎诊断和治疗指南 . 中华风湿病学杂志，2011，5（5）：348-350.

[2] Salvarani C，Cantini F，Hunder GG. Polymyalgia rheumatica and giant-cell arteritis. Lancet，2008，372（9634）：234-245.

[3] Rehak Z，Vasina J，Nemec P，et al. Various forms

of ^{18}F-FDG PET and PET/CT findings in patients with polymyalgia rheumatica. Biomed Pap Med Fac Univ Palacky Olomouc Czech Repub, 2015, 159（4）：629-636.

［4］Soussan M，Nicolas P，Schramm C，et al. Management of large-vessel vasculitis with FDG-PET：a systematic literature review and meta-analysis. Medicine（Baltimore），2015，94（14）：e622.

［5］Fu Z，Chen X，Yang X，et al. Occult Giant Cell Arteritis Concurrent With Pancreatic Carcinoma Revealed by ^{18}F-FDG PET/CT. Clin Nucl Med, 2018, 43（12）：941-942.

四、结节性多动脉炎

【简要病史】 男，60岁，发现高血压1个月，发热伴周身酸痛20余天；最高体温38.5℃，酸痛以双小腿肌肉疼痛为著，给予抗生素治疗效果不佳；自发热以来体重下降约4kg。

【相关检查】 WBC 14.66×10⁹/L，中性粒细胞82.7%，Hb 124 g/L，PLT 394×10⁹/L。ESR 92 mm/h（参考值＜15 mm/h）；CRP 282 mg/L（参考值0～8 mg/L）；铁蛋白1246 ng/ml（参考值30～400 ng/ml）；降钙素原0.11 ng/ml（参考值0～0.046 ng/ml）。血清 TP 65.5 g/L（参考值66～87g/L），Alb 30.1 g/L（参考值35～52 g/L），血清总胆红素（TBil）12.5 μmol/L（参考值0～26 μmol/L），D-Bil 8.9 μmol/L（参考值0～8 μmol/L），AST 76.6 U/L（参考值9～50 U/L），GGT 275.3 U/L（参考值10～60 U/L），ALP 256.7 U/L（参考值45～125 U/L）。尿常规、抗链O、类风湿因子、布鲁菌病抗体、结核杆菌 T-SPOT、甲状腺功能、肌炎谱、ANCA、抗中性粒细胞胞质抗体谱、免疫球蛋白分类及补体 C3、男性肿瘤标志物、感染疾病（乙肝、丙肝、梅毒、艾滋病）筛查、血培养均阴性。血管超声：双侧下肢动脉内-中膜增厚伴斑块形成（多发），双侧上肢动脉未见异常。

【影像所见】 双下肢 MRA（图2-2-10）双侧股动脉管壁略毛糙，未见明显狭窄及扩张。^{18}F-FDG PET/CT（图2-2-11）示右侧腋窝及双侧髂血管旁淋巴结代谢增高，双上、下肢动脉及其分支弥漫性代谢增高。

【临床诊断及治疗转归】 临床诊断为结节性多动脉炎，给予甲泼尼龙及环磷酰胺治疗，患者体温、血常规、ESR、CRP 恢复正常，四肢肌肉疼痛明显缓解。

【讨论】 结节性多动脉炎（polyarteritis nodosa，PAN）是一种系统性坏死性血管炎，通常累及中等大小的肌动脉，偶尔累及小的肌动脉，不累及毛细血管或静脉，不伴有肾小球肾炎，并且与抗中性粒细胞胞质抗体（ANCA）无关。上述特征有助于 PAN 与其他系统性坏死性血管炎相鉴别[1]。1990年美国风湿病学会（ACR）提出的分类标准包括临床表现、实验室检查（包括血清 HBV 检测）、动脉造影和组织病理学检查（表2-2-2）[2]。1994年 CHCC 将显微镜下多血管炎（MPA）从 PAN 中独立出来。2012

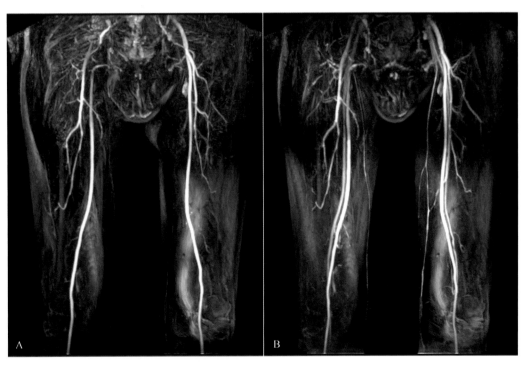

图2-2-10 双下肢 MRA（**A**，动脉期；**B**，静脉期）示双侧股动脉走行正常，管壁略毛糙，未见明显狭窄及扩张

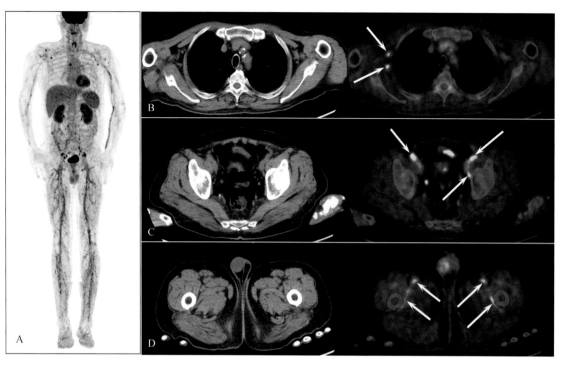

图 2-2-11 ^{18}F-FDG PET/CT。MIP 图像（**A**）示右侧腋窝及双侧髂血管旁淋巴结代谢增高，双上、下肢动脉弥漫性代谢增高，其中双侧股动脉、腘动脉分支血管走行区呈条索或网状代谢增高。横断面图像（**B ~ D**）示右侧腋窝（**B**）及双侧髂血管旁（**C**）高代谢小淋巴结（箭号），双侧股动脉及其分支代谢增高（**D**，箭号）

年 CHCC 强调 PAN 患者 ANCA 检测为阴性[3]。

表 2-2-2	美国风湿病学会（ACR）1990 年制定的 PAN 分类标准
分类标准	**定义**
1.体重下降 ≥ 4 kg	自起病起体重下降 ≥ 4 kg，无节食或其他原因所致
2.网状青斑	四肢和躯干皮肤网状青斑
3.睾丸痛或压痛	非感染、外伤或其他原因引起
4.肌痛、乏力或下肢压痛	弥漫肌痛、肌无力或下肢肌肉压痛
5.单神经炎或多神经炎	单神经炎、多发性单神经炎或多神经炎
6.新发生的高血压	舒张压 > 90 mmHg
7.血尿素氮或肌酐水平升高	血尿素氮 > 40 mg/dl 或肌酐水平升高 > 1.5 mg/dl，非脱水或梗阻因素所致
8.HBV 感染	血清 HBV 标志物（HBs 抗原或抗体）阳性
9.动脉造影异常	动脉造影见动脉瘤或血管闭塞，除外动脉硬化、纤维肌性发育不良或其他非炎症性病变
10.中小动脉壁活检见中性粒细胞	组织学改变包括动脉壁粒细胞或单核细胞浸润

具备上述分类标准 3 项者，PAN 诊断敏感性和特异性分别为 82.2% 和 86.6%。

PAN 致病机制未明，大多数为特发性，也可由特定因素诱发，其中以乙型肝炎病毒感染最为常见。PAN 男性多于女性，50 ~ 60 岁多见，儿童亦可发病[2-3]。可隐匿或急性起病，非特异性的临床表现包括周身不适、体重下降、发热、肌肉关节疼痛等。PAN 可累及单 / 多个器官或系统，其中外周神经系统及皮肤受累最常见，主要表现为多发性单神经炎、紫癜、青斑、皮下结节、坏死性溃疡。胃肠道及肾脏受累也较常见；累及肾时，可有组织梗死或血肿，常由肾微动脉瘤破裂引起，但无肾小球肾炎[3]。PAN 很少累及肺部[2]。

PAN 目前尚无特异性实验室检查。患者多有 ESR、CRP 升高，慢性贫血和白细胞增多也较为常见；偶见嗜酸性粒细胞增多，此时需除外嗜酸性肉芽肿性多血管炎（EGPA）。ANCA 检测结果为阴性。血清 HBV、HCV 及其他慢性病毒感染的检测对诊断病毒相关性 PAN 有一定帮助[3]。

组织病理学中，典型的 PAN 病变呈节段性分布，主要发生于动脉分叉处。对于高度怀疑 PAN 且无法进行组织学检查，或者症状提示腹部、肾或心脏受累的患者，可进行血管造影。血管造影典型表现为囊状或梭状微动脉瘤（直径 1～5 mm），常伴有血管狭窄，主要见于肾、肠系膜和肝动脉分支[3]。[18]F-FDG PET/CT 可表现为受累动脉[18]F-FDG 摄取增高，治疗后[18]F-FDG 摄取程度下降，可能对 PAN 的诊断、早期分期及疗效评估有一定帮助[4-5]。

（佟正灏　龙再颖　赵娟　付占立）

参考文献

[1] Jennette JC, Falk RJ, Bacon PA, et al. 2012 revised International Chapel Hill Consensus Conference Nomenclature of Vasculitides. Arthritis Rheum, 2013, 65（1）: 1-11.

[2] Forbess L, Bannykh S. Polyarteritis nodosa. Rheum Dis Clin North Am, 2015, 41（1）: 33-46.

[3] Hernández-Rodríguez J, Alba MA, Prieto-González S, et al. Diagnosis and classification of polyarteritis nodosa. J Autoimmun, 2014, 48-49: 84-89.

[4] Mino N, Yamashita H, Takahashi Y, et al. Polyarteritis nodosa with reversible FDG accumulation in vessels and kidneys. Clin Nucl Med, 2019, 44（11）: 889-891.

[5] Schollhammer R, Schwartz P, Jullie ML, et al. ^{18}F-FDG PET/CT imaging of popliteal vasculitis associated with polyarteritis nodosa. Clin Nucl Med, 2017, 42（8）: e385-e387.

五、抗中性粒细胞胞质抗体相关性血管炎

■ 病例 1

【简要病史】 男，54 岁，体检胸片发现双肺多发结节 1 周；无发热、咯血、胸痛、呼吸困难。既往 7 年前出现左侧鼻腔堵塞伴脓性分泌物，偶有血丝、血痂及鼻梁肿胀；左侧鼻腔活检病理示"左鼻腔鼻咽黏膜组织上皮轻度增生，伴大量中性粒细胞浸润，似有脓肿形成"。

【相关检查】 c-ANCA、PR3-ANCA：阳性。CRP 及 ESR 未见异常。

【影像所见】 胸部 CT（图 2-2-12）示双肺内及胸膜下多发结节。[18]F-FDG PET/CT（图 2-2-13）示左侧鼻腔黏膜增厚伴代谢增高；双肺内及胸膜下多发结节伴代谢增高。

【病理结果及临床诊断】（左肺下叶结节）穿刺病理：纤维组织增生，伴淋巴细胞、浆细胞及嗜酸性粒细胞浸润，局灶可见片状坏死；临床诊断：肉芽肿性多血管炎。

■ 病例 2

【简要病史】 女，77 岁，间断发热伴头痛、鼻塞 3 周；最高体温 39.2℃，给予退烧药后可好转；胸部 CT 示"右下肺感染可能"，给予抗生素治疗 5

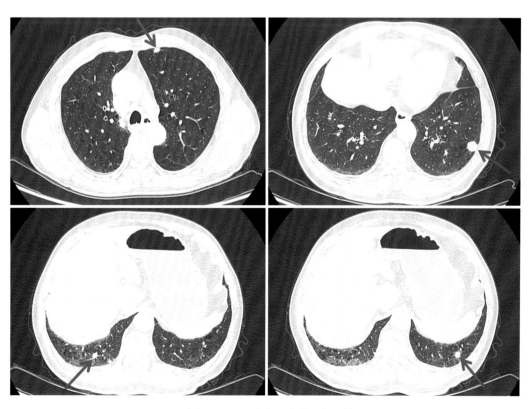

图 2-2-12 胸部 CT 示双肺内及胸膜下多发结节（箭号）

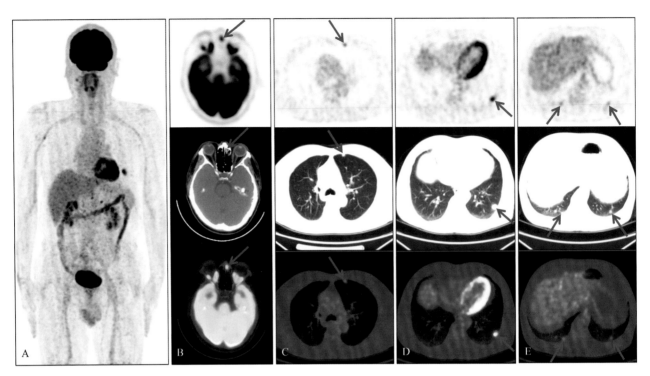

图 2-2-13 ^{18}F-FDG PET/CT（**A**，MIP；**B**～**E**，横断层）示左侧鼻腔黏膜增厚伴代谢增高（**B**，箭号），双肺内及胸膜下多发结节伴代谢增高（**C**～**E**，箭号）

天，疗效不佳。

【相关检查】 WBC16.5×10^9/L，中性粒细胞 87.6%，Hb 91 g/L，血小板 405×10^9/L。CRP 69.3 mg/L（参考值 0～8 mg/L）；ESR 116 mm/h（参考值 0～20 mm/h）；降钙素原 0.07 ng/ml（参考值＜0.06 ng/ml）；IL-6 101.77 pg/L（参考值＜6.4 pg/L）。PR3-ANCA 及 MPO-ANCA 均阴性。

【影像所见】 副鼻窦 MRI（图 2-2-14）示鼻腔及双侧上颌窦黏膜增厚，增强扫描可见明显强化。^{18}F-FDG PET/CT（图 2-2-15）示鼻腔及双侧上颌窦黏膜增厚伴代谢增高，双侧颈部多发淋巴结肿大伴代谢增高，右下肺多发软组织密度结节及斑片影伴代谢增高。

【病理结果及临床诊断】 （鼻腔肿物）活检病理：黏膜组织呈重度慢性炎症，伴纤维化，小灶状区伴中性粒细胞浸润。（右下肺）穿刺活检病理：支气管黏膜及肺组织呈重度慢性炎症，伴纤维化，偶见多核巨细胞，小灶状区伴中性粒细胞浸润，部分区血管管壁增厚、管腔狭窄，符合慢性血管炎改变。临床诊断：肉芽肿性多血管炎。

【讨论】 抗中性粒细胞胞质抗体（antineutrophil cytoplasmic antibody，ANCA）相关性血管炎（ANCA associated vasculitis，AAV）是一类主要累及小血管的坏死性血管炎，不伴随或仅有少量免疫复合物沉积。根据 2012 年 CHCC 分类，这组疾病包括：肉芽肿性多血管炎（granulomatosis with polyangiitis，GPA），显微镜下多血管炎（microscopic polyangiitis，MPA），嗜酸性肉芽肿性多血管炎（eosinophilic granulomatosis with polyangiitis，EGPA）[1]。应用酶联免疫吸附试验（ELISA），AAV 患者可检测到两种主要的 ANCA 类型，即针对蛋白酶 3（proteinase 3，PR3）的 PR3-ANCA 以及针对髓过氧化物酶（myeloperoxidase，MPO）的 MPO-ANCA。GPA 主要为 PR3-ANCA 阳性，MPA 和 EGPA 主要为 MPO-ANCA 阳性[2]。部分 AAV 患者 ANCA 血清学检测结果可为阴性[1]。另一种检测 ANCA 的方法为间接免疫荧光法（IIF），根据荧光染色类型分为胞质型 ANCA（cytoplasimic ANCA，c-ANCA），其抗原主要为 PR3；以及核周型 ANCA（perinuclear ANCA，p-ANCA），其抗原主要为 MPO[2]。

GPA 既往称为韦格纳肉芽肿（Wegener's granulomatosis，WG），最常累及上呼吸道、肺及肾脏，还可累及耳、眼、关节、肌肉、皮肤、心脏、神经系统等[1]。GPA 的诊断主要依据临床表现和组织病理，1990 年美国风湿病学会制定了 WG 分类标准（表 2-2-3）[3]。目前 ANCA 检测结果对 GPA 的诊断也具有重要意义。

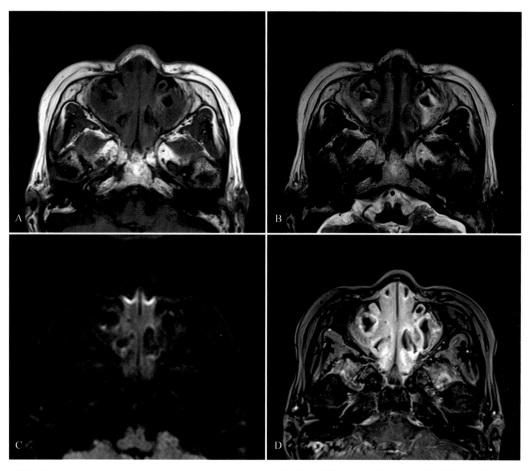

图 2-2-14　副鼻窦 MRI（**A**，T1WI；**B**，T2WI；**C**，DWI；**D**，增强）示鼻腔及双侧上颌窦黏膜增厚，增强扫描可见明显强化

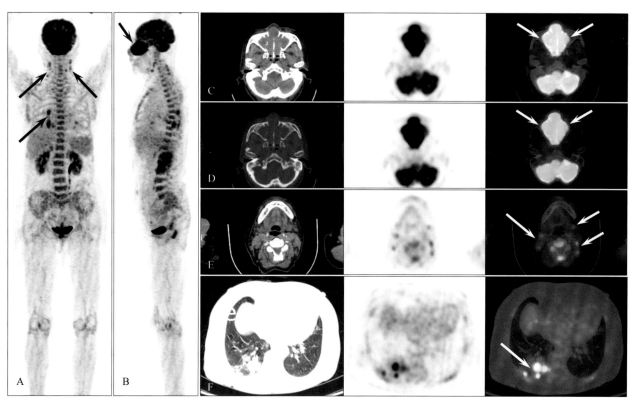

图 2-2-15　¹⁸F-FDG PET/CT（**A**、**B**，MIP；**C ~ F**，横断层）示鼻腔及双侧上颌窦黏膜增厚伴代谢增高（**C**、**D**，箭号），双侧颈部多发淋巴结肿大伴代谢增高（**E**，箭号），右下肺多发软组织密度结节及斑片影伴代谢增高（**F**，箭号）

表 2-2-3 美国风湿病学会 1990 年制定的韦格纳肉芽肿分类标准

分类标准	定义
1. 鼻或口腔炎症	痛性或无痛性溃疡，脓性或血性鼻腔分泌物
2. 胸部 X 线异常	胸部 X 线检查示肺内结节、固定性浸润灶或空洞形成
3. 尿沉渣异常	镜下血尿（红细胞＞5 个 / 高倍视野）或出现红细胞管型
4. 组织活检有肉芽肿性炎性病变	动脉壁或动脉周围，或血管旁区域肉芽肿性炎性病变

具备上述 2 项或 2 项以上者可诊断为 WG

　　GPA 累及上呼吸道时，可表现为鼻痛、鼻塞、鼻窦炎、鼻衄、鼻结痂、鼻中隔穿孔、鞍鼻等[4]。气道受累常表现为局灶性或弥漫性管壁增厚、狭窄、黏膜溃疡[5]。GPA 累及肺部时，以肺结节或肿块最为常见，通常为双侧、多发，大小多变，一般直径 2～4 cm，部分可达 10 cm。部分结节可见厚壁或薄壁空洞形成，内壁可不规则，继发感染时可有气液平。结节或肿块周围可有出血，在高分辨 CT 上表现为周围分布的磨玻璃密度灶，即"晕征"。GPA 患者肺部也可有磨玻璃密度灶或实变，常由出血所致，分布形态多样[5]。GPA 患者肾受累较为常见，多表现为坏死性肾小球肾炎，肉芽肿性病变较为罕见[4]。

　　[18]F-FDG PET/CT 可显示 GPA 患者全身多部位病灶，并可评估病灶活动性，从而用于指导 GPA 的治疗。此外，[18]F-FDG PET/CT 能够发现一些临床上未怀疑或难以评价的隐匿性病灶，如肺、纵隔、眼眶、淋巴结、肌肉、骨髓、主动脉、甲状腺、肾、椎管、松果体等部位的病变[6]。GPA 累及肾时，少数情况下可表现为肉芽肿病变，常规腹部超声或 CT 平扫可能会漏诊，而 ^{18}F-FDG PET/CT 表现为肾皮质局灶性代谢增高灶（图 2-2-16）[7]。此外，[18]F-FDG PET/CT 还可指导活检部位的选择[8]。

（佟正灏　安彩霞　李眉　周炜　付占立）

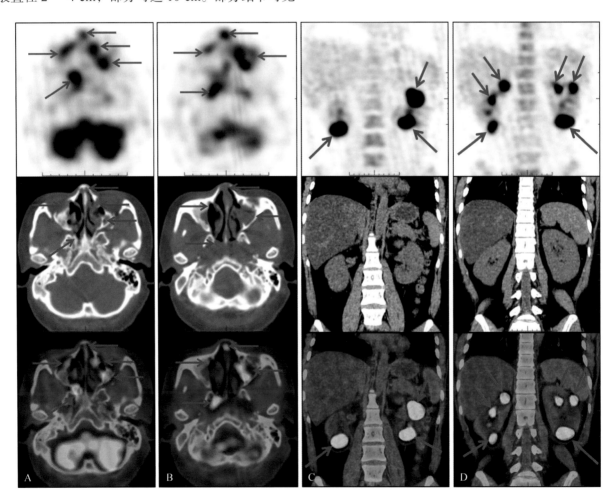

图 2-2-16 ^{18}F-FDG PET/CT（女，33 岁，GPA）。横断层图像（**A**、**B**）示鼻中隔、双侧鼻腔、双侧上颌窦、右侧鼻咽黏膜增厚伴代谢增高（箭号）；冠状断层图像（**C**、**D**）示双肾皮质多发代谢增高灶，同层面 CT 病灶呈等密度（箭号）

参考文献

[1] Jennette JC, Falk RJ, Bacon PA, et al. 2012 revised International Chapel Hill Consensus Conference Nomenclature of Vasculitides. Arthritis Rheum, 2013, 65 (1): 1-11.

[2] Gomez-Puerta JA, Bosch X. Anti-neutrophil cytoplasmic antibody pathogenesis in small-vessel vasculitis: an update. Am J Pathol, 2009, 175 (5): 1790-1798.

[3] Leavitt RY, Fauci AS, Bloch DA, et al. The American College of Rheumatology 1990 criteria for the classification of Wegener's granulomatosis. Arthritis Rheum, 1990, 33 (8): 1101-1107.

[4] Seo P, Stone JH. The antineutrophil cytoplasmic antibody-associated vasculitides. Am J Med, 2004, 117 (1): 39-50.

[5] Ananthakrishnan L, Sharma N, Kanne JP. Wegener's granulomatosis in the chest: high-resolution CT findings. AJR Am J Roentgenol, 2009, 192 (3): 676-682.

[6] Kemna MJ, Vandergheynst F, Voo S, et al. Positron emission tomography scanning in anti-neutrophil cytoplasmic antibodies-associated vasculitis. Medicine (Baltimore), 2015, 94 (20): e747.

[7] Fu Z, Liu M, Li Z, et al. Occult renal granulomatous inflammatory lesions in granulomatosis with polyangiitis detected by ^{18}F-FDG PET/CT. Clin Nucl Med, 2017, 42 (9): 707-708.

[8] Almuhaideb A, Syed R, Iordanidou L, et al. Fluorine-18-fluorodeoxyglucose PET/CT rare finding of a unique multiorgan involvement of Wegener's granulomatosis. Br J Radiol, 2011, 84 (1006): e202-204.

六、白塞病

【简要病史】　男，37 岁，反复口腔溃疡、下肢结节红斑 2 年，曾有一次生殖器溃疡，间断上腹疼痛伴发热 2 个月，加重 1 个月。

【相关检查】　查体见口腔溃疡（图 2-2-17A）。大便隐血试验（＋）。胃镜示食管下段近贲门深凿样溃疡（图 2-2-17B）；结肠镜见以回盲瓣为中心的巨大溃疡（图 2-2-17C）。

【影像所见】　[18]F-FDG PET/CT（图 2-2-18）示食管下段、回盲部、肠系膜淋巴结、右下腹小肠多发代谢增高灶；脾肿大伴代谢轻度增高。

【病理结果及临床诊断】　（回肠末端）结肠镜活检病理：黏膜重度急性及慢性炎，可见多量肉芽组织，黏膜下层多个静脉壁内皮细胞显著肿胀，血管壁内大量淋巴细胞、中性粒细胞、组织细胞浸润，符合血管炎改变，考虑为白塞病可能。临床诊断为"白塞病"。给予糖皮质激素及沙利度胺治疗，症状明显缓解，2 个月后复查胃镜及结肠镜溃疡基本愈合。

【讨论】　白塞病（Behcet's disease，BD）是一种系统性血管炎，可累及大、中、小血管及动、静脉，身体各组织器官均可受累。发病机制尚不明确，遗传（如 HLA-B51）、免疫、感染因素可能与疾病的发生 / 发展有一定关系[1]。

BD 可见于任何年龄，男性多于女性。BD 临床特征为复发性口腔溃疡和（或）生殖器溃疡，也可伴有皮肤病变（如假性毛囊炎、结节性红斑）、眼部病变（如色素膜炎、视网膜血管炎）、消化道病变（如腹泻、腹痛、便血、肠穿孔）、血管损害（如静脉 / 动脉血栓、动脉瘤）、神经系统病变以及关节病变（如无菌性脑膜炎、偏瘫、关节炎）等[2-3]。累及消化道时主要表现为累及黏膜下层的深在溃疡，口腔到肛门的全消化道均可受累，其中回盲部受累最为常见[4]。

由于没有特异性的病理学改变，因此 BD 诊断主要基于临床症状，其分类标准多种多样[5]。应用较为广泛的有国际白塞病研究组于 1989 年制定的白塞病国际诊断（分类）标准，即国际研究组（International Study Group，ISG）标准（表 2-2-4），但并非所有患者均能满足该标准，需予以注意[6]。

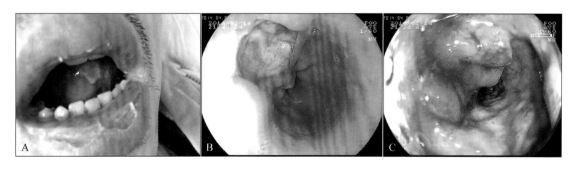

图 2-2-17　口腔溃疡（**A**）；食管下段溃疡（**B**）；回盲部溃疡（**C**）

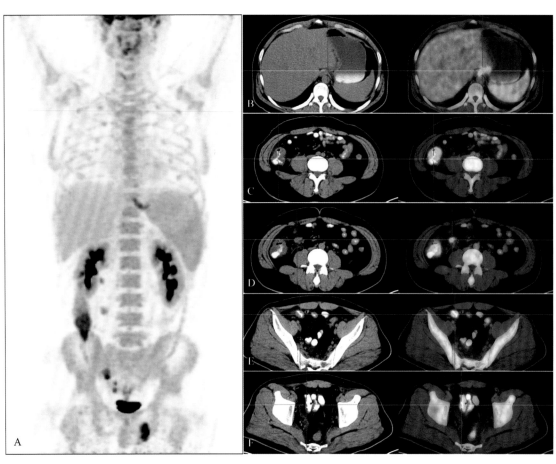

图 2-2-18　^{18}F-FDG PET/CT。MIP（**A**）示脾肿大伴代谢轻度增高，食管下段、回盲部及右下腹多发代谢增高灶。横断层图像（**B**～**F**）示食管下段（**B**）、回盲部（**C**）、肠系膜淋巴结（**D**）、右下腹小肠（**E**、**F**）多发代谢增高灶（十字交叉）

表 2-2-4　白塞病国际诊断（分类）标准	
临床表现	定义
反复口腔溃疡	由医生观察到或患者诉说有阿弗他溃疡，1 年内反复发作至少 3 次
加以下任何 2 项	
反复外阴溃疡	由医生观察到或患者诉说外阴部有阿弗他溃疡或瘢痕
眼病变	前和（或）后色素膜炎、裂隙灯检查时玻璃体内有细胞出现或由眼科医生观察到视网膜血管炎
皮肤病变	由医生观察到或患者诉说的结节性红斑、假性毛囊炎或丘疹性脓疱；或未服用糖皮质激素的非青春期患者出现痤疮样结节
针刺试验阳性	试验后 24～48 h 由医生看结果

有反复口腔溃疡并有其他 4 项中 2 项以上者，可诊断为本病，但需除外其他疾病。

由于 ISG 标准敏感性较低，白塞病国际标准修订小组针对来自 27 个国家的大量患者，重新评估既有标准的敏感性及特异性，并于 2014 年发布了新的标准——国际标准评分系统（表 2-2-5）。该标准包括皮肤病变、血管表现、神经系统表现等多种症状，可对白塞病进行早期诊断，有可能用于 BD 的大规模筛查[5]。

表 2-2-5　2014 年国际标准评分系统	
症状 / 体征	分数
眼部病变	2
生殖器溃疡	2
口腔溃疡	2
皮肤损害	1
神经系统表现	1
血管表现	1
针刺试验阳性 *	1*

≥ 4 分提示 BD；* 针刺试验为非必需项，最初评分系统不包括该试验，但如果已进行且有阳性结果，则额外加 1 分

^{18}F-FDG PET/CT 已越来越多地应用于大血管炎的诊断中。有文献报道 BD 患者腘动脉 ^{18}F-FDG摄取增高，说明局部存在活动性炎症[7]，提示

¹⁸F-FDG PET 可能对 BD 患者的中型血管炎的早期诊断也有一定帮助。

（佟正灏　李文婵　赵娟　付占立）

参考文献

［1］Alpsoy, Erkan. Behcet's disease: A comprehensive review with a focus on epidemiology, etiology and clinical features, and management of mucocutaneous lesions. J Dermatol, 2016, 43（6）: 620-632.

［2］Jennette JC, Falk RJ, Bacon PA, et al. 2012 revised International Chapel Hill Consensus Conference Nomenclature of Vasculitides. Arthritis Rheum, 2013, 65（1）: 1-11.

［3］Davatchi F, Chams-Davatchi C, Shams H, et al. Behcet's disease: epidemiology, clinical manifestations, and diagnosis. Expert Rev Clin Immunol, 2017, 13（1）: 57-65.

［4］Skef W, Hamilton MJ, Arayssi T. Gastrointestinal Behçet's disease: a review. World J Gastroenterol, 2015, 21（13）: 3801-3812.

［5］Davatchi F, Assaad-Khalil S, Calamia KT, et al. The International Criteria for Behçet's Disease（ICBD）: A collaborative study of 27 countries on the sensitivity and specificity of the new criteria. J Eur Acad Dermatol Venereol, 2014, 28（3）: 338-347.

［6］中华医学会风湿病学分会. 白塞病诊断和治疗指南. 中华风湿病学杂志, 2011, 15（5）: 345-347.

［7］Furuya MY, Temmoku J, Fujita Y, et al. Vasculo-Behçet disease complicated by conversion disorder diagnosed with ¹⁸F-fluoro-deoxy-glucose positron emission tomography combined with computed tomography（PET/CT）. Fukushima J Med Sci, 2019, 65（2）: 55-60.

第三节　结节病

▬ 病例 1

【简要病史】　女，47 岁，咳嗽、咳痰伴气短 3 月余。

【相关检查】　血常规、ESR、血管紧张素转化酶（ACE）均正常；血清癌胚抗原（CEA）、鳞状细胞癌相关抗原（SCC）、细胞角蛋白 19 片段（CYFRA21-1）、组织多肽抗原（TPA）、神经元特异性烯醇化酶（NSE）、胃泌素释放肽前体（ProGRP）均正常。结核杆菌 T-SPOT：A 抗原刺激试验＋γ-干扰素检测 0.00 ［参考值＜6 斑点形成细胞（SFCs）/2.5×10⁵ 外周血单个核细胞（PBMC）］，B 抗原刺激试验＋γ-干扰素检测 17.0（＜6 SFCs/2.5×10⁵ PBMC）；结核杆菌特异性 T 淋巴细胞（＋）。肺功能：通气功能、肺容量测定及弥散功能均正常。

【影像所见】　胸部 CT（图 2-3-1A、B）示双肺支气管血管束弥漫性增粗、小叶间隔增厚，伴

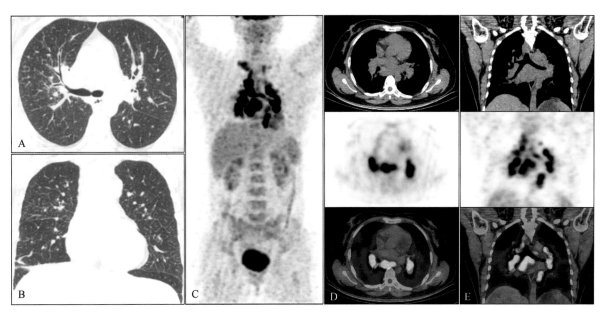

图 2-3-1　胸部 CT（A，横断层；B，冠状断层）示双肺支气管血管束弥漫性增粗、小叶间隔增厚，伴多发微小结节，以右肺为著。¹⁸F-FDG PET/CT（C，MIP；D，横断层；E，冠状断层）示颈部、纵隔及双肺门多发淋巴结肿大伴代谢增高

多发微小结节；^{18}F-FDG PET/CT（图 2-3-1C ～ E）示颈部、纵隔及双肺门多发淋巴结肿大伴代谢增高。

【病理结果】 （右颈部）淋巴结活检病理：淋巴组织内见较多上皮样肉芽肿，形态规则，部分有融合，未见坏死及多核巨细胞反应；淋巴结非坏死性肉芽肿性炎，结合病史，考虑为结节病。

病例 2

【简要病史】 女，52 岁，间断咳嗽、咳痰 3 年余，加重 1 个月。

【相关检查】 血常规、ESR、ACE 均正常；血清免疫固定电泳（IFE）：未见单克隆免疫球蛋白区带。血清甲胎蛋白（AFP）、CEA、CA19-9、CA15-3、CA125、SCC、CYFRA21-1、NSE、CA72-4、绒毛膜促性腺激素（HCG）、TPA、ProGRP、CA24-2 均正常。肺功能：通气功能轻度减退，属阻塞型障碍。

【影像所见】 ^{18}F-FDG PET/CT（图 2-3-2）示全身多发淋巴结肿大伴代谢增高，左坐骨代谢增高灶。

【病理结果、临床诊断及治疗转归】 行全麻下电子支气管镜检查及经支气管壁透壁肺活检术（TBLB）＋超声内镜引导下经支气管针吸活检术（EBUS-TBNA），术中见：双侧各叶段支气管黏膜普遍肿胀，黏膜尚光滑，管腔轻度狭窄，未见肿物，分泌物不多；探及 4R 区淋巴结（0.8 cm）、4L 区淋巴结（0.97 cm）、7 区淋巴结（2.44 cm）、11L 区淋巴结（1.41 cm）、10L 区淋巴结（0.97 cm）、11R 区淋巴结（1.38 cm）、12R 区淋巴结（1.18 cm），淋巴结边界清楚，内部回声欠均匀，可见点状高回声，多区淋巴结为多个淋巴结聚集而成，分界清楚。病理结果：（左支气管）黏膜慢性炎，伴急性炎及散在嗜酸性粒细胞浸润，黏膜平滑肌增生；（右 B9）送检肺组织，支气管黏膜慢性炎，伴黏膜平滑肌增生，肺泡结构较清晰；（7 区针吸组织）炎性纤维素渗出处可见小灶性肉芽肿样改变。临床诊断为结节病，经糖皮质激素治疗后 3 个月复查，患者临床症状明显减轻，纵隔、肺门及腹腔淋巴结缩小或消失。

病例 3

【简要病史】 女，32 岁，双手抽搐 2 月余，恶心、食欲减退 1 月余；当地医院检查发现血钙降低、肌酐增高，胸部 CT 示纵隔淋巴结肿大。

【相关检查】 尿常规：蛋白（＋），RBC 1.6/ 高倍视野（HP），WBC 22.6/HP。24 h 尿蛋白定量 0.90 g/ 24 h（参考值 0 ～ 0.15 g/24 h）；24 h 尿钙定量 0.66 mmol/24 h（参考值 2.5 ～ 7.5 mmol/24 h）。ESR 30 mm/h（参考值 0 ～ 20 mm/h）。血生化：肌酐 383.50 μmol/L（参考值 44 ～ 173 μmol/L），尿素 17.24 mmol/L（参考值 1.8 ～ 7.1 mmol/L），钙 1.83 mmol/L（参考值 2.11 ～ 2.52 mmol/L），磷 1.31 mmol/L（参考值 0.85 ～ 1.51 mmol/L）。血清 ACE 正常。

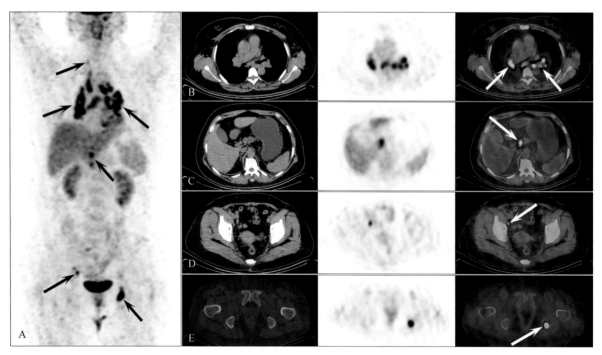

图 2-3-2 ^{18}F-FDG PET/CT。MIP 图像（A）示颈部、纵隔、肺门、腹腔及右髂血管旁多发淋巴结肿大伴代谢增高，左坐骨代谢增高灶（箭号）。横断层图像（B ～ E）示纵隔及双肺门（B）、腹腔（C）、右髂血管旁（D）多发肿大淋巴结，代谢增高（箭号）；左坐骨代谢增高（E），骨质密度未见明显异常（箭号）

【影像所见】 ^{18}F-FDG PET/CT（图2-3-3）示纵隔、双肺门、腹腔多发淋巴结肿大伴代谢增高；双肾萎缩，皮质代谢轻度弥漫性增高。

【病理结果及临床诊断】 行超声内镜引导下经支气管针吸活检术（EBUS-TBNA）。病理：（7区针吸组织）纤维组织，组织细胞聚集，上皮样肉芽肿形成。（左）肾穿刺活检病理：符合肉芽肿性间质性肾炎伴缺血性肾损伤。临床诊断：结节病。

【讨论】 结节病是一种以非干酪样坏死性上皮样细胞肉芽肿为病理特征的系统性肉芽肿性疾病[1]。该病几乎可以累及全身各个器官，但以肺及胸内淋巴结最易受累，其次是皮肤和眼部，此外还可累及肝、脾、胸外淋巴结、唾液腺、心脏、神经系统、骨骼和肌肉等[1]。本病的病因及发病机制目前尚不清楚，可能与遗传易感性及环境因素（如感染、粉尘等）有关[2]；此外，病理性免疫反应在该病发生、发展和肉芽肿形成过程中起着非常重要的作用[1]。

结节病发病率在不同地域及种族之间存在显著差异，发病率最高的是北欧国家［（11～24）/10万］，最低的是亚洲国家（1/10万）。我国尚缺乏结节病的流行病学资料[2]。该病多见于中青年患者，女性发病率略高于男性；平均发病年龄是40～55岁[2]。大多数患者起病隐匿，临床表现缺乏特异性，且因患者病程长短、病变累及部位和器官不同而表现多样。虽然90%的结节病累及胸部，但仅40%～60%的患者有呼吸道症状[3]，且早期症状较轻，易被忽视；主要表现有咳嗽、胸痛或呼吸困难症状等，严重者可出现进行性肺纤维化及慢性呼吸衰竭。胸外结节病发生率约25%～50%，且常常合并胸内结节病[4]。其他系统累及可出现皮肤结节性红斑，丘疹，脑神经麻痹，步态障碍，唾液腺肿大，心律失常，腹痛，肌痛，关节痛等临床表现。此外，还可伴有发热、疲劳等非特异性症状[5]。结节病缺乏特异性实验室检查，CRP、ESR、尿钙、血钙、血清ACE等可出现不同程度升高[3]。

胸部影像学异常是许多结节病患者就医的主要原因。胸内结节病典型CT征象为双肺门对称性淋巴结肿大伴或不伴纵隔淋巴结增大，有或无肺内浸润。当出现肺内浸润时，典型CT改变常表现为沿着肺内淋巴管分布的多发直径2～10 mm小结节影，以双肺上、中部分布为著，最常见于邻近肺门支气管血管束周围以及胸膜下区，从而导致支气管血管束增粗、小叶间隔和（或）叶间裂不规则增厚

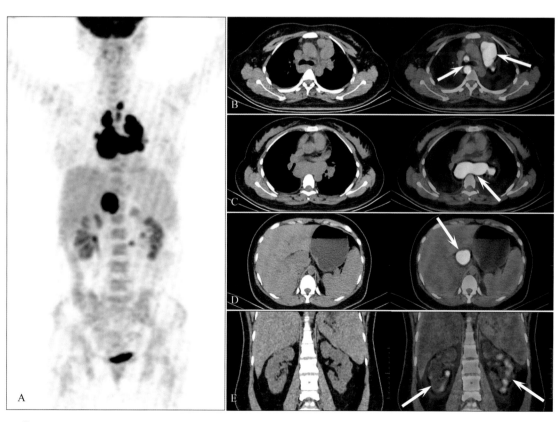

图2-3-3 ^{18}F-FDG PET/CT（**A**，MIP；**B**～**D**，横断层；**E**，冠状断层）示纵隔及双肺门（**B**，**C**）、腹腔（**D**）多发淋巴结肿大伴代谢增高（箭号）；双肾萎缩，表面凹凸不平（**E**），皮质代谢轻度弥漫性增高（箭号）

（部分呈"串珠样"增厚）[6]。此外还可出现肺内肿块、实变、磨玻璃密度影、支气管狭窄或闭塞、"马赛克样"灌注、间质纤维化、胸膜增厚、胸腔积液等不典型表现[7]。肺外结节病的影像表现取决于所累及的组织或器官，可表现为眼眶或眶周软组织肿块；脑膜增厚（部分呈结节状）伴强化、脑神经增粗伴强化；心肌组织中斑片状钆剂延迟强化区；肝脾肿大伴弥漫性实质密度不均或弥漫性多发小结节；肾低密度结节或肿块；腹部和（或）腹膜后淋巴结肿大；肌肉水肿、萎缩或肿块形成；溶骨性骨质破坏或斑片状弥漫性骨髓浸润等[5, 8-10]。

结节病的诊断主要依靠临床、影像和组织病理学资料进行综合判断。在受累部位组织活检明确为非干酪样坏死性上皮样细胞肉芽肿的基础上，结合患者的临床、影像学表现，除外其他病因后可确诊结节病[1]。

在[18]F-FDG PET/CT上，活动性病变多表现为高代谢[3-5, 7-12]。[18]F-FDG PET/CT可用于结节病的辅助诊断，评价炎症活动性，评估病变范围，找出更多隐匿病灶，并指导有效活检部位；此外，还可用于评估结节病治疗效果[3, 11-13]。

大多数患者预后良好，具有自限性病程。对于无症状或症状稳定者无需治疗，对于出现脏器受损（特别是心脏及中枢神经系统受累）患者，糖皮质激素是一线治疗药物[14]。

（吴彩霞　付占立）

参考文献

[1] 中华医学会呼吸病学分会间质性肺疾病学组，中国医师协会呼吸医师分会间质性肺疾病工作委员会. 中国肺结节病诊断和治疗专家共识. 中华结核和呼吸杂志，2019，42（9）：685-693.

[2] Grunewald J, Grutters J C, Arkema E V, et al.
Sarcoidosis. Nat Rev Dis Primers, 2019, 5（1）: 45.

[3] 崔艳荣，冯长明，贺海荣，等. 结节病 PET/CT 影像表现与临床及病理相关性分析. 影像诊断与介入放射学，2020，29（4）：271-276.

[4] 李莎，吴静，胡亚辉，等. 结节病[18]F- 脱氧葡萄糖 PET/CT 影像学表现. 中华实用诊断与治疗杂志，2016，30（7）：701-703.

[5] Piekarski E, Benali K, Rouzet F. Nuclear imaging in sarcoidosis. Semin Nucl Med, 2018, 48（3）: 246-260.

[6] 杨青兰，张立涛，陈乾，等. 胸部结节病的 CT 影像分析. 宁夏医学杂志，2016，38（7）：616-618.

[7] 朱磊，陈薇，宋秀宇，等. ^{18}F-FDG PET/CT 鉴别诊断多系统累及的结节病. 国际放射医学核医学杂志，2018，42（1）：90-94.

[8] Chapman M N, Fujita A, Sung E K, et al. Sarcoidosis in the head and neck: An illustrative review of clinical presentations and imaging findings. AJR Am J Roentgenol, 2017, 208（1）: 66-75.

[9] Guidry C, Fricke R G, Ram R, et al. Imaging of sarcoidosis: A contemporary review. Radiol Clin North Am, 2016, 54（3）: 519-534.

[10] Soussan M, Augier A, Brillet P Y, et al. Functional imaging in extrapulmonary sarcoidosis: FDG-PET/CT and MR features. Clin Nucl Med, 2014, 39（2）: e146-159.

[11] Akaike G, Itani M, Shah H, et al. PET/CT in the diagnosis and workup of sarcoidosis: Focus on atypical manifestations. Radiographics, 2018, 38（5）: 1536-1549.

[12] 詹连珊，罗代琴，沈金丹. ^{18}F-FDG PET/CT 显像在结节病的临床应用. 影像研究与医学应用，2019，3（19）：4-6.

[13] Chen X, Chen G, Fu Z, et al. ^{18}F-FDG PET/CT findings in a patient with neurosarcoidosis. Clin Nucl Med, 2020, 45（8）: 640-641.

[14] 刘小琴，丁晶晶，张英为，等. 94 例结节病临床影像及病理特征分析. 临床肺科杂志，2019，24（3）：487-490.

第四节　IgG4 相关性疾病

▃ 病例 1

【简要病史】　男，64 岁，颌下腺肿大 30 余年，间断腹痛 20 余年，腮腺肿胀半年；5 年前曾患胰腺炎，2 型糖尿病史 5 年，前列腺增生 2 年。

【体格检查】　双侧腮腺、颌下腺明显肿大（图 2-4-1）；双侧颈前、锁骨上、左侧腋窝、双侧滑车上可触及肿大淋巴结。

【实验室检查】　血、尿、便常规未见明显异常；血生化：TP 99.0 g/L（参考值 65 ～ 85 g/L），Alb 31.5 g/L（参考值 40 ～ 55 g/L），ALT、AST、肌酐、尿素正常；总胆汁酸 13.6 μmol/L（参考值 0 ～ 10 μmol/L）。钠尿肽 123 pg/ml（＜100 pg/ml）， hs-CRP 3.9 mg/L（参考值 0 ~ 3 mg/L）。糖化血红蛋白 7.80%（参考值 4.0% ~ 6.0%）。血清 IgG 47.4 g/L（参考值 7.23 ~ 16.85 g/L），IgA、IgM 正常；补体 C3 0.284 g/L（参考值 0.6 ~ 1.5 g/L），补体 C4 < 0.017 g/L（参考值 0.12 ~ 0.36 g/L）。IgG 亚型：IgG1 16.1 g/L（参考值 4.9 ~ 11.4 g/L），IgG2 10.3 g/L（参考值 1.5 ~ 6.4 g/L），IgG3 1.67 g/L（参考值 0.11 ~ 0.85 g/L），IgG4 16.2 g/L（参考值 0.01 ~ 2.01 g/L）。感染筛查及甲状腺功能未见异常；血、尿 IFE 及自身抗体谱：阴性；结核杆菌斑点试验、结核杆菌特异性 T 淋巴细胞：阴性。

【影像所见】 ^{18}F-FDG PET/CT（图 2-4-2）示

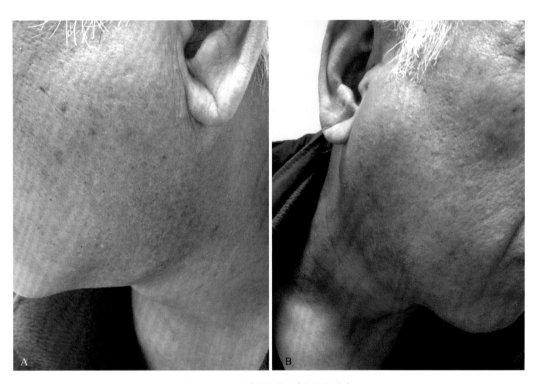

图 2-4-1 双侧腮腺及颌下腺肿大

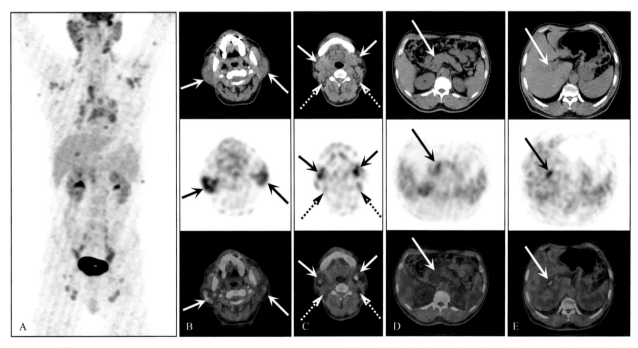

图 2-4-2 ^{18}F-FDG PET/CT。MIP（**A**）示腮腺、颌下腺及颈部、肘部、腋窝、纵隔、肺门、髂血管旁、腹股沟多发淋巴结肿大，代谢增高。横断层图像（**B** ~ **E**）示双侧腮腺（**B**）、颌下腺（**C**）肿大，代谢增高（箭号）；双侧颈部多发小淋巴结，代谢增高（**C**，断箭号）；胰腺（**D**）及肝内胆管（**E**）代谢增高（箭号）

全身多发淋巴结及腮腺、颌下腺肿大，代谢增高；胰腺及肝内胆管代谢增高。

【病理结果】 （左上臂）淋巴结活检：淋巴结结构部分尚存，淋巴滤泡萎缩，滤泡间区扩大，小血管增生，伴大量浆细胞增生浸润，大部分形态成熟，并见显著增生的活化免疫母细胞；IHC：IgG4/IgG＞40%，IgG4 阳性细胞数＞100/HP；综上，符合 IgG4 相关淋巴结炎病理改变。

【临床诊断】 IgG4 相关性疾病：IgG4 相关涎腺炎（米库利兹病）；IgG4 相关淋巴结炎；IgG4 相关胰腺炎（Ⅰ型自身免疫性胰腺炎）；IgG4 相关胆管炎。

病例 2

【简要病史】 男，74 岁，血肌酐进行性增高伴纳差 5 个月；5 个月内血肌酐由 180 μmol/L 升高到 370 μmol/L。8 个月前外院右肺上叶背段穿刺活检病理示"肺纤维化、胶原结节形成伴大量淋巴细胞浸润"；3 年前诊断"良性前列腺增生"。

【相关检查】 WBC 2.92×10^{12}/L，Hb 95 g/L；ESR 120 mm/h（参考值 0 ～ 15 mm/h），hs-CRP 正常。血生化：TP 85.5 g/L（参考值 68 ～ 85 g/L），Alb 38.8 g/L（参考值 40 ～ 55 g/L），ALP 217 IU/L（参考值 45 ～ 125 IU/L），GGT 67 IU/L（参考值 10 ～ 60 IU/L），肌酐 330.4 μmol/L（参考值 44 ～ 133 μmol/L）。ANA 1∶1280（参考值＜1∶10），均质型；抗 dsDNA 阴性。Coomb's 试验：广谱抗人球蛋白（＋），抗 IgG（＋），抗 C3d（－）。血清 IgG 24.3 g/L（参考值 7.23 ～ 16.85 g/L），IgA、IgM 正常；补体 C3 0.465 g/L（参考值 0.6 ～ 1.5 g/L），补体 C4 0.037 g/L（0.12 ～ 0.36 g/L）。IgG 亚型：IgG1 19.1 g/L（参考值 4.9 ～ 11.4 g/L），IgG2 5.81 g/L（参考值 1.5 ～ 6.4 g/L），IgG3 1.08 g/L（参考值 0.11 ～ 0.85 g/L），IgG4 4.0 g/L（参考值 0.01 ～ 2.01 g/L）。腹部超声示胆管扩张，肝门区及腹膜后多发淋巴结肿大。

【影像所见】 腹部 MRI（图 2-4-3）示双肾弥漫性病变，肝内胆管及胰腺多发信号异常。^{18}F-FDG PET/CT（图 2-4-4）示双肾皮质弥漫性代谢增高，纵隔及双肺门淋巴结肿大伴代谢增高，胰尾多发局灶性代谢增高，腹主动脉及前列腺代谢增高，右肺斑片影伴代谢轻度增高。

【病理结果】 肾穿刺活检：肾穿刺组织可见 20 个肾小球，1 个缺血硬化，其余肾小球无明显病变；肾小管上皮空泡变性，多灶状及大片状萎缩；肾间质多灶状及大片状淋巴和单核细胞及浆细胞浸润伴纤维化，局灶性席纹征形成；小动脉管壁增厚。IHC：肾间质可见多数 CD138 阳性浆细胞，其中分泌 IgG4＞40%。病理诊断：IgG4 相关肾小管间质肾病。会诊外院肺穿刺活检病理片，符合 IgG4 相关肺间质病变。

【临床诊断】 IgG4 相关性疾病：IgG4 相关肾病（IgG4 相关肾小管间质肾病）；IgG4 相关淋巴结炎；IgG4 相关硬化性胆管炎；IgG4 相关胰腺炎；IgG4 相关主动脉炎 / 主动脉周围炎；IgG4 相关肺间质病变；IgG4 相关前列腺炎。

病例 3

【简要病史】 男，62 岁，全身瘙痒，周身皮肤、巩膜黄染，尿黄 2 个月。1 年前因双侧颌下腺增大在外院行双侧颌下腺切除，术后病理提示"炎症"。

【相关检查】 血生化：ALT 124 U/L（参考值 9 ～ 50 U/L），AST 231 U/L（参考值 15 ～ 40 U/L），GGT 548 IU/L（参考值 11 ～ 50 IU/L），ALP 681 IU/L（参考值 42 ～ 128 IU/L），TBil 54.27 μmol/L（参考值 3.42 ～ 20.5 μmol/L），D-Bil 33.35 μmol/L（参考值 0 ～ 6.84 μmol/L），间接胆红素（I-Bil）20.92 μmol/L（参考值 1.7 ～ 13.2 μmol/L），球蛋

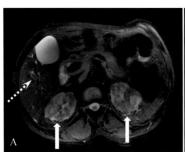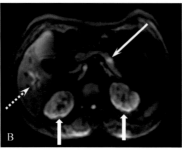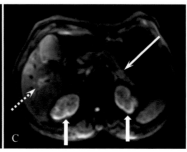

图 2-4-3 腹部 MRI。FS T2WI（A）及 DWI（B、C）示双肾弥漫性病变（A ～ C，粗箭号），肝内胆管管壁增厚，信号异常（A ～ C，断箭号），胰腺多发局灶性信号异常（B、C，细箭号）

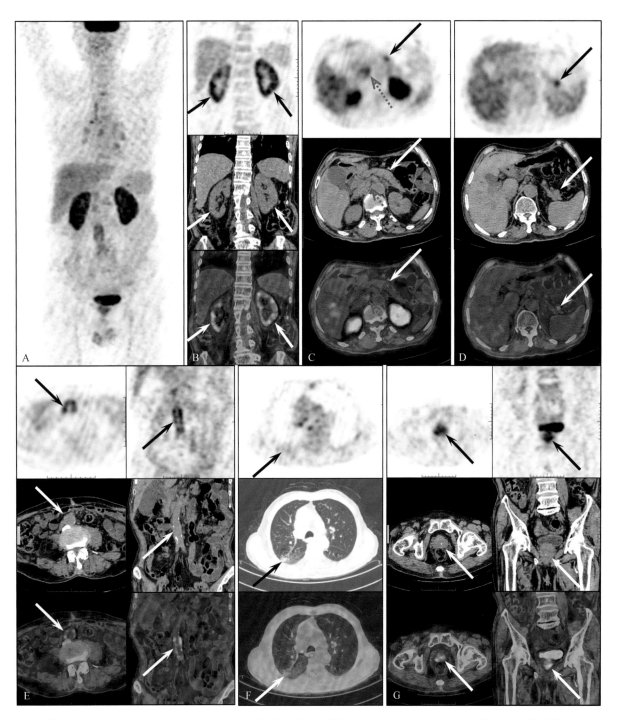

图 2-4-4　^{18}F-FDG PET/CT。MIP（**A**）示双肾弥漫性代谢增高，纵隔、双肺门及腹部多发淋巴结肿大伴代谢增高，腹主动脉及前列腺代谢增高。断层图像（**B ～ G**）示双肾皮质弥漫性代谢增高（**B**，箭号）；胰尾多发局灶性代谢增高（**C**、**D**，箭号）；腹膜后肿大淋巴结伴代谢增高（**C**，红色断箭号）；腹主动脉管壁增厚伴代谢增高（**E**，箭号）；右肺上叶后段纤维斑片影，代谢轻度增高（**F**，箭号）；前列腺肿大伴钙化，代谢增高（**G**，箭号）

白 46.3 g/L（参考值 20 ～ 30 g/L），白 / 球蛋白比例 0.84（参考值 1.5 ～ 2.5）。IgG4：39.1 g/L（参考值 0.03 ～ 2.01 g/L）。超声：胰头增大，肝内外胆管扩张，肝内低回声结节。腹部强化 CT：肝内胆管及胆总管扩张，胰腺肿胀、轮廓模糊，周围散在渗出及积液，考虑胰腺炎可能性大；肝内左叶异常

强化灶，考虑炎性病变；胆囊底部胆囊壁增厚，考虑胆囊炎表现。

【影像所见】 ^{18}F-FDG PET/CT（图 2-4-5）示双侧泪腺、腮腺、纵隔及双肺门淋巴结、胰腺、胆囊、肝内及前列腺多发代谢增高灶。

【病理结果】 肝内病变穿刺活检病理及外院

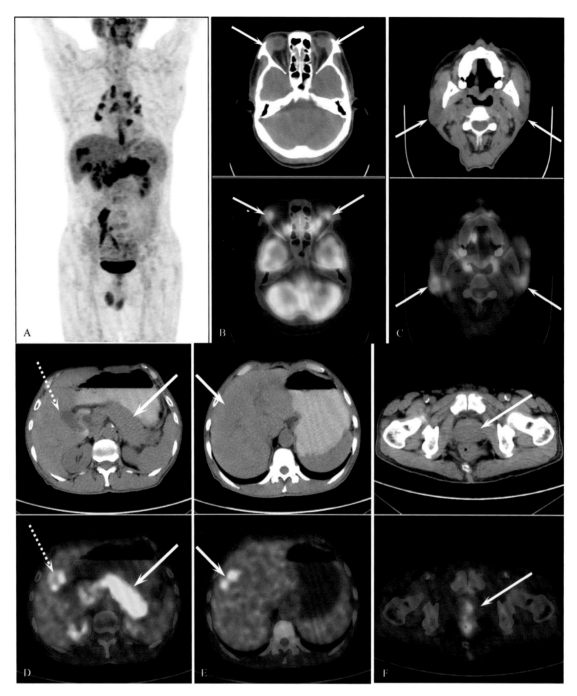

图 2-4-5 ^18^F-FDG PET/CT。MIP（**A**）示腮腺、纵隔及双肺门淋巴结、胰腺、胆囊、肝内及前列腺多发代谢增高灶；横断层图像（**B~F**）示双侧泪腺（**B**）及腮腺（**C**）肿大，代谢增高（箭号），胆囊底部胆囊壁增厚，代谢增高（**D**，断箭号），胰腺肿胀，代谢弥漫性增高（**D**，箭号），肝内多发代谢增高灶（**E**，箭号），前列腺增大伴代谢增高（**F**，箭号）

颌下腺切除病理均符合"IgG4 相关性疾病"改变。

【临床诊断】 IgG4 相关性疾病：IgG4 相关涎腺炎；IgG4 相关泪腺炎；IgG4 相关淋巴结炎；IgG4 相关胰腺炎；IgG4 相关胆囊炎及硬化性胆管炎；IgG4 相关前列腺炎。

【讨论】 IgG4 相关性疾病（IgG4-related disease，IgG4-RD）是一种与 IgG4 阳性淋巴细胞增生密切相关的慢性、系统性疾病；该病以血清 IgG4 升高和多器官 IgG4 阳性细胞浸润为特征，进而导致组织硬化和纤维化[1]。IgG4-RD 多见于男性，中位发病年龄 58 岁，对皮质激素治疗反应良好。IgG4-RD 可累及多个器官与系统，受损器官或组织推荐命名见表 2-4-1[2]。

表 2-4-1 IgG4 相关性疾病受损器官或组织推荐命名

受损器官或组织	推荐命名
胰腺	Ⅰ型自身免疫性胰腺炎（IgG4 相关胰腺炎）
眼睛	IgG4 相关眼病
泪腺	IgG4 相关泪腺炎
眼窝软组织/眼窝炎性假瘤	IgG4 相关眼窝炎（IgG4 相关眼窝炎性假瘤）
眼外肌	IgG4 相关眼窝肌炎
眼眶	IgG4 相关全眼眶炎（包括泪腺疾病，眼外肌受累以及其他潜在的眶内并发症）
涎腺（腮腺和颌下腺）	IgG4 相关涎腺炎（IgG4 相关腮腺炎，IgG4 相关颌下腺炎）
硬脑膜	IgG4 相关硬脑膜炎
脑垂体	IgG4 相关垂体炎
甲状腺	IgG4 相关甲状腺疾病
主动脉	IgG4 相关主动脉炎/主动脉周围炎
动脉	IgG4 相关周围动脉炎
纵隔	IgG4 相关纵隔炎
腹膜后	IgG4 相关腹膜后纤维化
肠系膜	IgG4 相关肠系膜炎
皮肤	IgG4 相关皮肤病
胆道	IgG4 相关硬化性胆管炎
胆囊	IgG4 相关胆囊炎
肝脏	IgG4 相关肝病（除外胆道受累）
肺脏	IgG4 相关肺病
胸膜	IgG4 相关胸膜炎
心包	IgG4 相关心包炎
肾脏	IgG4 相关肾病（IgG4 相关肾小管间质性肾炎，IgC4 相关膜性肾小球肾炎，IgG4 相关肾盂炎）
乳腺	IgG4 相关乳腺炎
前列腺	IgG4 相关前列腺炎

国内研究发现，IgG4-RD 最常见受累器官依次为淋巴结（56%）、颌下腺（53%）、泪腺（47%）、胰腺（38%），受累器官 ≥ 3 个的患者比例为 74%；女性患者浅表器官（如泪腺、唾液腺和甲状腺）受累多见，而男性患者内脏器官（如胰腺及胆道受累、腹膜后纤维化）受累更多见[3]。

1. IgG4 相关胰腺炎： 又称Ⅰ型自身免疫性胰腺炎（autoimmune pancreatitis，AIP），多见于老年男性，是一种以胰腺弥漫性肿大、纤维化伴胰管广泛狭窄为主要特点的特殊类型慢性胰腺炎[4]。大部分患者临床症状轻微，部分患者由于胰头肿胀压迫胆管可出现梗阻性黄疸，部分患者因胰岛功能受损而出现糖尿病。CT 多表现为弥漫性胰腺肿大，呈"腊肠样"，病变区常呈低密度，不伴钙化，周围可有"晕征"或包壳状低密度环；18F-FDG 摄取弥漫性增高，少数患者可表现为胰腺节段性或局灶性代谢增高。

2. IgG4 相关胆囊炎与硬化性胆管炎： 多见于中老年男性，常累及胆囊及大胆管，以胆囊或胆管壁 IgG4 阳性浆细胞弥漫性浸润和显著纤维化为特征，其中约 90% 的患者合并Ⅰ型 AIP[5]。18F-FDG PET/CT 可表现为受累胆囊壁或胆管壁的不均匀增厚和代谢增高；受仪器分辨率和病变代谢活性的影响，部分肝内胆管病变可能会漏诊。

3. IgG4 相关肺病： 影像学表现多样，大致可分为四种类型：实性结节型、磨玻璃型、肺泡间质型及支气管血管束型[6]。18F-FDG PET/CT 上，肺部病灶可以单发（图 2-4-6）或多发（图 2-4-7，图 2-4-8），可有不同程度代谢增高，多合并其他器官受累。

4. IgG4 相关肾病： 包括 IgG4 相关肾小管间质性肾炎，IgG4 相关膜性肾小球肾炎，IgG4 相关肾盂炎。影像学可表现为：①双肾弥漫性肿大；②单发或多发肾皮质楔形低强化灶；③单侧或双侧肾盂壁增生、肥厚[7-8]。18F-FDG PET/CT 可表现为双侧肾皮质弥漫性或局灶性（图 2-4-9）代谢增高，以及单侧（图 2-4-10）或双侧（图 2-4-8）肾盂增生、肥厚、肿物伴不同程度代谢增高；多伴有其他器官的受累。

5. IgG4 相关泪腺炎及涎腺炎： 又称 IgG4 相关性米库利兹病或米库利兹病（Mikulicz's disease，MD）。常以对称性泪腺、腮腺及颌下腺肿胀为特征，多合并其他脏器损害，包括Ⅰ型 AIP、IgG4 相关硬化性胆管炎、IgG4 相关淋巴结炎等[9]。18F-FDG PET/CT 可表现为上述受累部位的肿胀及代谢增高。

6. IgG4 相关主动脉炎/主动脉周围炎、周围动脉炎及前列腺炎： IgG4 相关主动脉炎/主动脉周围炎与周围动脉炎最常累及腹主动脉和髂动脉，可导致动脉夹层或动脉瘤。18F-FDG PET/CT 表现为受累动脉血管壁增厚，代谢增高[10]。IgG4 相关前列腺炎在 18F-FDG PET/CT 表现为前列腺增大，前

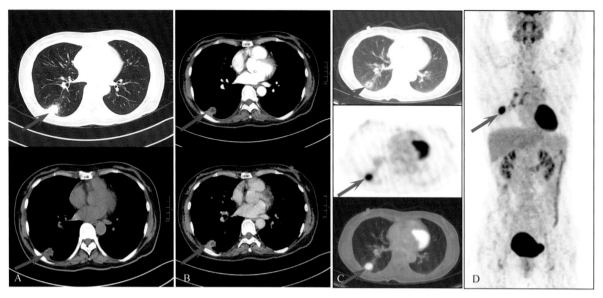

图 2-4-6 IgG4-RD（女，53 岁，间断咳嗽、咯血 4 个月）。胸部 CT 平扫（**A**）及增强（**B**）示右肺下叶占位，伴邻近胸膜局限性增厚，病灶不均匀强化（箭号）。^{18}F-FDG PET/CT 横断层图像（**C**）示右肺下叶病变代谢明显增高（箭号）；MIP 图像（**D**）示右肺下叶高代谢灶（箭号），伴双侧腮腺、颌下腺，纵隔及肺门淋巴结代谢增高

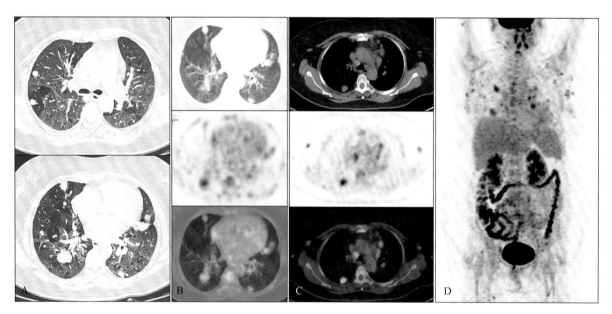

图 2-4-7 IgG4-RD（女，53 岁，轻度咳嗽、咳痰伴夜间气短 1 周）。胸部 CT（**A**）示双肺多发软组织密度结节。^{18}F-FDG PET/CT（**B**、**C**，横断层）示双肺多发病变伴代谢增高；双侧腋窝及纵隔多发代谢增高淋巴结，部分肿大；MIP 图像（**D**）示双肺、双侧腋窝、纵隔及肺门淋巴结多发代谢增高灶

列腺单侧叶或双侧叶弥漫性 ^{18}F-FDG 摄取增高，其中倒 "V" 型前列腺高摄取，在 IgG4 相关前列腺炎中有一定的特征性[11]。

7. IgG4 相关肠系膜炎：又称 IgG4 相关硬化性腹膜炎，为腹膜的慢性非特异性炎症、纤维化和脂肪坏死。患者多有腹部手术史，最常累及小肠系膜根部。^{18}F-FDG PET/CT 表现为肠系膜软组织密度肿物，代谢增高[12]，多合并其他器官受累（图 2-4-11）。

8. IgG4 相关腹膜后纤维化：临床表现主要与腹膜后组织纤维化、硬化而导致的空腔脏器受压梗阻有关：压迫输尿管可导致输尿管梗阻及肾盂积水，压迫临近肠管可导致不同程度肠梗阻，压迫下腔静脉可导致下肢水肿、阴囊水肿等。^{18}F-FDG PET/CT 表现为腹膜后软组织密度影，伴不同程度代谢增高[13]（图 2-4-12）。

9. IgG4 相关硬脑膜炎：约占 IgG4-RD 的 4.1%，可累及颅内和（或）脊髓，27% 的脊髓受累

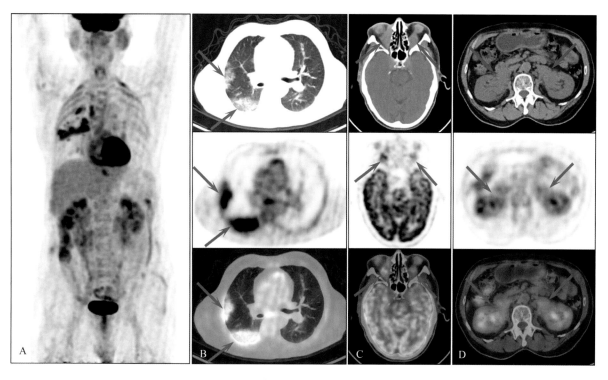

图 2-4-8　IgG4-RD（男，75 岁，咳嗽、喘憋 2 周）。^{18}F-FDG PET/CT，MIP 图像（**A**）示右肺多发代谢增高灶，双侧腮腺肿大及代谢增高；横断层图像（**B ~ D**）示右肺多发片状磨玻璃密度灶，代谢明显增高（**B**，箭号）；双侧眼外肌增粗，代谢增高（**C**，箭号）；双侧肾盂软组织增生、肥厚，代谢轻度增高（**D**，箭号）

病例和 40% 颅内受累病例伴有其他部位受累[14]。^{18}F-FDG PET/CT 表现为受累硬脑膜的增厚与代谢增高（图 2-4-13）。

　　总之，^{18}F-FDG PET/CT 在 IgG4-RD 中，可用于评估全身病灶分布情况及活动性，指导微创组织活检，监测疗效（图 2-4-14）以及辅助鉴别诊断等[15-16]。

（付占立　崔永刚　边艳珠　王峰　张万春
耿会霞　王玉华　龙叶　赵鸿）

参考文献

［1］Stone JH，Zen Y，Deshpande V. IgG4-related disease. N Engl J Med，2012，366（6）：539-551.

［2］冯敏，何菁，栗占国 . IgG4 相关性疾病及其器官损害命名的推荐意见 . 中华风湿病学杂志，2012，16（12）：853.

［3］张盼盼，赵继志，王木，等 . IgG4 相关性疾病 346 例临床特征分析 . 中华内科杂志，2017，56（9）：644-649.

［4］Sah RP，Chari ST. Autoimmune pancreatitis：an update on classification，diagnosis，natural history and management. Curr Gastroenterol Rep，2012，14（2）：95-105.

［5］李安琪，王屹 . IgG4 相关性胆管炎 CT 及 MRI 影像学诊断与鉴别诊断 . 中华消化外科杂志，2015，14（4）：344-348.

［6］Inoue D，Zen Y，Abo H，et al. Immunoglobulin G4-related lung disease：CT findings with pathologic correlations. Radiology，2009，251（1）：260-270.

［7］Kawano M，Saeki T，Nakashima H，et al. Proposal for diagnostic criteria for IgG4-related kidney disease. Clin Exp Nephrol，2011，15（5）：615-626.

［8］Fu Z，Liu M，Zhang J，et al. IgG4-Related Renal Lesions Detected by Delayed ^{18}F-FDG PET/CT Scan. Clin Nucl Med，2017，42（1）：66-67.

［9］林玮，陈华，吴庆军，等 . IgG4 相关性米库利兹病临床研究 . 中华医学杂志，2013，93（13）：973-975.

［10］冯菲，余仲飞，张建，等 . IgG4 相关性疾病的 ^{18}F-FDG PET/CT 全身显像 . 医学影像学杂志，2014，（10）：1712-1715.

［11］Zhang J，Shao C，Wang J，et al. Autoimmune pancreatitis：whole-body ^{18}F-FDG PET/CT findings. Abdom Imaging，2013，38（3）：543-549.

［12］Fu Z，Chen G，Liu M，et al. ^{18}F-FDG PET/CT Findings in a Patient With IgG4-Related Sclerosing Mesenteritis. Clin Nucl Med，2018，43（4）：294-295.

［13］Moroni G，Castellani M，Balzani A，et al. The value of ^{18}F-FDG PET/CT in the assessment of active idiopathic retroperitoneal fibrosis. Eur J Nucl Med Mol Imaging，2012，39（10）：1635-1642.

［14］Melenotte C，Seguier J，Ebbo M，et al. Clinical presentation，treatment and outcome of IgG4-related

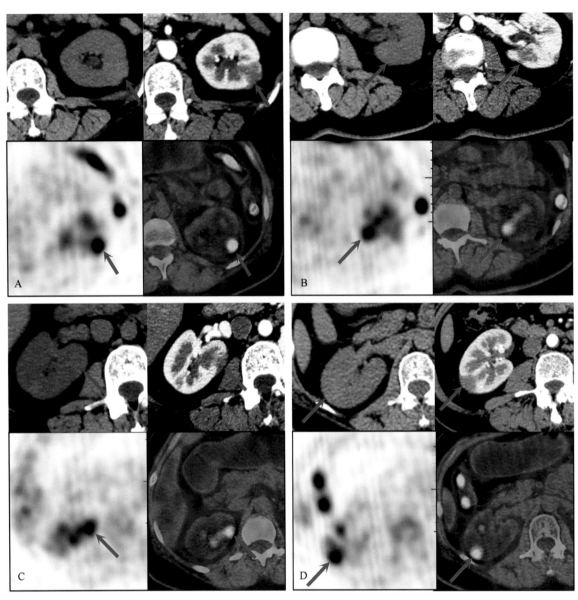

图 2-4-9 IgG4-RD（女，56 岁，体检发现双肾多发占位）。平扫、增强 CT 及 ^{18}F-FDG PET/CT 横断层图像示左肾（**A**、**B**）及右肾（**C**、**D**）多发平扫呈等密度、增强呈低强化病灶，代谢不同程度增高

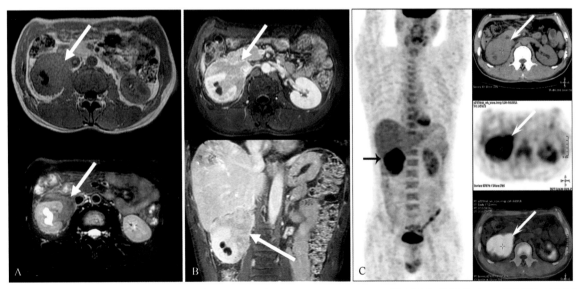

图 2-4-10 IgG4-RD（男，45 岁，右腹痛 8 月余）。MRI 平扫（**A**，T1WI 及 FS T2WI 横断层）及增强（**B**，横断层及冠状断层）图像示右侧肾盂及肾门软组织密度肿物（箭号），明显强化；^{18}F-FDG PET/CT（**C**，MIP 及横断层）示肿物代谢明显增高（箭号）

pachymeningitis: From a national case registry and literature review. Semin Arthritis Rheum, 2019, 49 (3): 430-437.

[15] Nakatani K, Nakamoto Y, Togashi K. Utility of FDG PET/CT in IgG4-related systemic disease. Clin Radiol,

2012, 67 (4): 297-305.

[16] 张洁, 兰晓莉. ^{18}F-FDG PET/CT 在 IgG4 相关性疾病中的临床应用. 中华核医学与分子影像杂志, 2018, 38 (12): 824-828.

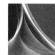

第二章 风湿免疫性疾病

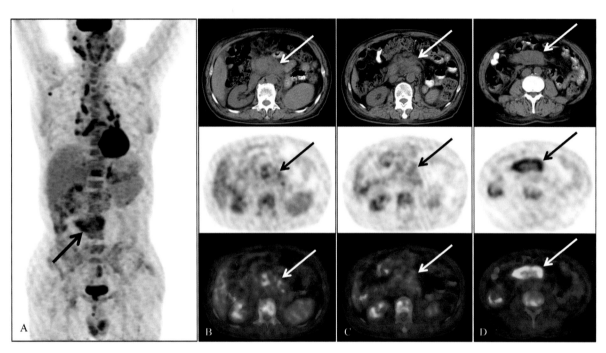

图 2-4-11 IgG4-RD（男，82 岁，腹泻、腹痛、腹胀、呕吐 1 天，B 超发现腹部占位；6 年前曾行左肾及输尿管切除，术后病理示"良性"）。^{18}F-FDG PET/CT，MIP（**A**）示双侧颈部、右侧腋窝、纵隔及双肺门淋巴结肿大，代谢增高，腹部异常代谢增高灶（箭号）；横断层影像（**B～D**）示肠系膜根部软组织密度肿物，代谢增高（箭号）

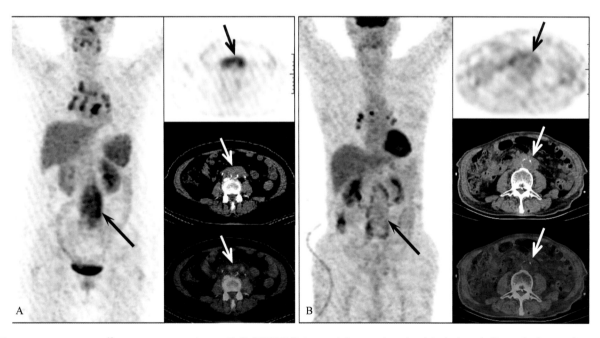

图 2-4-12 IgG4-RD，^{18}F-FDG PET/CT（MIP 及横断层图像）。**A.**（女，67 岁，右下腹疼痛 2 个月，B 超发现双肾积水）MIP 图像示双侧颌下腺、纵隔及双肺门淋巴结、腹部（箭号）多发代谢增高灶，脾大，代谢轻度增高；横断层图像示腹膜后腹主动脉前方软组织密度影，代谢增高（箭号）。**B.**（男，86 岁，发现双肾积水，肌酐升高 1.5 个月，双肾造瘘术后）MIP 图像示纵隔及肺门淋巴结、腹部（箭号）多发代谢增高灶；横断层图像示腹膜后软组织密度影，包绕腹主动脉，代谢轻度增高（箭号）

53

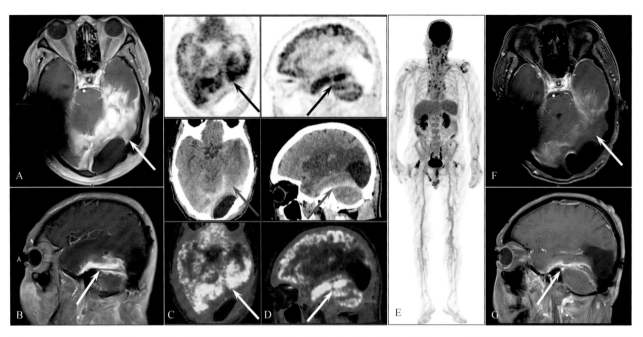

图 2-4-13 IgG4-RD。男，63 岁，间断颈部发硬伴发热 1 年余，加重 3 个月。既往 2013 年因低热外院诊断"颅内炎性病变"，具体治疗不详；2018 年行开颅炎性病变切除术；2020 年 4 月颈部发硬症状明显加重伴头痛，诊断为"脑积水、颅内压增高"，行脑室腹腔分流术。（2020-7-2）头颅增强 MRI（**A**，横断层；**B**，矢状断层）示小脑幕及左侧颞部硬脑膜增厚伴明显强化（箭号）；（2020-7-6）头颅 ^{18}F-FDG PET/CT（**C**，横断层；**D**，矢状断层）示小脑幕及左侧颞部硬脑膜增厚伴代谢增高（箭号）；全身 MIP 图像（**E**）示颈部及纵隔多发淋巴结肿大、代谢增高。（2020-7-1）血清 IgG4 10.4 g/L（参考值 0.03 ~ 2.01 g/L）；外院颅内病变切除组织病理：符合 IgG4 相关硬脑膜炎。（2020-7-9）给予甲泼尼龙冲击治疗，患者临床症状逐渐缓解。（2020-7-19）复查头颅增强 MRI（**F**，横断层；**G**，矢状断层）示原小脑幕及左侧颞部硬脑膜病变强化程度明显减低

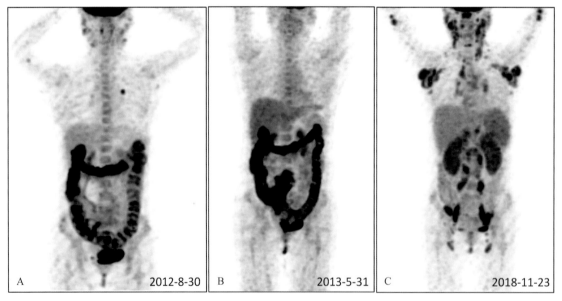

图 2-4-14 IgG4-RD，^{18}F-FDG PET/CT MIP 图像。女，42 岁，发现左侧颈部淋巴结肿大 2 年余，2012 年 8 月左侧颈部淋巴结活检示"Castleman 病，浆细胞型"；自述 12 年前因"梗阻性黄疸"就诊于外院，发现"胰腺肿物"，术中取活检示"炎症改变"，遂行"胆肠吻合术"。10 年前确诊为"2 型糖尿病"，开始服用"二甲双胍"。2012-8-30 首次 ^{18}F-FDG PET/CT（**A**）示双侧颈部、右肘及左侧腋窝淋巴结肿大，代谢增高（左前胸部高代谢灶为肋骨骨折）。2012 年 9 月开始行 R-CHOP 方案化疗 6 周期，于 2013-5-31 复查 ^{18}F-FDG PET/CT（**B**）示原高代谢淋巴结基本消失。患者在门诊随访过程中，又逐渐出现颈部、颌下、腋窝淋巴结缓慢增大；2017 年出现进行性血肌酐增高；2018 年 11 月右侧腋窝淋巴结活检，并会诊进行左侧颈部淋巴结病理，结合临床及血清 IgG4 明显增高，考虑为 IgG4-RD。2018-11-23 再次复查 ^{18}F-FDG PET/CT（**C**）示双侧颈部、肘部、腋窝、纵隔、双肺门、腹主动脉旁、双侧髂血管旁、腹股沟淋巴结肿大，代谢增高；脾肿大，代谢增高；双肾肿大，弥漫性代谢增高

第五节　成人斯蒂尔病

【简要病史】　男，51 岁，受凉后发热 1 月余，伴咽痛，全身关节及肌肉酸痛，前胸、后背、双腿皮疹及瘙痒。体温最高达 40.0℃，头孢类抗生素及对症治疗效果欠佳；近半月每日发热 3 次，体温高峰波动在 39.0～40.0℃，热退时皮疹及关节酸痛有所好转。

【体格检查】　前胸、腹部、背部散在橘红色斑丘疹，压之褪色；全身浅表淋巴结未触及明显肿大；咽充血。

【实验室检查】　WBC $14.8×10^9$/L，中性粒细胞 86.9%，RBC $3.07×10^{12}$/L，PLT $236×10^9$/L。ALT 107 IU/L（参考值 9～50 IU/L），AST 74 IU/L（参考值 15～40 IU/L），LDH 441 IU/L（参考值 100～240 IU/L）。ESR 46 mm/h（参考值 0～15 mm/h）；hs-CRP 28.6 mg/L（参考值 0～3 mg/L）；铁蛋白＞1500 ng/ml（参考值 11～306.8 ng/ml）。类风湿因子、ANA、抗 dsDNA 抗体均阴性。血清 SCC 2.7 ng/ml（参考值＜1.5 ng/ml）、NSE 25.37 ng/ml（参考值＜16.3 ng/ml）、TPA 371.8 U/L（参考值＜120.0 U/L），AFP、CEA、CA19-9、前列腺特异性抗原（PSA）、CYFRA21-1、CA72-4、ProGRP 及 CA24-2 均阴性。

【影像所见】　^{18}F-FDG PET/CT（图 2-5-1）示多发代谢增高淋巴结（双侧颈部、双侧腋窝、纵隔、双侧髂血管旁及腹股沟区），部分体积稍大；脾大伴代谢增高；全身骨骼代谢弥漫性增高，骨质均未见异常。

【病理结果】　骨髓活检：穿刺皮质骨及少许骨髓组织，骨髓增生活跃，三系可见，粒系增生，各阶段粒细胞均可见，中幼粒细胞比例偏高；散在小型造红岛；巨核细胞 1～5/HPF，小巨核为主。各系细胞未见明显形态异常。间质内少许成熟小淋巴细胞浸润。

皮疹活检：表皮轻度增生，灶状角化不全及海绵水肿。真皮浅中层弥漫性中性粒细胞、嗜酸性粒细胞及淋巴组织细胞浸润。

【临床诊断】　成人斯蒂尔病。

【讨论】　成人斯蒂尔病（adult onset Still's disease，AOSD）是一种累及全身多系统的炎症性疾病，临床以发热、皮疹及关节炎为主要表现，常伴有脾大、淋巴结肿大及外周血白细胞增高，好发于 35 岁以下的年轻人[1-3]。AOSD 的病因及发病机制尚不清楚，可能与感染、免疫紊乱及遗传因素相关。AOSD 缺乏特异性的诊断标准，主要是一种依赖临床表现及实验室检查的排除性诊断，目前最常用的分类标准为 1992 年日本 Yamaguchi 标准（表 2-5-1）[1]。

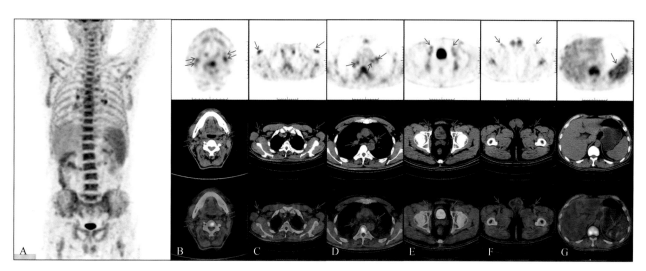

图 2-5-1　^{18}F-FDG PET/CT（**A**，MIP；**B～G**，横断层）示双侧颈部（**B**）、双侧腋窝（**C**）、纵隔（**D**）、双侧髂血管旁（**E**）、腹股沟区（**F**）多发代谢增高淋巴结（箭号），部分体积稍大；脾大伴代谢增高（**G**，箭号）；全身骨骼代谢弥漫性增高（**A～G**）

表 2-5-1　Yamaguchi 标准

主要标准	次要标准
1. 至少 39℃的发热且持续至少 1 周	1. 咽痛
2. 持续至少 2 周的关节痛	2. 淋巴结肿大和（或）脾大
3. 典型皮疹：非瘙痒性斑疹或斑丘疹，外观呈橘红色，通常出现于发热期间	3. 肝功能检查异常，如谷草转氨酶（AST）、谷丙转氨酶（ALT）及乳酸脱氢酶（LDH）浓度升高
4. 白细胞增多（≥10×10^9/L），中性粒细胞比例≥80%	4. 类风湿因子（RF）及抗核抗体（ANA）检测阴性

诊断需满足 5 项标准，包括至少 2 项主要标准；排除感染、肿瘤及其他风湿免疫性疾病

其他常见于 AOSD 患者中的实验室检查异常还包括血清铁蛋白浓度、ESR、CRP 增高等，这些非特异性指标被认为与疾病活动度相关，其中血清铁蛋白浓度或可作为监测治疗反应的指标[2, 4]。一般认为 AOSD 患者预后较好，但部分患者疾病进展过程中可能合并噬血细胞性淋巴组织细胞增多症（HLH），此时可伴有血细胞减少、铁蛋白明显增高及纤维蛋白原明显降低等实验室检查异常，这类患者通常病情较危重，需要临床尽早、积极地干预治疗[5]。

由于 AOSD 的临床表现及实验室检查缺乏特异性，一些其他自身免疫性疾病、感染及血液系统恶性肿瘤等也可出现类似表现，因此临床往往需要进行淋巴结、皮肤及骨髓等活检来进行排除性诊断；虽然 AOSD 的组织病理学表现特异性不强，但仍具有一定的特征性可供临床诊断参考[6]。

AOSD 患者淋巴结的组织病理上表现为淋巴结结构部分保存，呈增生性改变，以副皮质区增生为主，血管增生显著，伴有小淋巴细胞和大免疫母细胞，以及树突状细胞或朗格汉斯细胞弥漫性增生，部分可有如中性粒细胞、嗜酸性粒细胞等炎症细胞浸润[6-8]。AOSD 患者典型皮损的组织病理学表现为真皮浅层血管周围中性粒细胞、淋巴细胞浸润，表皮浅层及角质层角质形成细胞坏死，其他相对少见的表现还有真皮黏蛋白沉积及基底层空泡变性等[3, 6, 9]。骨髓活检表现无明显特异性，常显示出髓系细胞增生活跃，部分可呈粒系增生明显活跃伴核左移的感染性骨髓象[4, 6, 10]。

常规影像学检查一般用于 AOSD 关节受累的评估中，常累及的关节为腕关节，可表现为骨质疏松及腕掌关节、腕骨间关节间隙的非侵蚀性狭窄[2, 11]。

^{18}F-FDG PET/CT 在 AOSD 中的临床应用价值主要体现在提供鉴别诊断思路、指导活检部位、判断疾病活动程度、疗效评估等方面。在目前发表的 AOSD 病例报道及回顾性分析中，^{18}F-FDG PET/CT 影像常表现为骨髓、脾、淋巴结代谢增高，且 CT 上呈现为骨质未见明确异常改变、脾体积增大及多发淋巴结肿大[12-16]；其中骨髓及脾的弥漫性代谢增高较为常见，而淋巴结的大小及 SUV_{max} 在不同 AOSD 患者中则差异较大[12-14]（图 2-5-2，图 2-5-3）。此外，部分患者也可出现肝代谢增高伴/不伴肝肿大[17-18]、AOSD 受累关节的代谢轻度增高[19]等。^{18}F-FDG PET/CT 图像与临床指标相结合的综合分析也可体现出其用于判断 AOSD 疾病活动程度的价值（图 2-5-4），目前已有数据支持脾、淋巴结及骨髓的代谢程度与血清 LDH、ESR、铁蛋白、WBC 及中性粒细胞计数等指标不同程度相关[15, 19]。

（陈雪祺　边艳珠　霍力　潘青青　安彩霞

周炜　付占立）

参考文献

［1］Yamaguchi M，Ohta A，Tsunematsu T，et al. Preliminary criteria for classification of adult Still's disease. J Rheumatol，1992，19（3）：424-230.

［2］张吕丹，乔永杰，薛庆亮，等. 成人 Still 病研究进展. 国际呼吸杂志，2016，（17）：1347-1352.

［3］司鹤南，李珊山，王虹，等. 成人 Still 病八例临床分析. 中华皮肤科杂志，2017，50（9）：654-657.

［4］刘昭芹. 成人 Still 病的早期诊断及临床特征. 新疆医科大学学报，2004，27（5）：449-451.

［5］周佳鑫，徐东，郑文洁，等. 成人斯蒂尔病合并噬血细胞性淋巴组织细胞增多症 12 例临床分析. 中华风湿病学杂志，2015，19（5）：313-318.

［6］Kim H A，Kwon J E，Yim H，et al. The Pathologic Findings of Skin，Lymph Node，Liver，and Bone Marrow in Patients With Adult-Onset Still Disease. Medicine，2015，94（17）：e787.

［7］陈晓东，王蕾，陈炳旭，等. 成人 Still 病的淋巴结病理诊断及临床意义. 临床与实验病理学杂志，2011，27（1）：60-63.

［8］张鋬歆，陈妹琼，张金萍，等. 成年人 Still 病三例淋巴结、骨髓和肝脏病理学特征分析. 肿瘤研究与临床，2015，27（5）：332-335.

［9］王晓明，郑捷. 与成人 Still 病相关的皮肤表现. 国际皮

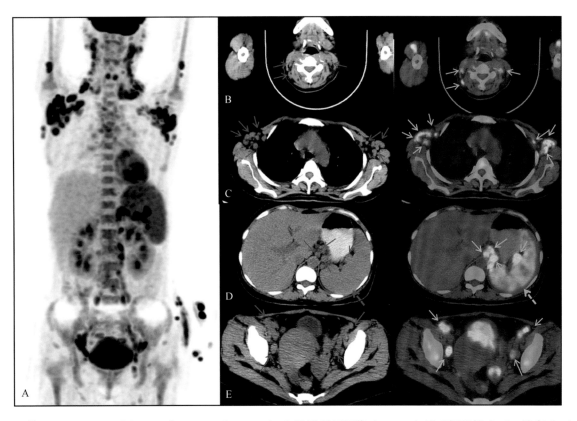

图2-5-2 ^{18}F-FDG PET/CT（女，32岁，AOSD）。MIP（**A**）及横断层图像（**B**～**E**）示双侧颈部（**B**）、腋窝（**C**）、腹腔（**D**）、双侧髂血管旁（**E**）多发代谢增高淋巴结（箭号），部分肿大；脾大伴代谢增高（**D**，虚线箭号）

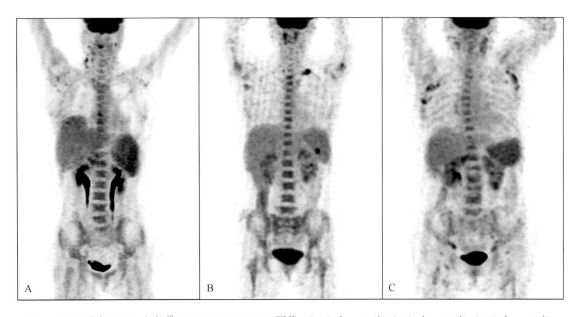

图2-5-3 不同AOSD患者^{18}F-FDG PET/CT MIP图像。（**A**）女，51岁；（**B**）女，37岁；（**C**）女，61岁

肤性病学杂志，2016，42（2）：84-87.

［10］吕婷婷，张岩，李羽，等. 成人Still病29例临床分析. 中华实用诊断与治疗杂志，2012，26（5）：96-97.

［11］赵福涛，管剑龙，韩星海. 成人Still病的临床特征及与类风湿关节炎的鉴别. 中国组织工程研究，2003，7（24）：3373.

［12］沈智辉，刘亚超，杜磊，等. PET/CT在成人Still病

诊断中的应用. 中国临床医学影像杂志，2016，27（9）：659-662.

［13］Dong MJ，Wang CQ，Zhao K，et al. ^{18}F-FDG PET/CT in patients with adult-onset Still's disease. Clin Rheumatol，2015，34（12）：2047-2056.

［14］Jiang L，Xiu Y，Gu T，et al. Imaging characteristics of adult onset Still's disease demonstrated with ^{18}F-FDG

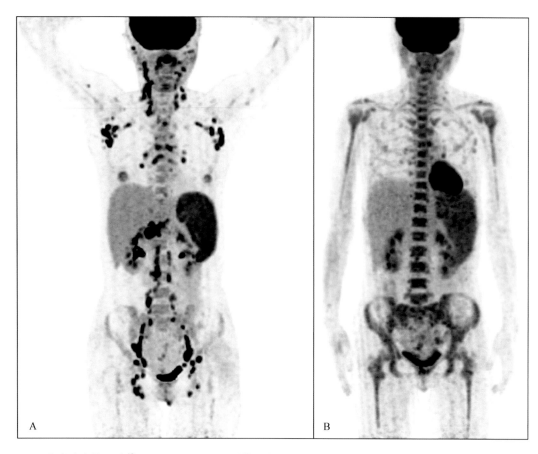

图 2-5-4　AOSD 患者治疗前、后 ^{18}F-FDG PET/CT MIP 图像（女，45 岁）。（2019-4-30）治疗前（**A**）；（2020-9-2）治疗后（**B**）

PET/CT. Mol Med Rep, 2017, 16（3）：3680-3686.

［15］An YS, Suh CH, Jung JY, et al. The role of ^{18}F-fluorodeoxyglucose positron emission tomography in the assessment of disease activity of adult-onset Still's disease. Korean J Intern Med, 2017, 32（6）：1082-1089.

［16］Choe JY, Chung DS, Park SH, et al. Clinical significance of ^{18}F-fluoro-dexoxyglucose positron emission tomography in patients with adult-onset Still's disease：report of two cases and review of literatures. Rheumatol Int, 2010, 30（12）：1673-1676.

［17］Cai L, Chen Y, Huang Z. Elevated FDG Activity in Lymph Nodes as well as the Spleen and Liver in a Patient

With Adult-Onset Still Disease. Clin Nucl Med, 2012, 37（10）：1009-1010.

［18］Funauchi M, Ikoma S, Kishimoto K, et al. A case of adult onset Still's disease showing marked accumulation in the liver and spleen, on positron emission tomography-CT images. Rheumatol Int, 2008, 28（10）：1061-1064.

［19］Yamashita H, Kubota K, Takahashi Y, et al. Clinical value of ^{18}F-fluoro-dexoxyglucose positron emission tomography/computed tomography in patients with adult-onset Still's disease：A seven-case series and review of the literature. Mod Rheumatol, 2014, 24（4）：645-650.

第六节　组织细胞坏死性淋巴结炎

【简要病史】　女，38 岁，发现颈部淋巴结肿大 2 周，抗感染治疗无明显好转；近日出现夜间低热（37.9℃），可自行缓解。

【相关检查】　查体：双侧颈部、右侧锁骨上及右侧腋窝多发淋巴结肿大，伴压痛。WBC 2.42×10^9/L（参考值 3.5～9.5×10^9/L），中性粒细胞

1.74×10^9/L（参考值 1.8～6.3×10^9/L），淋巴细胞 0.36×10^9/L（参考值 1.1～3.2×10^9/L）。ESR 55 mm/h（参考值 0～20 mm/h）。自身抗体筛查、EB 病毒及巨细胞病毒 DNA 检测均未见异常。B 超：颈部、腋窝及腹股沟多发肿大淋巴结，部分皮髓质结构不清。

【影像所见】 ^{18}F-FDG PET/CT（图 2-6-1）示双侧颈部、双侧腋窝、腹膜后及腹腔多发高代谢淋巴结。

【病理结果及临床转归】 右侧颈部淋巴结活检病理示"组织细胞坏死性淋巴结炎"；未经特殊治疗，1 个月后患者颈部、锁骨上及双侧腋窝肿大淋巴结自行消退，临床症状消失。

【讨论】 组织细胞坏死性淋巴结炎（histiocytic necrotizing lymphadenitis，HNL）是以颈部淋巴结肿大伴发热为主要临床表现的良性疾病，分别由日本学者 Kikuchi 和 Fujimoto 于 1972 年几乎同时报道，故又称为 Kikuchi 病（菊池病）或 Kikuchi-Fujimoto 病（KFD）[1]。

HNL 病因不明，可能与病毒感染或病毒感染后高免疫反应有关。多见于日本及其他亚洲人群，多累及 40 岁以下年轻人，女性多见（男 / 女 1：4），近年来欧美国家的发病率也有逐年上升趋势。全身各部位淋巴结均可受累，但以颈部淋巴结受累最常见，亦可累及腋下、锁骨上、纵隔及肺门、腹股沟等部位淋巴结；受累淋巴结直径多小于 4 cm，活动、无融合、表面粗糙，部分伴疼痛或压痛，而局部无明显炎症表现。多数患者伴有发热，多为低热，热型不一，少数患者体温可达

39 ～ 40℃；发热一般持续 1 ～ 2 周，个别患者可持续高热达 1 ～ 2 个月或更长；可伴上呼吸道症状以及消瘦、恶心、呕吐、盗汗等症状。少数患者可以伴有淋巴结外病变，如皮疹、肝脾肿大、肝炎、口腔溃疡、眼部及骨髓受累、心肌坏死、周围神经病变等[1]。

实验室检查往往缺乏特异性，部分患者可出现一过性 WBC 减少（特别是粒细胞减少）、ESR 增快、CRP 升高以及贫血等，少数患者可有转氨酶升高。该病确诊主要依据受累淋巴结的病理检查。受累淋巴结特征性病理改变为细胞凋亡，出现大量的核碎片和活跃的细胞吞噬现象；受累淋巴结结构可破坏，副皮质区出现不规则的凝固性坏死灶（"地图样"坏死），坏死区周围大量不同类型的组织细胞反应性增生，无中性粒细胞浸润，浆细胞少见或缺如[2]。

HNL 为自限性疾病，可在 1 ～ 2 个月内自然缓解，少数患者可在数月以至数年后复发（图 2-6-2）。该病常合并 SLE，HNL 与 SLE 可以同时或先后发生：先于 SLE 发病的 HNL 占 31%，与 SLE 同时发生的 NHL 占 51%，SLE 发病后的 NHL 占 18%[3]；HNL 与 SLE 之间的关系尚不清楚，有学者认为 NHL 可能是 SLE 的一种非典型

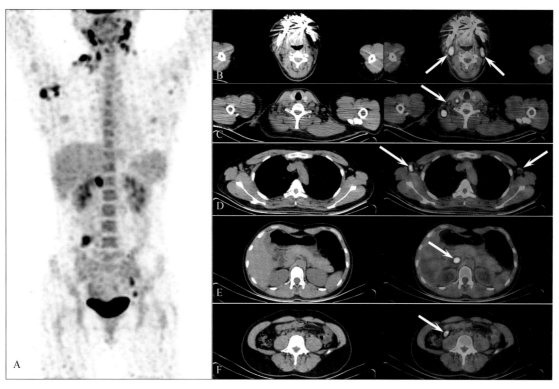

图 2-6-1 ^{18}F-FDG PET/CT（**A**，MIP；**B ～ F**，横断层）示双侧颈部（**B、C**）、双侧腋窝（**D**）、腹膜后（**E**）及腹腔（**F**）多发高代谢淋巴结（箭号），摄取最高淋巴结位于腹膜后（SUV$_{max}$ 11.6）；受累淋巴结体积相对较小

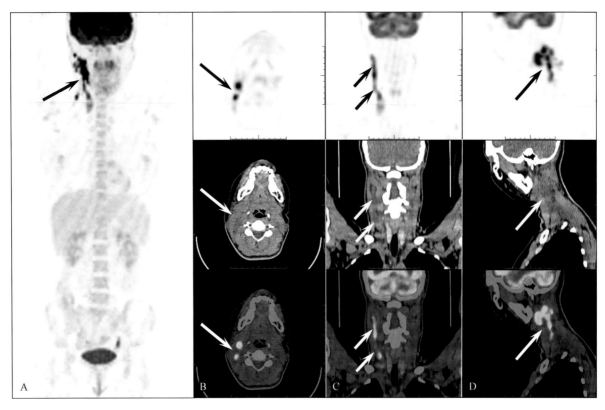

图 2-6-2 复发性 HNL（女，34 岁，19 岁首发 HNL，24 岁第一次复发，此为第二次复发）。^{18}F-FDG PET/CT（**A**，MIP；**B**，横断层；**C**，冠状断层；**D**，矢状断层）示右侧颈部及右锁骨上区多发轻度淋巴结肿大伴代谢增高

表现[4-7]。

　　HNL 在 ^{18}F-FDG PET/CT 表现为受累淋巴结及脏器（脾、骨髓）的代谢增高，受累淋巴结的体积通常较小[8-9]。^{18}F-FDG PET/CT 可以明确 HNL 全身淋巴结及组织脏器的受累情况，确定淋巴结活检部位；根据受累淋巴结的分布、大小及形态等特点，并结合临床可以提示 HNL 诊断[8]。

（付占立　王剑杰）

参考文献

［1］Kucukardali Y，Solmazgul E，Kunter E，et al. Kikuchi-Fujimoto Disease：analysis of 244 cases. Clin Rheumatol，2007，26（1）：50-54.

［2］宋红杰，马捷．组织细胞坏死性淋巴结炎的研究进展．临床与实验病理学杂志，2015，（5）：569-571

［3］Sopeña B，Rivera A，Chamorro A，et al. Clinical association between Kikuchi's disease and systemic lupus erythematosus：A systematic literature review. Semin Arthritis Rheum，2017，47（1）：46-52.

［4］Rao GS，Vohra D，Kuruvilla M. Is Kikuchi-Fujimoto disease a manifestation of systemic lupus erythematosus？Int J Dermatol，2006，45（4）：454-456.

［5］Cramer J，Schmiedel S，Alegre NG，et al. Necrotizing lymphadenitis：Kikuchi-Fujimoto disease alias lupus lymphadenitis？Lupus，2010，19（1）：89-92.

［6］Gordon JK，Magro C，Lu T，et al. Overlap between systemic lupus erythematosus and Kikuchi Fujimoto disease：a clinical pathology conference held by the Department of Rheumatology at Hospital for Special Surgery. HSS J，2009，5（2）：169-177.

［7］Horino T，Ichii O，Terada Y. Is recurrent Kikuchi-Fujimoto disease a precursor to systemic lupus erythematosus？Rom J Intern Med，2019，57（1）：72-77.

［8］Ito K，Morooka M，Kubota K. Kikuchi disease：^{18}F-FDG positron emission tomography/computed tomography of lymph node uptake. Jpn J Radiol，2010，28（1）：15-19.

［9］Zhang J，Dong MJ，Liu KF，et al. ^{18}F-Fluorodeoxyglucose positron emission tomography/computed tomography in patients with Kikuchi-Fujimoto disease：a nine-case series in China. Int J Clin Exp Med，2015，8（11）：21034-21043.

第七节　复发性多软骨炎

【简要病史】　男，32 岁，咳嗽、咳痰、乏力、气短 5 个月，间断发热（最高 38.2℃）2 个月。

【相关检查】　查体：胸廓轻度压痛。血常规：WBC 11.4×10⁹/L，余未见明显异常。纤维支气管镜：肺泡灌洗液细胞学检查未见恶性肿瘤细胞；组织学检查：（左主支气管）黏膜慢性炎伴间质纤维组织增生。

【影像所见】　^{18}F-FDG PET/CT（图 2-7-1）示气管、主支气管及各叶/段支气管管壁弥漫性增厚、管腔变窄，代谢增高；甲状软骨及双侧肋软骨代谢弥漫性增高。

【临床诊断及治疗转归】　临床诊断为"复发性多软骨炎"；经糖皮质激素及中药（成分不详）治疗，自觉症状减轻；4 个月后复查 ^{18}F-FDG PET/CT（图 2-7-2）示原病灶代谢较前明显减低。

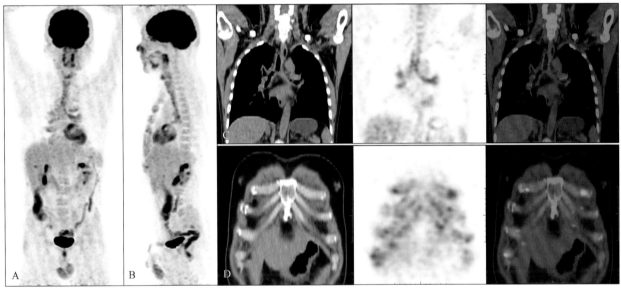

图 2-7-1　^{18}F-FDG PET/CT。MIP（**A**，前位；**B**，左侧位）示甲状软骨、气管、主支气管、叶/段支气管、双侧肋软骨代谢弥漫性增高；冠状断层图像（**C**、**D**）示气管、主支气管及各叶/段支气管管壁弥漫性增厚、管腔变窄，代谢增高（**C**），双侧肋软骨代谢增高（**D**）

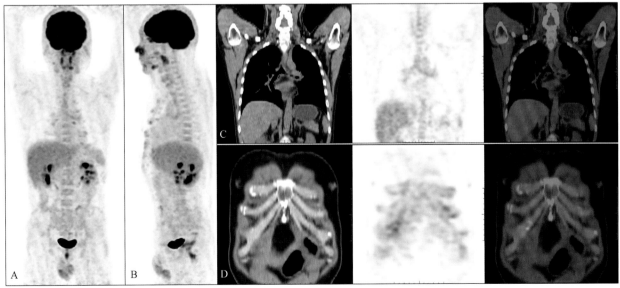

图 2-7-2　治疗后 4 个月复查 ^{18}F-FDG PET/CT。MIP（**A**，前位；**B**，左侧位）及冠状断层图像（**C**、**D**）示原甲状软骨、气管、主支气管、叶/段支气管、双侧肋软骨代谢较前明显减低

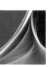

【讨论】 复发性多软骨炎（relapsing polychondritis，RP）是一种罕见的自身免疫性炎症性疾病，由 Jaksch 于 1923 首次提出[1]，其特征是全身软骨和其他结缔组织的慢性炎性改变。RP 发病初期以急性炎症为主，之后转为慢性炎症反复发作，晚期则导致起支撑作用的软骨组织遭到破坏。RP 主要累及耳、鼻、喉、气管、支气管及关节等软骨组织，还可累及眼、内耳、心脏、主动脉和皮肤等结缔组织。近 50% 的 RP 患者会累及呼吸道，是导致患者就诊和死亡的主要原因；临床表现以咳嗽为主，伴呼吸急促、喘息等症状。当累及耳、鼻等器官时，还可表现为相应部位的疼痛、红肿或畸形。目前 RP 的诊断主要依据临床表现和组织学检查，2004 年 Gergely 等提出如下诊断标准[2]：①复发性双侧外耳廓软骨炎；②非侵蚀性多软骨炎；③鼻软骨炎；④眼炎；⑤呼吸道软骨炎；⑥耳蜗和（或）前庭功能障碍；符合上述诊断标准中 3 项或以上，或符合一项诊断标准并有病理证实的软骨炎症，或有 2 个以上不同部位出现软骨炎症并对糖皮质激素治疗反应好，可诊断为 RP。

由于 RP 早期症状多缺乏特异性，故误诊、漏诊率高，当患者有大气道、内耳等重要组织受累而没有得到及时诊治时，预后差。RP 患者在常规 CT 及其他影像学检查中多为阴性。18F-FDG PET/CT 对软骨炎症的敏感性较高，可作为 RP 早期诊断工具，特别是对于非典型 RP 和不容易确定活检部位的患者[3]。18F-FDG PET/CT 对 RP 的影像诊断主要依据受累部位（如鼻软骨、喉软骨、气管支气管树和肋软骨等）的特征性高代谢[4]。RP 气管受累在 18F-FDG PET/CT 可表现为气管及支气管软骨的代谢增高，气道壁增厚、钙化，气道狭窄、软化和空气潴留等。RP 的主要活检部位是耳廓和鼻软骨，18F-FDG PET/CT 指导下的鼻软骨活检阳性率为 100%，耳软骨活检阳性率为 88.9%，可作为指导

临床选择活检部位的重要手段[5-6]。此外，18F-FDG PET/CT 还是一种监测、评估 RP 活动性和治疗反应的有效方法[7-8]。

（蔡亮 周炜 付占立）

参考文献

[1] JChauhan K，Surmachevska N，Hanna A. Relapsing Polychondritis. 2020 Jul 11. In：StatPearls［Internet］. Treasure Island（FL）：StatPearls Publishing，2021 Jan- . PMID：28613778.

[2] Gergely P Jr，Poor G. Relapsing polychondritis. Best Pract Res Clin Rheumatol，2004，18（5）：723-738.

[3] Sharma A，Kumar R，Mb A，et al. Fluorodeoxy glucose positron emission tomography/computed tomography in the diagnosis，assessment of disease activity and therapeutic response in relapsing polychondritis. Rheumatology（Oxford），2020，59（1）：99-106.

[4] Liu Y，Xia Y，Chen Y，et al. FDG PET/CT vs. NaF PET/CT in relapsing polychondritis. Rev Esp Med Nucl Imagen Mol，2020，39（1）：35-36.

[5] Yamashita H，Takahashi H，Kubota K et al. Utility of fluorodeoxy glucose positron emission tomography/ computed tomography for early diagnosis and evaluation of disease activity of relapsing polychondritis：a case series and literature review. Rheumatology（Oxford），2014，53（8）：1482-1490.

[6] Zeng Y，Li M，Chen S，et al. Is 18F-FDG PET/CT useful for diagnosing relapsing polychondritis with airway involvement and monitoring response to steroid-based therapy？ Arthritis Res Ther，2019，21（1）：282.

[7] Kamada H，Takanami K，Toyam，Y，et al. 18F-FDG PET/CT Imaging of Vasculitis Complicated With Relapsing Polychondritis. Clin Nucl Med，2020，45（7）：e327-e328.

[8] Lei W，Zeng DX，Chen T，et al. FDG PET-CT combined with TBNA for the diagnosis of atypical relapsing polychondritis：report of 2 cases and a literature review. J Thorac Dis，2014，6（9）：1285-1292.

第八节　抗合成酶综合征

病例1

【简要病史】 男，43 岁，双下肢无力、活动后气短 5 年；病程中偶有咳嗽、咳痰；双手近端指间关节、双肘、双肩、双膝关节疼痛及肿胀；无雷诺现象，无口腔溃疡、脱发。2 年前诊断"抗合成酶综合征"，间断激素及免疫抑制剂治疗。1 个月前肌无力和气短加重伴发热，体温最高 38.6℃。

【体格检查】 双手掌面皮肤粗糙伴裂纹，呈不典型"技工手"（图 2-8-1）；双手背部、腹部皮

肤粗糙，局部色素沉着。

【相关检查】 血常规：WBC 2.9×10^9/L，中性粒细胞94.6%，淋巴细胞0.11×10^9/L，Hb 99 g/L，PLT 90×10^9/L。血生化：肌酸激酶（CK）457.8 IU/L（参考值25～195 IU/L），LDH 856.3 IU/L（参考值100～240 IU/L），α-羟丁酸脱氢酶（α-HBDH）601.1 IU/L（参考值90～220 IU/L）。CRP 32.18 mg/L（参考值1～10 mg/L）。痰培养未见异常；血培养及鉴定未见异常。血清铁蛋白>1500.0 ng/ml（参考值11～306.8 ng/ml），CA72-4 58.8 U/ml（参考值<6.9 U/ml）。自身抗体：ANA 阳性（1∶160 颗

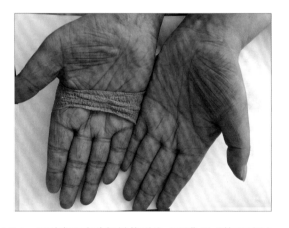

图 2-8-1 双手掌面皮肤粗糙伴裂纹（不典型"技工手"）

粒型），抗 SSA 抗体及抗 SSB 抗体阳性，抗组氨酰 tRNA 合成酶（Jo-1）抗体阳性。肌电图：未见肌源性损害。下肢 MRI 示双大腿肌肉轻度水肿。肺功能提示弥散功能减低及限制性通气障碍。

【影像所见】 胸部 CT（图 2-8-2）示双肺斑片状磨玻璃密度灶伴小叶间隔轻度增厚，右肺胸膜下分布为著；^{18}F-FDG PET/CT（图 2-8-3）示视野内多发肌肉组织代谢轻度增高；脾大伴代谢增高。

【临床诊断】 抗合成酶综合征。

病例 2

【简要病史】 男，60 岁，发热、皮疹、气短 2 年，体温最高 38.7℃，伴乏力，无畏寒、寒战、盗汗；双侧掌指关节、近端指间关节晨僵，持续数小时自行缓解，无雷诺现象、关节痛；诊断"抗合成酶抗体综合征"，规律口服激素治疗。1 周前皮疹、气短加重。

【体格检查】 红色片状皮疹，分布于膝及肘关节伸侧、颈前区、颈后、肩关节、双侧腹股沟区及躯干部，伴瘙痒，压之可褪色，不突出皮面，无眶周红肿、指间关节皮疹。

【相关检查】 血常规：WBC 17.2×10^9/L，中性粒细胞91%，淋巴细胞0.91×10^9/L，Hb 152 g/

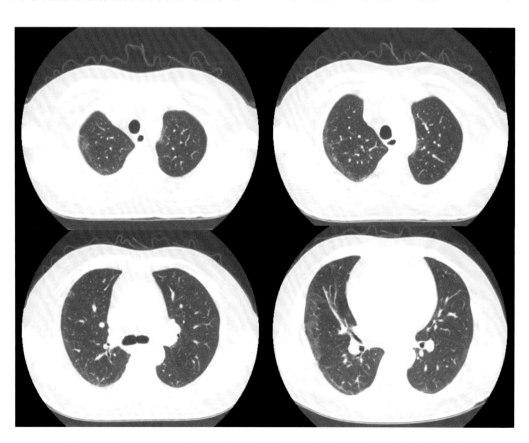

图 2-8-2 双肺斑片状磨玻璃密度灶伴小叶间隔轻度增厚，右肺胸膜下分布为著

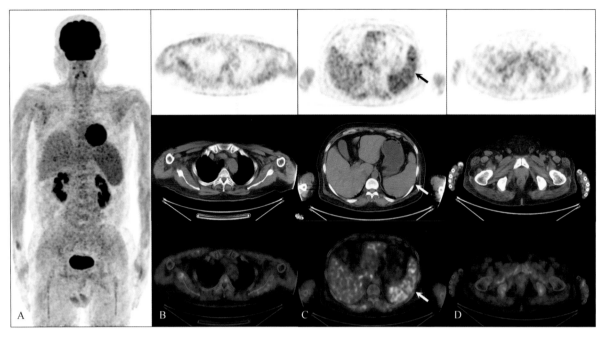

图 2-8-3　^{18}F-FDG PET/CT（**A**，MIP；**B**～**D**；横断层）示多发肌肉组织代谢轻度增高；脾大伴代谢增高（**C**，箭号）

L，PLT 272×10^9/L。血生化：CK 787.8 IU/L（参考值 25～195 IU/L），LDH 335.5 IU/L（参考值 100～240 IU/L），α-HBDH 248.7 IU/L（参考值 90 L～220 IU/L），ESR 52 mm/h（参考值 0～15 mm/h）。CRP 56.65 mg/L（参考值 1～10 mg/L）。血清 CYFRA21-1 4.19 ng/ml（参考值 < 3.3 ng/ml），CEA、CA19-9、SCC、NSE 及 ProGRP 未见异常。自身抗体：ANA 阳性（1：1000 胞质型），抗甘氨酰 tRNA 合成酶（EJ）抗体（＋＋＋），抗 Ro-52 抗体（＋＋＋）。肌电图：右胸锁乳突肌、左胸 10 脊旁肌呈肌源性损害；左伸指总肌、肱二头肌、双胫前肌收缩运动单位电位时限正常，波幅正常，静止有自发电位发放。肺功能：通气功能显著减退，属阻塞性障碍。

【影像所见】　下肢 MRI（图 2-8-4）示双侧臀部及大腿部分肌肉水肿改变为主，伴右侧大腿股外侧肌筋膜水肿。胸部 CT（图 2-8-5）提示双肺支气管炎，双肺下叶支气管扩张，双肺下叶间质性病变，左肺下叶软组织密度结节。^{18}F-FDG PET/CT（图 2-8-6）示全身多发肌肉组织代谢增高；右肺下叶间质性病变，代谢轻度增高；左肺下叶软组织密度结节，代谢增高。

【病理结果】　右股四头肌＋筋膜活检：骨骼肌呈神经源性骨骼肌损害伴轻微肌病样改变。左肺下叶结节穿刺：部分肺泡上皮增生，间质纤维组织及小血管增生伴较多淋巴细胞、浆细胞、中性粒细胞、组织细胞等炎症细胞浸润，个别支气管腔内小脓肿形成。

【临床诊断】　抗合成酶综合征。

【讨论】　抗合成酶综合征（antisynthetase syndrome，ASS）是一种以抗氨酰 tRNA 合成酶（aminoacyl-tRNA synthetase，ARS）抗体阳性为特征的临床综合征，属于特发性炎性肌病的一种特殊类型[1]。

ASS 作为一种自身免疫性疾病，其发病机制目前尚未明确，可能与机体的免疫耐受调控被打破所致的免疫系统反应性改变有关，如环境因素和（或）感染性因素引起的组织损伤，进而造成受损细胞释放抗氨酰 tRNA 合成酶，触发天然免疫激活和获得性免疫激活，最终导致自身免疫介导的终末器官损伤[2-3]。

临床上 ARS 抗体以抗组氨酰 tRNA 合成酶（Jo-1）抗体最多，约占全部 ARS 抗体的 60%[4]，其他 ARS 抗体还包括抗丙氨酰 tRNA 合成酶（PL-12）抗体、抗苏氨酰 tRNA 合成酶（PL-7）抗体、抗异亮氨酰 tRNA 合成酶（OJ）抗体、抗甘氨酰 tRNA 合成酶（EJ）抗体、抗天冬氨酰 tRNA 合成酶（KS）抗体、抗酪胺酰 tRNA 合成酶（YRS/Ha）抗体、抗苯丙氨酰 tRNA 合成酶（Zo）抗体等[5]。

ASS 的临床主要表现包括多肌炎（polymyositis，PM）/ 皮肌炎（dermatomyositis，DM）、间质性肺疾病（interstitial lung disease，ILD）、技工手（表现

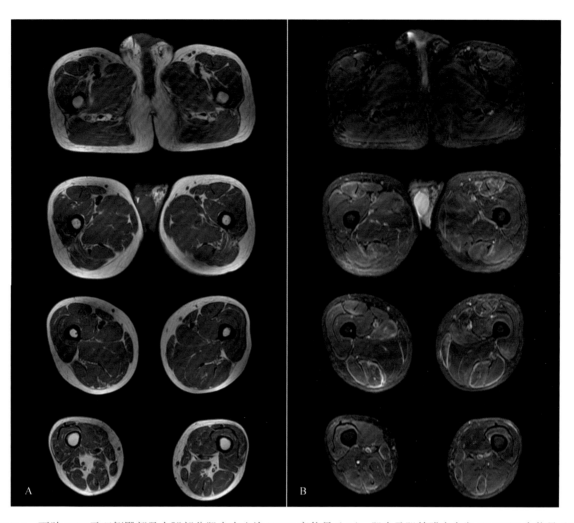

图 2-8-4　下肢 MRI 示双侧臀部及大腿部分肌肉内少许 T1WI 高信号（**A**），肌肉及肌筋膜内多发 FS T2WI 高信号（**B**）

为位于手指外侧边缘、手掌面的皮肤粗糙、裂纹、过度角化等）、关节炎、雷诺现象等，发热及皮疹在 ASS 中也常可见到[2]。ASS 临床典型的"三联征"包括肌炎、间质性肺炎及关节炎，但仅有少部分患者在发病初期就同时具有上述三种表现[6]。

目前，ASS 的临床诊断多采用以下标准[7]：主要标准：①肺间质病变；②多肌炎／皮肌炎。次要标准：①关节炎；②雷诺现象；③技工手。诊断需满足抗 ARS 抗体阳性＋2 条主要标准，或抗 ARS 抗体阳性＋1 条主要标准＋2 条次要标准。

ILD 是 ASS 的标志性肺部表现，也是 ASS 最常见的临床特征之一，ILD 进展是导致 ASS 患者死亡的重要原因[8]。在 CT 上，肺间质性病变以基底部及外周分布为主，最常见的征象为磨玻璃密度影及网格影，其次为实变及牵拉性支气管扩张，发病早期蜂窝征及纤维化改变较少见[9-11]。ASS 出现的 ILD 主要有以下 5 种类型：①寻常型间质性肺炎（usual interstitial pneumonia，UIP）型：指双

肺下叶胸膜下分布为主的网格影或蜂窝征，可伴支气管扩张，磨玻璃密度影相对较少；②非特异性间质性肺炎（nonspecific interstitial pneumonia，NSIP）型：指弥漫或斑片状磨玻璃密度影，伴／不伴网格影；③机化性肺炎（organizing pneumonia，OP）型：指支气管周围或胸膜下的片状实变影，可见空气支气管征；④非特异性间质性肺炎-机化性肺炎（NSIP-OP）混合型：指大片状磨玻璃密度影背景上的实变影，伴／不伴网格影或支气管扩张；⑤不确定型：指 CT 征象不符合上述表现的患者[9, 12]。ASS 患者中 ILD 最常见的 CT 表现类型为 NSIP 型，其次为 OP 型、UIP 型或 NSIP-OP 混合型[9, 11, 13-14]。有研究显示，表现为 UIP 型的 ASS 患者与其他 ILD 类型相比预后相对较差[15]。

ASS 患者的肌炎多表现为对称性分布的以近端肌肉为主的肌无力、肌痛症状，实验室检查中血清肌酸激酶（CK）常明显升高，肌电图、MRI 及肌

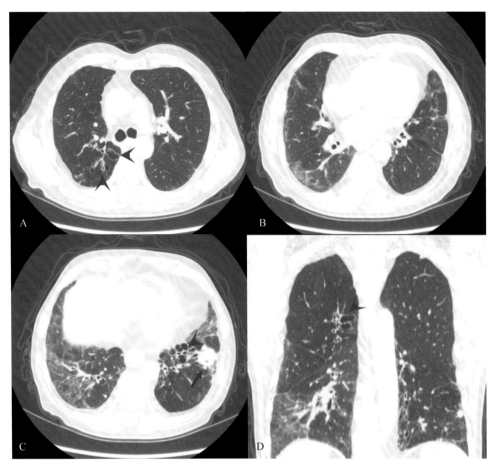

图 2-8-5 胸部 CT 示双肺多发间质性病变（**A ~ D**），伴局部支气管扩张（**A**、**C**、**D**，箭头）；左肺下叶软组织密度结节（**C**，箭号）

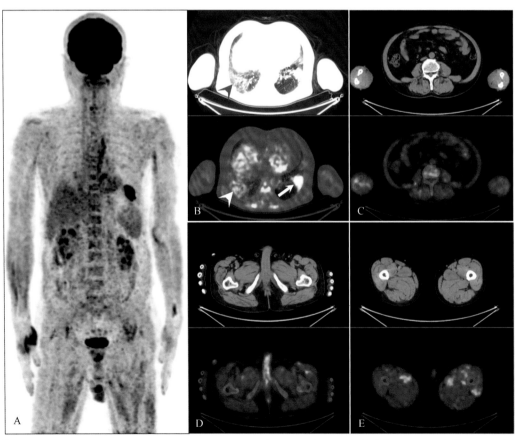

图 2-8-6 ^{18}F-FDG PET/CT（**A**，MIP；**B ~ E**，横断层）示全身多发肌肉组织代谢增高；左肺下叶软组织密度结节，代谢增高（**B**，箭号）；右肺下叶间质性病变，代谢轻度增高（**B**，箭头）

肉组织活检是主要的检查手段。肌电图表现以肌源性损害为主，主要表现为运动单位电位时限缩短、波幅减低、自发电位增多等，晚期可出现神经源性损害，呈肌源性与神经源性损害的混合相。肌肉 MRI 是无创、灵敏的检查技术，可显示受累肌肉、肌筋膜的炎性水肿，病程晚期也可观察到肌肉脂肪浸润及肌肉萎缩。ASS 患者肌肉活检最常见的组织病理学表现是束周肌纤维损伤、萎缩、坏死，类似于 DM 的肌肉病理学表现；弥漫性肌纤维坏死（不仅限于束周区域）及肌束膜区域炎症浸润也较为常见。PM 患者中常见的肌内膜炎症细胞浸润、包绕或侵入非坏死肌纤维在 ASS 患者中则相对少见[2, 16-17]。

^{18}F-FDG PET/CT 可辅助评估 ASS 患者肺间质病变及肌肉病变的受累部位、范围及炎症活动性，灵敏度较高，多数炎症活动期病灶可表现为轻-中度 ^{18}F-FDG 摄取[18]；^{18}F-FDG PET/CT 还可指导临床疑诊患者的肌肉活检部位，并用于 ASS 患者治疗后的疗效监测、评估[19]。虽然炎性肌病与恶性肿瘤之间的关联尚未明确，但部分研究已观察到 DM 及 PM 患者中肿瘤发病率升高，尤以 DM 患者为著[20]，因此 ^{18}F-FDG PET/CT 也可作为 ASS 患者的肿瘤筛查辅助工具[21]。

（陈雪祺　安彩霞　周炜　付占立）

参考文献

[1] Tieu J, Lundberg IE, Limaye V. Idiopathic inflammatory myositis. Best Pract Res Clin Rheumatol, 2016, 30（1）: 149-168.

[2] Marco JL, Collins BF. Clinical manifestations and treatment of antisynthetase syndrome. Best Pract Res Clin Rheumatol, 2020, 34（4）: 101503.

[3] Gallay L, Gayed C, Hervier B. Antisynthetase syndrome pathogenesis: knowledge and uncertainties. Curr Opin Rheumatol, 2018, 30（6）: 664-673.

[4] Aggarwal R, Cassidy E, Fertig N, et al. Patients with non-Jo-1 anti-tRNA-synthetase autoantibodies have worse survival than Jo-1 positive patients. Ann Rheum Dis, 2014, 73（1）: 227-232.

[5] 吴庆军, 唐福林, 戴张晗, 等. 抗苏氨酰 tRNA 合成酶抗体阳性的抗合成酶综合征的临床特征. 协和医学杂志, 2013, 4（1）: 26-30.

[6] Yamakawa H, Hagiwara E, Kitamura H, et al. Predictive Factors for the Long-Term Deterioration of Pulmonary Function in Interstitial Lung Disease Associated with Anti-Aminoacyl-tRNA Synthetase Antibodies. Respiration, 2018, 96（3）: 210-221.

[7] Solomon J, Swigris JJ, Brown KK. Myositis-related interstitial lung disease and antisynthetase syndrome. J Bras Pneumol, 2011, 37（1）: 100-109.

[8] Marie I. Morbidity and mortality in adult polymyositis and dermatomyositis. Curr Rheumatol Rep, 2012, 14（3）: 275-285.

[9] 刘会, 梁田, 刘桐希, 等. 抗合成酶综合征合并肺间质疾病的临床及影像征象分析. 中华放射学杂志, 2017, 51（10）: 750-755.

[10] 赵娜, 刘颖, 孙小凤, 等. 不同抗氨酰 tRNA 合成酶抗体阳性的抗合成酶综合征 60 例临床和影像学相关特征分析. 中华风湿病学杂志, 2019, 23（5）: 320-325.

[11] Zamora AC, Hoskote SS, Abascal-Bolado B, et al. Clinical features and outcomes of interstitial lung disease in anti-Jo-1 positive antisynthetase syndrome. Respir Med, 2016, 118: 39-45.

[12] 李珊, 黄慧, 宋新宇, 等. 不同临床亚型的抗合成酶综合征临床特点分析. 中华结核和呼吸杂志, 2017, 40（12）: 919-924.

[13] Travis WD, Costabel U, Hansell DM, et al. An official American Thoracic Society/European Respiratory Society statement: Update of the international multidisciplinary classification of the idiopathic interstitial pneumonias. Am J Respir Crit Care Med, 2013, 188（6）: 733-748.

[14] Debray MP, Borie R, Revel MP, et al. Interstitial lung disease in anti-synthetase syndrome: initial and follow-up CT findings. Eur J Radiol, 2015, 84（3）: 516-523.

[15] Liu H, Xie S, Liang T, et al. Prognostic factors of interstitial lung disease progression at sequential HRCT in anti-synthetase syndrome. Eur Radiol, 2019, 29（10）: 5349-5357.

[16] Noguchi E, Uruha A, Suzuki S, et al. Skeletal Muscle Involvement in Antisynthetase Syndrome. JAMA Neurol, 2017, 74（8）: 992-999.

[17] Amato AA, Barohn RJ. Evaluation and treatment of inflammatory myopathies. J Neurol Neurosurg Psychiatry, 2009, 80（10）: 1060-1068.

[18] Jain TK, Basher RK, Bhattacharya A, et al. 18F-FDG PET/CT in diagnosis and response evaluation in an unusual case of antisynthetase syndrome presenting as pyrexia of unknown origin. Rev Esp Med Nucl Imagen Mol, 2016, 35（3）: 197-199.

[19] Vandenbroucke E, Grutters JC, Altenburg J, et al. Rituximab in life threatening antisynthetase syndrome. Rheumatol Int, 2009, 29（12）: 1499-1502.

[20] Chen YJ, Wu CY, Huang YL, et al. Cancer risks of dermatomyositis and polymyositis: a nationwide cohort study in Taiwan. Arthritis Res Ther, 2010, 12（2）: R70.

[21] 刘洋, 程欣, 石希敏, 等. ^{18}FDG PET/CT 在皮肌炎/多发性肌炎伴恶性肿瘤诊断中的应用. 吉林大学学报（医学版）, 2016, 42（3）: 587-590.

第九节　缓解性血清阴性对称性滑膜炎伴凹陷性水肿综合征

病例1

【简要病史】　男，45岁，双手背、足背凹陷性水肿伴多关节肿痛1个月，期间发热4天，最高体温38.1℃。

【相关检查】　ESR 65 mm/h（参考值0～20 mm/h），CRP 26 mg/L（参考值0～8 mg/L）；铁蛋白944.8 ng/ml（参考值11～306.8 ng/ml）；抗环瓜氨酸肽抗体、类风湿因子（RF）、抗核抗体（ANA）均阴性。

【影像所见】　^{18}F-FDG PET/CT（图2-9-1）示双肩、肘、腕、指间关节，双髋、膝、踝关节代谢增高；双侧腋窝、髂血管旁、腹股沟淋巴结肿大，代谢增高。

【临床诊断及治疗转归】　临床诊断：缓解性血清阴性对称性滑膜炎伴凹陷性水肿综合征；患者未经特殊治疗，1个月后症状逐渐缓解、消失。

病例2

【简要病史】　女，61岁，双手、双足背凹陷性水肿（图2-9-2），伴发热、全身关节疼痛、乏力2月余，最高体温38.5℃。

【相关检查】　WBC $20.86×10^9$/L，中性粒细胞78%，淋巴细胞9%，RBC $4.36×10^{12}$/L，Hb 111 g/L。ESR 83 mm/h（参考值0～20 mm/h）；CRP 12.7 mg/L（参考值0～8 mg/L）；IL-6 90.18 pg/L（参考值0～5.9 pg/L）。血清ALP 153.7 U/L（参考值0～130 U/L），GGT 71.7 U/L（参考值0～50 U/L），ALT、AST、LDH、CK、TP、Alb、胆红素、葡萄糖、尿素、肌酐、钙、磷均正常。RF及ANA等自身抗体均（－）。

【影像所见】　^{18}F-FDG PET/CT（图2-9-3）示全身多发淋巴结肿大伴代谢增高，四肢关节代谢增高，脊柱、肋骨、骨盆、双侧肱骨及股骨近段、脾代谢弥漫性增高。

【病理结果及临床诊断】　（右侧腋窝淋巴结）穿刺活检：经典型霍奇金淋巴瘤；EBV编码RNA（EBER）原位杂交（大细胞＋）。临床诊断：霍奇金淋巴瘤（经典型）；缓解性血清阴性对称性滑膜炎伴凹陷性水肿综合征。

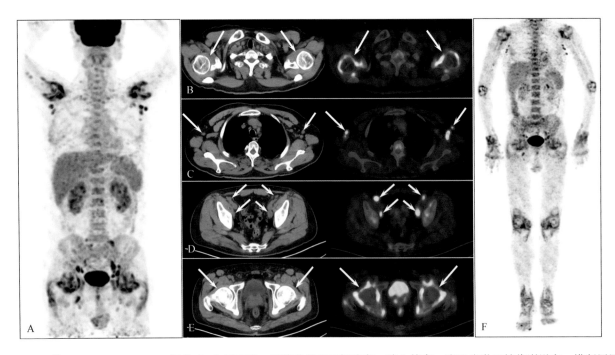

图 2-9-1　^{18}F-FDG PET/CT。MIP图像（**A**）示双肩、双髋关节及双侧腋窝、髂血管旁、腹股沟淋巴结代谢增高；横断层图像（**B～E**）示双肩关节代谢增高（**B**，箭号），双侧腋窝（**C**）及髂血管旁（**D**）淋巴结肿大，代谢增高（箭号），双髋关节代谢增高（**E**，箭号）；延迟显像MIP图像（**F**）示双肩、肘、腕、指间关节，双髋、膝、踝关节代谢增高；双侧腋窝、髂血管旁、腹股沟淋巴结肿大，代谢增高

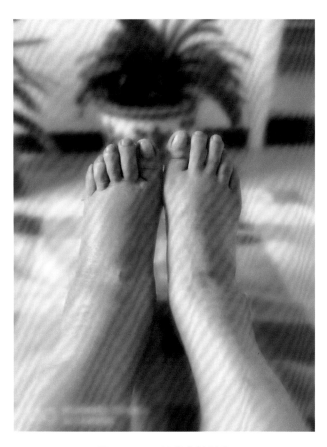

图 2-9-2 双足背水肿照片

【讨论】 缓解性血清阴性对称性滑膜炎伴凹陷性水肿（remitting seronegative symmetrical synovitis with pitting edema，RS3PE）综合征是一种特殊的以对称性关节炎伴手、足背凹陷性水肿为主要临床表现的风湿性疾病。RS3PE 综合征发病率低（0.09%）[1]，起病急，好发于 60 岁以上老年男性，男 / 女比 2 : 1[2]。本病病因和发病机制尚不清楚，基本病理改变为滑膜炎，伴局部毛细血管通透性增加而引起水肿[3-4]。临床表现为手、足背凹陷性水肿和多关节炎；水肿为皮下水肿，常与关节炎同时发生，主要出现在指、趾肌腱背侧，呈可凹性，通常为对称性，且手和足多同时发生，也可伴有上、下肢水肿[5]；关节炎一般呈对称性，易受累关节依次为掌指关节、近端指间关节、腕关节、肩关节、膝关节、踝关节和肘关节[6]，以受累关节疼痛和晨僵为主要表现，少数患者可表现为非对称性关节炎[7-8]。全身性表现可有乏力、发热、体重减轻、皮疹和肌肉疼痛等[9]。实验室检查多有 ESR 增快、CRP 升高、低白蛋白血症、轻度贫血等，但类风湿因子（RF）及抗核抗体（ANA）通常为阴性，少数患者可出现低滴度 ANA 阳性[10]。

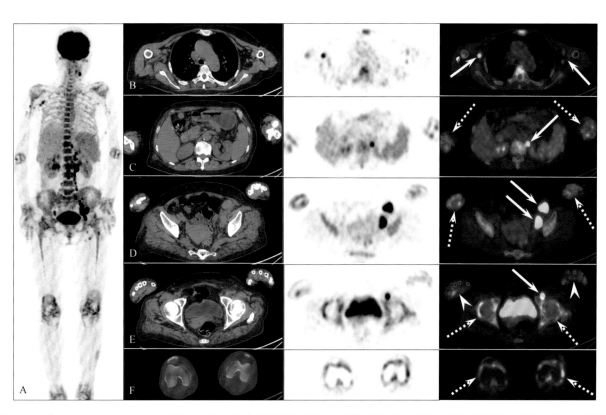

图 2-9-3 ^{18}F-FDG PET/CT。MIP 图像（**A**）示全身多发淋巴结肿大伴代谢增高，四肢关节代谢增高，脊柱、肋骨、骨盆、双侧肱骨及股骨近段、脾代谢弥漫性增高。横断层图像（**B～F**）示双侧腋窝（**B**）、腹膜后（**C**）、左髂血管旁（**D**）、左腹股沟（**E**）淋巴结肿大，代谢增高（箭号）；双肘（**C**）、双腕（**D**）、双髋（**E**）、双膝（**F**）对称性代谢增高（断箭号），骨质未见明显异常；双手指间关节代谢增高（**E**，箭头）

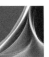

该病有自限倾向，治疗主要为对症处理，多数患者可于2周内好转；对于症状严重者可使用小剂量激素，疗效极佳[11]。

RS3PE综合征目前尚无严格、统一的诊断标准，根据多数学者的共识，提出的诊断要点如下[12-13]：①发病年龄常＞50岁；②血清学检查RF和ANA为阴性；③对称性的多关节滑膜炎（包括腕关节、掌指关节、指间关节、趾跖关节、踝关节）；④手指屈（伸）肌腱鞘滑膜炎；⑤受累关节的凹陷性水肿；⑥对激素治疗敏感。

RS3PE综合征可与肿瘤相关，甚至是副肿瘤综合征的表现，相关肿瘤可以是实体瘤，也可以是血液系统恶性肿瘤[14]。对激素治疗反应差者，需除外是否有继发于肿瘤的可能性。

X线检查无关节骨质破坏，超声或磁共振检查可有皮下水肿、滑膜炎和腱鞘炎表现[15]。18F-FDG PET/CT多表现为全身多关节滑膜及肌腱周围软组织代谢增高，多呈对称性分布[10, 16-17]；对于少数伴发恶性肿瘤的患者，PET/CT也有相应表现。

（宋娟娟　李飞　李眉　赵娟　付占立）

参考文献

［1］Okumura T，Tanno S，Ohhira M，et al. The rate of polymyalgia rheumatica（PMR）and remitting seronegative symmetrical synovitis with pitting edema（RS3PE）syndrome in a clinic where primary care physicians are working in Japan. Rheumatol Int，2012，32（6）：1695-1699.

［2］Kimura M，Tokuda Y，Oshiawa H，et al. Clinical characteristics of patients with remitting seronegative symmetrical synovitis with pitting edema compared to patients with pure polymyalgia rheumatica. J Rheumatol，2012，39（1）：148-153.

［3］McCarty DJ，O'Duffy JD，Pearson L，et al. Remitting seronegative symmetrical synovitis with pitting edema. RS3PE syndrome. JAMA，1985，254（19）：2763-2767.

［4］Olivieri I，Salvarani C，Cantini F. Remitting distal extremity swelling with pitting edema：a distinct syndrome or a clinical feature of different inflammatory rheumatic diseases？ J Rheumatol，1997，24（2）：249-252.

［5］Schaeverbeke T，Fatout E，Marcé S，et al. Remitting seronegative symmetrical synovitis with pitting oedema：disease or syndrome？ Ann Rheum Dis，1995，54（8）：681-684.

［6］Olivé A，del Blanco J，Pons M，et al. The clinical spectrum of remitting seronegative symmetrical synovitis with pitting edema. The Catalán Group for the Study of RS3PE. J Rheumatol，1997，24（2）：333-336.

［7］Keenan RT，Hamalian GM，Pillinger MH. RS3PE presenting in a unilateral pattern：case report and review of the literature. Semin Arthritis Rheum，2009，38（6）：428-433.

［8］Ozşahin M，Ataoğlu S，Turan H. Unilateral RS3PE with young-onset rheumatoid arthritis. Semin Arthritis Rheum，2011，40（4）：e1.

［9］Oide T，Ohara S，Oguchi K，et al. Remitting seronegative symmetrical synovitis with pitting edema（RS3PE）syndrome in Nagano，Japan：clinical，radiological，and cytokine studies of 13 patients. Clin Exp Rheumatol，2004，22（1）：91-98.

［10］Hotta M，Minamimoto R，Kaneko H，et al. Fluorodeoxyglucose PET/CT of Arthritis in Rheumatic Diseases：A Pictorial Review. Radiographics，2020，40（1）：223-240.

［11］王勇，李鸿斌，肖镇. 缓解性血清阴性对称性滑膜炎伴凹陷性水肿综合征二例报告. 中华临床免疫和变态反应杂志，2008，2（1）：66-68.

［12］Bucaloiu ID，Olenginski TP，Harrington TM. Remitting seronegative symmetrical synovitis with pitting edema syndrome in a rural tertiary care practice：a retrospective analysis. Mayo Clin Proc，2007，82（12）：1510-1515.

［13］郭惠芳，于庆海，刘凤珍，等. 缓解性血清阴性的对称性滑膜炎伴可凹陷性水肿综合征21例分析. 中华老年医学杂志，2005，24（5）：345-347.

［14］Li H，Altman RD，Yao Q. RS3PE：Clinical and Research Development. Curr Rheumatol Rep，2015，17（8）：49.

［15］Klauser A，Frauscher F，Halpern EJ，et al. Remitting seronegative symmetrical synovitis with pitting edema of the hands：ultrasound，color doppler ultrasound，and magnetic resonance imaging findings. Arthritis Rheum，2005，53（2）：226-233.

［16］Okabe T，Shibata H，Shizukuishi K，et al. F-18 FDG uptake patterns and disease activity of collagen vascular diseases-associated arthritis. Clin Nucl Med，2011，36（5）：350-354.

［17］Wang J，Pu C，Wang Z，Yang J. Remitting Seronegative Symmetrical Synovitis With Pitting Edema：Appearance on FDG PET/CT. Clin Nucl Med，2017，42（6）：492-495.

第十节　痛风

【简要病史】　男，35岁，双足及双手反复肿痛10年，变形4年。患者10年前因双侧第一跖趾关节肿痛、尿酸升高，确诊为"痛风"，10年间上述症状反复发作，并逐渐累及双手、双膝及双肘关节，每年发作10次左右，每次发作10天左右；4年前出现双足变形，伴痛风石形成，并逐渐累及双手、双膝及双肘关节。

【相关检查】　血尿酸605μmol/L（参考值142～420μmol/L）。

【影像所见】　^{18}F-FDG PET/CT（图2-10-1）示双肘、双手及双膝关节周围多发痛风石形成，代谢不同程度增高。

【临床诊断】　痛风。

【讨论】　痛风（gout）是尿酸盐沉积于骨关节、肾和皮下等部位引发的急、慢性炎症和组织损伤，与嘌呤代谢紊乱和（或）尿酸排泄减少所致的高尿酸血症直接相关。临床上5%～15%高尿酸血症会发展为痛风，表现为痛风性关节炎、痛风肾病、痛风石等，常有家族遗传史[1]。我国痛风患病率为1%～3%，并呈逐年升高趋势[2]；痛风青壮年高发，男性高于女性，城市高于农村，沿海高于内陆[3]。

痛风性关节炎多见于中青年男性，常首发于第一跖趾关节，或踝、膝等关节；起病急骤，24h内发展至高峰。初次发病常累及单个关节，持续数天至数周可自然完全缓解；反复发作者受累关节逐渐增多，症状持续时间延长，两次关节炎发作间歇期缩短。痛风石常出现于第一跖趾关节、耳廓、前臂伸面、指关节、肘关节等部位。急性期关节液在偏振光显微镜下可见尿酸钠晶体，具有确诊价值[4]。

X线影像表现，早期急性关节炎可见软组织肿胀，反复发作后可出现关节软骨缘破坏、关节面不规则、关节间隙狭窄；痛风石在X线上表现为致密软组织结节和轻度钙化；痛风石沉积于骨关节面可形成边缘锐利的凿孔样骨质缺损，呈半圆形或连续弧形，骨质边缘可有骨质增生反应[5]。痛风石关节超声的常见表现为关节内点状强回声和强回声团伴声影，典型者可见"暴雪征"（关节液中尿酸

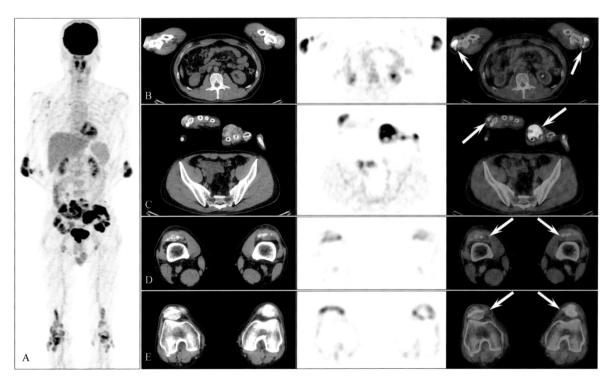

图2-10-1　^{18}F-FDG PET/CT。MIP（**A**）及横断层（**B～E**）图像示双肘（**B**）、双手（**C**）及双膝（**D**、**E**）关节周围多发软组织密度影伴钙化（痛风石形成），代谢不同程度增高（箭号）

钠晶体的高回声斑点）和"双轨征"（尿酸钠晶体沉积于软骨表面形成的超声影像）[6]。CT 图像上，痛风石呈结节或团块状，密度高于周围软组织[5]；双能（源）CT 可根据尿酸盐晶体在不同能量 X 线下的衰减特征，得到相应 CT 值变化，经重建后可特异性地显示组织和关节周围的尿酸盐结晶，具有诊断价值[7]。

在 ^{18}F-FDG PET/CT 上，痛风石多表现为 ^{18}F-FDG 摄取增高，可能与局部巨噬细胞活化和转化生长因子释放所致的炎症反应有关[8-9]，该病理生理反应有助于急性尿酸盐结晶的消解[10-11]。经过治疗后，随着局部炎症反应的减轻，病变部位 ^{18}F-FDG 摄取增高程度可逐渐减小[12]。

（王鹏远　辛军　赵娟　付占立）

参考文献

[1] 葛均波，徐永健．内科学．第 8 版．北京：人民卫生出版社，2013，856-859.

[2] 路杰，崔凌凌，李长贵．原发性痛风流行病学研究进展．中华内科杂志，2015，54（03）：244-247.

[3] Liu H, Zhang XM, Wang YL, et al. Prevalence of hyperuricemia among Chinese adults: a national cross-sectional survey using multistage, stratified sampling. J Nephrol, 2014, 27（6）：653-658.

[4] 李林，朱小霞，戴宇翔，等．中国高尿酸血症相关疾病诊疗多学科专家共识．中华内科杂志，2017，56（03）：235-248.

[5] Gentili A. Dual-energy computed tomography for gout diagnosis and management. Curr Rheumatol Rep, 2013,

15（1）：301.

[6] Chowalloor PV, Siew TK, Keen HI. Imaging in gout: A review of the recent developments. Ther Adv Musculoskelet Dis, 2014, 6（4）：131-43.

[7] Choi HK, Al-Arfaj AM, Eftekhari A, et al. Dual energy computed tomography in tophaceous gout. Ann Rheum Dis, 2009, 68（10）：1609-12.

[8] Landis RC, Yagnik DR, Florey O, et al. Safe disposal of inflammatory monosodium urate monohydrate crystals by differentiated macrophages. Arthritis Rheum, 2002, 46（11）：3026-3033.

[9] Yagnik DR, Evans BJ, Florey O, et al. Macrophage release of transforming growth factor beta1 during resolution of monosodium urate monohydrate crystal-induced inflammation. Arthritis Rheum, 2004, 50（7）：2273-2280.

[10] Ohtsuka T, Nomori H, Watanabe K, et al. False-positive findings on［18F］FDG-PET caused by non-neoplastic cellular elements after neoadjuvant chemoradiotherapy for non-small cell lung cancer. Jpn J Clin Oncol, 2005, 35（5）：271-3.

[11] Defawe OD, Hustinx R, Defraigne JO, et al. Distribution of F-18 fluorodeoxyglucose（F-18 FDG）in abdominal aortic aneurysm: high accumulation in macrophages seen on PET imaging and immunohistology. Clin Nucl Med, 2005, 30（5）：340-341.

[12] Treglia G, Giovanella L, Muoio B, et al. Response to treatment in a patient with gouty arthritis and tophi evaluated by fluorine 18 fluorodeoxyglucose positron emission tomography/computed tomography. J Clin Rheumatol, 2014, 20（4）：233-234.

第三章 其他炎性疾病

第一节 拉斯穆森脑炎

【简要病史】 女，11 岁，间断抽搐发作 11 个月。11 个月前看恐怖片后出现口吐白沫、流涎、意识丧失，持续 3 ~ 4 min 后缓解，未予重视；10 个月前无明显诱因出现右上、下肢抽搐，眼睛向左上方凝视，伴流涎、意识丧失，持续约 7 min；口服卡马西平无效后，加用左乙拉西坦，控制 2 个月后再次发作，表现为右上肢无力，右侧嘴角抽搐，意识不清；后加拉莫三嗪口服（目前口服奥卡西平、拉莫三嗪、左乙拉西坦），仍有发作，表现为右侧颜面部、嘴角抽搐。

【脑电图】 弥漫性不对称慢波，左侧著，左侧额极、额、中央、顶、枕、中线区尖波发放，左侧额、中线区为著，监测到左侧起始持续性部分性癫痫（epilepsia partialis continua，EPC）。

【影像所见】 头颅 MRI（图 3-1-1）示左侧额叶及顶叶部分皮质肿胀伴信号异常。¹⁸F-FDG PET/

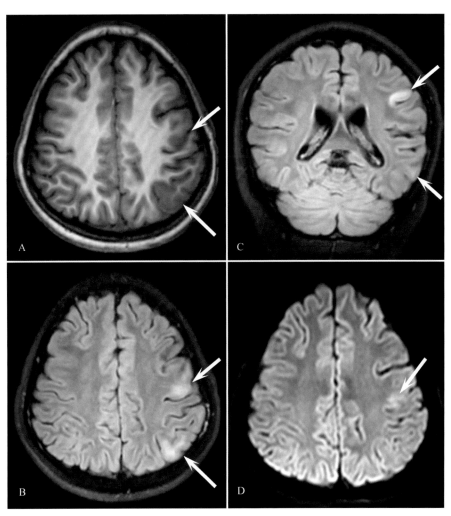

图 3-1-1 头颅 MRI（**A**，横断层 T1WI；**B**，横断层 T2 FLAIR；**C**，冠状断层 T2 FLAIR；**D**，横断层 DWI）示左侧额叶及顶叶部分皮质肿胀，T1WI 呈稍低信号（**A**，箭号），T2 FLAIR 呈高信号（**B**、**C**，箭号），左侧额叶病变 DWI 可见稍高信号（**D**，箭号）

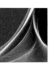
CT（图 3-1-2）示左侧大脑半球皮质萎缩；左侧额、顶、颞叶多发代谢增高区，右侧小脑代谢较对侧增高，相应脑实质密度未见明显改变；余部左侧大脑半球各叶（额、顶、颞、枕叶）皮质代谢减低。

【病理结果及临床诊断】 行"左额颞顶开颅术中监测＋大脑半球离断术"。术后病理：（额顶岛盖）送检脑组织，软脑膜血管扩张、充血，局灶出血，灰质白质分界尚清，灰质局灶结构疏松，神经元显著减少，小血管增生，未见异常神经元及气球样细胞，小胶质细胞增生，散在及灶状淋巴细胞浸润，并血管周围淋巴细胞及小胶质细胞聚集（CD3＋＋，KP1＋＋，CD20＋）；免疫组化（IHC）：胶质纤维酸性蛋白（GFAP）（＋＋＋），少突胶质细胞转录因子 2（olig2）（＋＋），神经元特异核蛋白（NeuN）（＋＋），巢蛋白（Nestin）（－），神经丝蛋白（NF）（＋＋），Ki-67 小于 1%；综上，考虑为炎症性病变，结合临床，符合拉斯穆森脑炎。

【讨论】 拉斯穆森脑炎（Rasmussen encephalitis，RE）是一种慢性、进行性、单侧受累脑病，由 Rasmussen 于 1958 年首次报道[1]，其主要临床特征为难治性局灶性癫痫或持续性部分性癫痫（EPC）、偏瘫和进行性认知功能减退[2]，其中癫痫是最常见的首发症状。RE 在 18 岁以下人群中发病率约为 2.4 例 / 千万人，无明显性别和种族差异，通常儿童期起病，平均发病年龄 6～8 岁，起病前神经系统发育常正常。该病发病机制尚不明确，推测可能是由病毒或其他外来抗原激活免疫系统而导致的自身免疫性脑炎[3]。

RE 临床病程分为前驱期、急性期和后遗症期[4]。前驱期：癫痫发作频率较低，很少出现偏瘫，中位持续时间 7.1 个月。急性期：表现为频繁的单纯部分运动性发作，通常起源于一侧大脑半球，大多以 EPC 的形式出现，占比约 37%～96%。EPC 是一种起源于大脑皮质的难治性局灶性躯体运动性癫痫持续状态，其特征是身体某一部位持续性抽搐，通常局限于远端肢体或面部，持续时间至少 1 h，发作间期不超过 10 s。如患者未经适当治疗，可发展为进行性偏瘫、偏盲、认知功能下降和行为改变；如果优势半球受到影响，则会出现失语症；该阶段的中位持续时间约 8 个月。后遗症期：表现为永久和稳定的神经功能缺损和持续性癫痫发作[3]。

2005 年欧洲共识声明中提出 RE 诊断标准（表 3-1-1）[2]。考虑到 RE 的非典型表现，Olson 等[5]

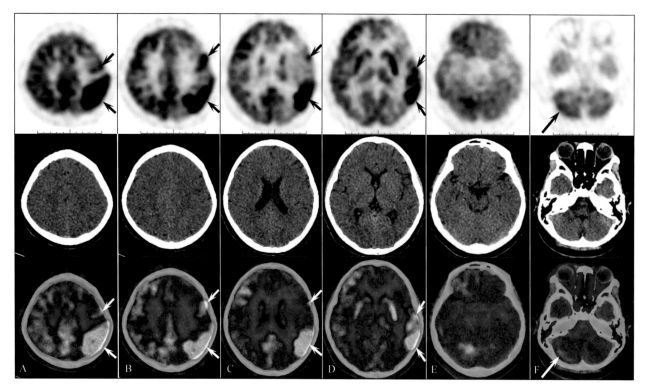

图 3-1-2 ¹⁸F-FDG PET/CT 横断层图像（**A**～**F**）示左侧大脑半球皮质萎缩，脑沟及脑裂较对侧略加深；左侧额、顶、颞叶多发代谢增高区（**A**～**D**，箭号），右侧小脑代谢较对侧增高（**F**，箭号），相应脑实质密度未见明显改变；余部左侧大脑半球各叶（额、顶、颞、枕叶）皮质代谢减低（**A**～**E**）

建议修改上述标准以提高其敏感性，如果活检病理阳性，并且满足两个 A 部分标准也可以诊断 RE。

RE 诊断主要依靠临床表现、脑电图和影像学检查。由于早期患者 MRI 表现正常或仅表现为单侧局灶性皮质或皮质下水肿（需与局灶性皮质发育不良等疾病相鉴别），至疾病后期受累半球才出现脑萎缩改变，因此脑电图对疾病早期诊断至关重要。通常在发病 3 个月内，约有 30% 的 RE 患者出现患侧半球背景活动减弱，随着病情进展患侧半球慢波明显加重；如出现患侧半球多脑区痫样放电，提示 RE 进入急性期[6]。

在疾病早期，SPECT 局部脑血流显像和 ^{18}F-FDG PET 显像即可显示出脑灌注和代谢异常，可为脑活检定位提供帮助。在癫痫发作间期，SPECT 局部脑血流显像显示受累大脑半球灌注减低，可能与慢性脑炎引起的局部缺血有关；发作间

期 ^{18}F-FDG PET 显像通常也显示为低代谢，少数也可以呈高代谢，可能与炎症活动有关。在癫痫发作期，SPECT 局部脑血流显像显示患侧大脑半球呈高灌注，而 ^{18}F-FDG PET 呈代谢高低混合形式[7]，其中高代谢是炎症活动或致痫灶的体现，而低代谢区域可能为缺血或水肿所致[8]。

目前 RE 的治疗方式主要包括药物治疗和外科手术。抗癫痫药物仅能缓解症状，而无法根治；糖皮质激素、免疫球蛋白、血浆置换疗法以及免疫抑制剂等免疫调节治疗可使 61% 的 RE 患者获益（即癫痫发作减少和神经系统损害减缓）[9]，但仍不能长期控制癫痫发作。外科手术仍然是当今治疗 RE 癫痫发作的唯一有效方法[6]。

（田丛娜 杨志仙 付占立）

参考文献

[1] Rasmussen T, Olszewski J, Lloydsmith D. Focal seizures due to chronic localized encephalitis. Neurology, 1958, 8（6）：435-445.

[2] Bien CG, Granata T, Antozzi C, et al. Pathogenesis, diagnosis and treatment of Rasmussen encephalitis：a European consensus statement. Brain, 2005, 128（Pt3）：454-471.

[3] Orsini A, Foiadelli T, Carli N, et al. Rasmussen's encephalitis：from immune pathogenesis towards targeted-therapy. Seizure, 2020, 81：76-83.

[4] Bien CG, Widman G, Urbach H, et al. The natural history of Rasmussen's encephalitis. Brain, 2002, 125（Pt 8）：1751-1759.

[5] Olson HE, Lechpammer M, Prabhu SP, et al. Clinical application and evaluation of the Bien diagnostic criteria for Rasmussen encephalitis. Epilepsia, 2013, 54（10）：1753-1760.

[6] 闫兆芬, 王静, 栾国明, 等. 不同年龄阶段 Rasmussen 脑炎临床与脑电图特征. 中国现代神经疾病杂志, 2020, 20（9）：821-826.

[7] 卫华, 王玉平. Rasmussen 脑炎的研究进展. 脑与神经疾病杂志, 2010, 18（1）：75-77.

[8] 王海洋, 张玮, 陈述花, 等. Rasmussen 脑炎患者的 ^{18}F-脱氧葡萄糖 PET 的表现特点. 中华神经外科杂志, 2014, 30（8）：796-799.

[9] Bien CG, Tiemeier H, Sassen R, et al. Rasmussen encephalitis：incidence and course under randomized therapy with tacrolimus or intravenous immunoglobulins. Epilepsia, 2013, 54（3）：543-550.

表 3-1-1 RE 欧洲共识 RE 诊断标准

A 部分

（1）临床表现	局灶性癫痫发作（有或无 EPC）和单侧皮质受损
（2）脑电图	大脑半球慢波，伴或不伴癫痫样放电和单侧癫痫发作
（3）MRI	单侧大脑半球局灶性皮质萎缩，伴至少下列之一：①灰质或白质 T2 FLAIR 高信号；②同侧尾状核头 T2 FLAIR 高信号或萎缩

B 部分

（1）临床表现	EPC 或进行性 * 单侧皮质损害
（2）MRI	进行性 * 单侧大脑半球局灶性皮质萎缩
（3）组织病理学检查	脑组织 T 细胞和小胶质细胞（典型，但不一定形成结节）浸润和反应性星形胶质细胞增生；如果脑组织中出现较多的巨噬细胞、B 细胞、浆细胞或病毒包涵体则可排除 RE

注：满足 A 部分 3 个条件或 B 部分 2 个条件即可诊断 RE：①首先明确患者是否满足标准 A 部分，如果不能满足上述 3 个特征，则评估是否满足标准 B 部分；②如患者未进行活检，需要进行增强 MRI 和头颅 CT，证实无 MRI 强化和钙化，以排除单侧大脑半球血管炎。* "进行性" 是指至少 2 次临床评估或 MRI 检查符合标准。为了显示临床进展，每次评估都必须证明有神经功能缺损，而且这种缺损必须随着时间推移而加重。为了显示进行性单侧大脑半球萎缩，每次 MRI 检查都必须显示偏侧萎缩，而且这种情况必须随着时间的推移而增加

第二节 自身免疫性脑炎

一、抗 N- 甲基 -D- 天冬氨酸受体脑炎

病例 1

【简要病史】 男，17 岁，间断肢体抽搐伴意识丧失 30 天，加重 4 天；发病以来反应迟钝、记忆力较前下降、找词困难、注意力不集中、偶有幻视、幻听及不自主运动。

【神经系统检查】 神志清楚，语速慢，反应慢，定向力、记忆力、计算力正常。右侧视乳头边界不清，静脉迂曲，上视可见持续垂直眼震，左右视时偶见不持续水平眼震，下视时未见眼震，无复视，余脑神经查体无特殊。步态未见明显异常；四肢肌力 V 级，双侧肌张力正常，未见肌萎缩及肥大；双侧指鼻试验、双侧跟膝胫试验稳准，双侧轮替运动快速正常；Romberg 征（－），未见不自主运动；双侧腹壁反射对称引出，双侧足跖反射（＋）；左侧肱二头肌反射较右侧活跃，余肢体腱反射对称引出；左侧掌颌反射可疑阳性，余病理征（－）；颈无抵抗，脑膜刺激征（－）；四肢浅、深感觉对称正常；自主神经功能检查未见明显异常。

【实验室检查】 腰椎穿刺：脑脊液初压 190 mmH$_2$O（参考值 80 ～ 180 mmH$_2$O）；脑脊液常规：无色透明，细胞总数 32/mm^3（参考值＜ 5/mm^3），有核细胞数 5/mm^3（参考值＜ 5/mm^3），单个核细胞数 3/mm^3，多个核细胞数 2/mm^3；脑脊液生化：正常范围。涂片：未找到细菌、新生隐球菌、其他真菌及抗酸杆菌。脑脊液寡克隆区带：阳性（Ⅱ型）；脑脊液 IgG 鞘内合成率 34.83 mg/24 h（参考值＜ 7.0 mg/24 h），血清髓鞘碱性蛋白 7.90 μg/L（参考值＜ 2.5 μg/L），血清髓鞘碱性蛋白抗体 1.213（参考值＜ 0.750），血清抗髓鞘少突胶质细胞糖蛋白抗体 1.293（参考值＜ 0.640）；脑脊液抗谷氨酸受体（NMDA 型 / 转染细胞法）抗体：阳性（＋＋＋）。

【4 h 视频脑电图】 α 波慢化，右顶、后颞 α 波少于左侧；右额极、额、前中颞慢波出现及尖波发放。临床发作电发放以右额极或额先起步。

【影像所见】 头颅 MRI（图 3-2-1）示右侧顶叶局部皮质异常信号，增强扫描局部软脑膜线样

强化。^{18}F-FDG PET/CT（图 3-2-2）示右侧额、顶、颞叶及左侧小脑皮质，右侧基底节区及丘脑代谢增高；躯干部未见异常代谢增高灶。

【临床诊断】 抗 N- 甲基 -D- 天冬氨酸受体（NMDAR）脑炎，症状性癫痫。

病例 2

【简要病史】 男，53 岁，抽搐伴精神障碍 2 年，不能言语伴行为异常 2 周。患者 2 年前因突发肢体抽动伴精神异常（意识障碍、幻觉及被害妄想），查血清及脑脊液抗 NMDAR 抗体（＋＋），脑电图示较多不规则慢波，诊断为抗 NMDAR 脑炎，经糖皮质激素及甲氨蝶呤治疗后上述症状缓解，此后间断出现精神行为异常；2 周前出现自觉头脑混乱，不会应用手机，于当地精神科就诊过程中出现不能对答，症状有波动，且逐渐加重。

【相关检查】 神经系统查体：神志清楚，混合性失语；高级皮质检查不能配合，脑神经查体未见异常，四肢肌力 V 级，肌张力正常，双侧腱反射活跃，双侧 Babinski 征（＋），颈无抵抗，双侧深浅感觉正常。脑脊液常规及生化均在正常范围。脑脊液髓鞘碱性蛋白 13.53 μg/L（参考值＜ 3.5 μg/L），血清髓鞘碱性蛋白抗体 14.53 μg/L（参考值＜ 2.5 μg/L）；血清及脑脊液抗谷氨酸受体（NMDA 型 / 转染细胞法）抗体：阳性（＋＋）。4 h 视频脑电图：α 波不规律，左侧 α 波少于右侧；较多 β 波及少量慢波，左顶、枕、中后颞为著。头颅 MRI 未见明显异常。

【影像所见】 ^{18}F-FDG PET/CT（图 3-2-3）示左侧颞、枕叶及右侧小脑皮质代谢增高；躯干部未见异常代谢增高灶。

【临床诊断】 抗 NMDAR 脑炎，症状性癫痫。

二、边缘性脑炎

【简要病史】 女，79 岁，间断头晕、视物模糊 4 个月。患者 4 个月前出现间断头晕伴视物模糊，逐渐出现乏力、记忆力减退、精神行为异常、抽搐、嗜睡等症状，实验室检查发现低钠血症（122.5 mmol/L，参考值 137 ～ 147 mmol/L），经补

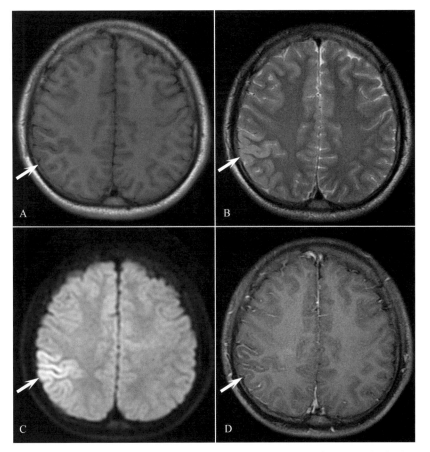

图 3-2-1　头颅 MRI（**A**，T1WI；**B**，T2 FLAIR；**C**，DWI，**D**，增强扫描）示右侧顶叶局部皮质呈 T1WI 稍低信号、T2 FLAIR 高信号，DWI 呈高信号，增强扫描局部软脑膜线样强化

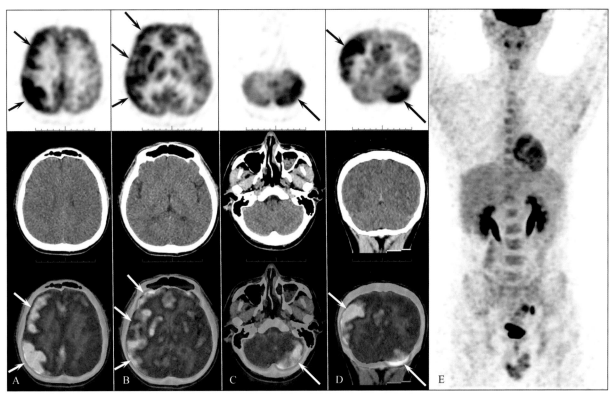

图 3-2-2　^{18}F-FDG PET/CT。头颅横断层（**A ～ C**）及冠状断层（**D**）图像示右侧额、顶、颞叶（**A、B、D**）及左侧小脑（**C、D**）皮质代谢增高（箭号），右侧基底节区及丘脑代谢增高（**B**），局部密度未见明显异常；躯干部 MIP 图像（**E**）未见异常代谢增高灶（左侧盆腔高代谢灶为肠道生理性摄取）

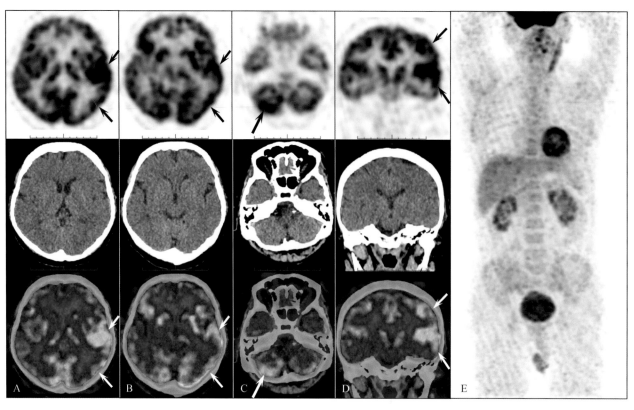

图 3-2-3 ^{18}F-FDG PET/CT。头颅横断层（**A**～**C**）及冠状断层（**D**）图像示左侧颞、枕叶（**A**、**B**、**D**）及右侧小脑（**C**）皮质代谢增高（箭号），局部密度未见明显异常；躯干部 MIP 图像（**E**）未见异常代谢增高灶

盐、限水治疗未见明显改善。

【**神经系统检查**】 神志嗜睡，言语内容稍混乱，对答可，时间、地点、人物定向力混乱，理解力尚可，计算力、记忆力欠佳。脑神经检查未见明显异常。双侧上、下肢肌力约Ⅳ级，双侧指鼻试验及轮替动作欠稳准，双侧跟膝胫试验尚稳准。无肌肉压痛、萎缩、不自主运动。双侧肌张力正常，双侧腱反射对称引出。左侧 Babinski 征（＋）、Chaddock 征（＋）；右侧足趾反射（＋）。脑膜刺激征（－）。双侧深浅感觉正常。

【**其他相关检查**】 血钠波动于 120 ～ 130 mmol/L（参考值 137 ～ 147 mmol/L）；血渗透压 263 mOsm/kg（参考值 275 ～ 305 mOsm/kg），尿渗透压 620 mOsm/kg（参考值 600 ～ 1000 mOsm/kg），尿钠 166 mmol/L。血清抗富亮氨酸胶质瘤失活蛋白 1（LGI1）抗体（＋＋＋）。4 h 视频脑电图：背景波率慢，大量慢波；可见一次发作，左前中颞蝶骨电极尖波发放。头颅 MRI 未见明显异常。

【**影像所见**】 ^{18}F-FDG PET/CT（图 3-2-4）示右侧颞叶（海马区）代谢增高灶；躯干部未见明确恶性肿瘤征象。

【**临床诊断及诊疗经过**】 临床诊断：边缘性脑炎（抗 LGI1 抗体脑炎），症状性癫痫，低钠血症；给予左乙拉西坦抗癫痫、托伐普坦升血钠、丙种球蛋白免疫治疗后，患者四肢抽搐未再发作，间断头晕减少，嗜睡及定向力、记忆力减退较前改善。1年后复查 ^{18}F-FDG PET/CT（图 3-2-5）原右侧颞叶（海马区）代谢增高灶消失。

【**本节讨论**】 自身免疫性脑炎（autoimmune encephalitis，AE）泛指一系列由自身免疫机制介导的脑实质炎性病变，占脑炎发病率的 10% ～ 20%[1-2]。AE 多急性或亚急性起病，以癫痫、认知障碍及精神症状为主要临床表现，以淋巴细胞为主的炎症细胞浸润脑实质并在血管周围形成"袖套样"结构为主要神经病理学特征。根据病理学上的病变部位，AE 可分为灰质受累为主型、白质受累为主型和血管炎型。根据影像学表现，AE 可分成边缘叶型、边缘叶以外型、混合型和无变化型。根据自身抗体所针对的抗原，AE 可分为抗细胞内抗原相关抗体脑炎和抗细胞表面抗原相关抗体脑炎。

抗细胞内抗原相关抗体脑炎，也称经典副肿瘤性脑炎，常见的抗体有抗 Hu、Ri、Yo、Ma2、CV2 抗体，其发病机制主要由 T 细胞介导（细胞

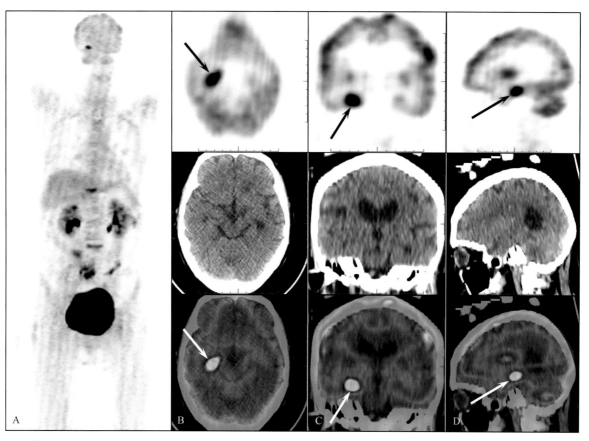

图 3-2-4 ^{18}F-FDG PET/CT。MIP 图像（**A**）示右侧颅内局灶性高代谢灶，胸 10、腰 3 椎体代谢增高灶（压缩骨折）及肠道多发生理性摄取；头颅横断层（**B**）、冠状断层（**C**）及矢状断层（**D**）图像示右侧颞叶（海马区）代谢增高灶（箭号），局部密度未见明显异常

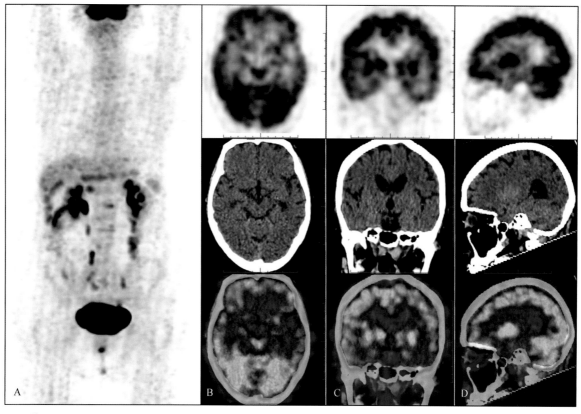

图 3-2-5 ^{18}F-FDG PET/CT（1 年后复查）。躯干部 MIP 图像（**A**）示未见异常放射性浓聚灶；头颅横断层（**B**）、冠状断层（**C**）及矢状断层（**D**）图像示原右侧颞叶（海马区）代谢增高灶消失

免疫），而非抗原抗体直接作用，对免疫治疗反应不佳，且常伴随肿瘤发生，预后较差（详见《核医学病例图谱——肿瘤分册》第十一章第二节"副肿瘤神经综合征"）。

抗细胞表面抗原相关抗体脑炎，此类抗体所针对的抗原包括神经元表面抗原和胶质细胞表面抗原。神经元表面抗原又分为：①兴奋性递质受体，如 N-甲基 -D- 天冬氨酸受体（NMDAR）、α - 氨基 -3- 羟基 -5- 甲基 -4- 异噁唑丙酸受体（AMPAR）、代谢型谷氨酸受体 5（mGluR5）；②抑制性递质受体，如 γ - 氨基丁酸 B 受体（GABA_BR）、γ - 氨基丁酸 A 受体（GABA_AR）、甘氨酸受体（GlyR）；③离子通道的亚单位及其相关黏附分子，如富亮氨酸胶质瘤失活蛋白 1（LGI1）、接触蛋白相关蛋白 2（CASPR2）、二肽基肽酶样蛋白（DPPX）。胶质细胞表面抗原主要有星形胶质细胞表面水通道蛋白 4（AQP4）、少突胶质细胞表面髓鞘少突胶质细胞糖蛋白（MOG）和胶质纤维酸性蛋白（GFAP）。此类抗体与肿瘤无必然联系，通过抗原抗体反应（体液免疫）直接致病，通常临床症状较重，但对免疫治疗反应较好，无论是否伴随肿瘤发生，其预后大部分较好。

本节内容将主要讨论抗神经元表面抗原相关抗体脑炎。2017 年"中国 AE 诊治专家共识"，根据 AE 抗神经元抗体和临床表现，将其分为抗 NMDAR 脑炎、边缘性脑炎和其他 AE 综合征[2]。

（一）抗 NMDAR 脑炎

抗 NMDAR 脑炎是 AE 最常见的亚型，约占 AE 患者的 80%，年轻女性居多，部分合并卵巢畸胎瘤，50 岁以上人群患病率较低[3]。患者常急性或亚急性起病，约 70% 的患者前驱期呈病毒感染症状，包括头痛、发热、全身无力、肌痛等上呼吸道感染症状及恶心和腹泻等，平均持续 5 天至 2 周，随后出现精神性症状（如焦虑、失眠、幻觉和妄想症）及记忆力减退、注意力集中障碍等神经性症状，部分患者出现局灶性或全身性癫痫发作。抗 NMDAR 脑炎患者血清和（或）脑脊液抗 NMDAR 抗体检测诊断的敏感性较高[4]，其脑电图大多呈非特异性弥漫性异常改变，部分患者癫痫发作期脑电图可捕捉到病变区域异常放电[5]。

抗 NMDAR 脑炎在常规 MRI 检查中阳性率差较大（11.1% ～ 83.3%）[6]，可表现为弥漫性脑炎、皮质或皮质下非特异性信号异常，可累及大脑、小脑以及脑干，以发生在额叶、顶叶及颞叶内侧皮质为

主，呈斑片状或"脑回样"病灶，大部分病灶 DWI 表现为弥散不受限，部分 DWI 表现为皮质"绸带征"，部分患者可出现脑膜增厚[7]。增强扫描大部分病灶无强化，仅约 25% 的患者可有皮质和基底节轻度一过性强化、脑膜增厚及弥漫性强化。功能 MRI 可发现更多的隐匿性异常：扩散张量成像可发现更多隐匿的大脑白质损害，并与疾病的严重程度有关[8]；静息态功能 MRI 研究显示患者双侧海马功能连接明显降低，并与记忆受损相关[9-10]。

抗 NMDAR 脑炎患者 ^{18}F-FDG PET/CT 常表现为单侧或双侧额、颞叶皮质代谢增高以及枕叶皮质代谢减低，部分伴有单侧基底节区及小脑皮质的代谢增高[11-14]。抗 NMDAR 脑炎老年患者可表现为皮质代谢弥漫性中度至重度减低，颞后叶为著[15]。有学者研究了抗 NMDAR 脑炎患者额叶皮质 / 枕叶皮质以及颞叶皮质 / 枕叶皮质 ^{18}F-FDG 平均摄取比值与反映患者病情严重程度的改良 Rankin 量表（mRS）评分的相关性，结果显示两项比值与 mRS 均存在统计学正相关，严重患者（mRS 评分 ≥ 3）的两项摄取比值均显著高于对照组，并且在患者康复后两项摄取比值恢复正常[13]。抗 NMDAR 脑炎患者 ^{18}F-FDG PET/CT 代谢特征的病理生理学基础尚不清楚，可能与患者脑脊液中抗 NMDAR 抗体诱导的受体内化而导致的脑内 NMDAR 功能低下有关[16-19]；健康受试者应用 NMDAR 拮抗剂（氯胺酮）后的 ^{18}F-FDG PET 图像表现（扣带前皮质和额叶皮质的糖代谢显著增加，岛叶、顶叶和颞叶皮质代谢轻中度增加，枕内侧皮质影响最小）[20]与抗 NMDAR 脑炎患者图像相似也支持上述观点[13]。

约 80% 抗 NMDAR 脑炎患者功能恢复良好，约 50% 的患者完全康复。确诊为 NDMAR 脑炎的女性患者，应筛查卵巢畸胎瘤，在某些患者中，肿瘤切除可在数天或数周内显著改善神经系统症状。抗 NMDAR 脑炎复发率为 12% ～ 24%，可于首次发病多年后复发[4, 21]。

（二）边缘性脑炎

边缘性脑炎多见于中老年人，男性居多，临床呈急性或亚急性起病；主要症状包括癫痫（颞叶癫痫常见）、近期记忆力下降、精神行为异常等，部分患者合并语言、睡眠障碍，面-臂肌张力障碍发作，小脑共济失调和抗利尿激素分泌不当综合征（顽固低血钠）等。少数边缘性脑炎患者可伴有胸腺瘤及重症肌无力等。脑电图显示边缘系统或大脑

轻度弥漫性慢波，癫痫发作期可见颞叶起源痫样放电。血清和（或）脑脊液检查可见特征性的抗神经元细胞表面或离子通道抗体阳性，包括抗LGI1抗体、抗$GABA_BR$抗体以及抗AMPAR抗体等[1-2]，以LGI1抗体最为常见。

边缘性脑炎最常累及双侧或单侧颞叶内侧、岛叶等边缘系统结构，部分抗LGI1抗体相关边缘性脑炎可累及基底节区域，MRI上T2 FLAIR序列表现为受累脑实质信号增高[9, 22-24]。17例抗$GABA_BR$抗体阳性脑炎患者MRI研究发现，9例出现单侧或双侧海马和杏仁核区域T2 FLAIR序列信号增高，1例增强后脑膜明显强化[25]。常规MRI阴性患者，通过基于T1WI的容积分析可发现有海马和（或）全脑萎缩[26]。

边缘性脑炎患者^{18}F-FDG PET/CT特征表现为双侧或单侧颞叶代谢增高[24]，部分抗LGI1抗体相关脑炎患者可出现双侧或单侧基底节、小脑代谢增高以及额叶皮质代谢减低[27-28]。抗LGI1抗体相关脑炎研究表明，对于MRI阴性的早期患者，^{18}F-FDG PET/CT可以探测到双侧颞叶内侧代谢增高，早期诊断敏感性达90%，优于脑电图及MRI诊断[29]。抗AMPAR抗体相关脑炎研究发现，急性期患者^{18}F-FDG PET双侧颞叶持续性代谢增高，随着患者癫痫及记忆力障碍症状缓解，病变区域代谢程度恢复正常[16, 30]。

多数边缘性脑炎患者对免疫治疗反应好，早期诊断和治疗可以明显改善预后[2, 31]。

（三）其他AE综合征

其他AE综合征包括莫旺综合征（Morvan's syndrome）、伴有强直与肌阵挛的进行性脑脊髓炎（PERM）、抗二肽基肽酶样蛋白（DPPX）抗体相关脑炎、抗多巴胺2型受体（D_2R）抗体相关基底节脑炎、抗IgLON5抗体相关脑病等，这些AE综合征或者同时累及中枢与周围神经系统，或者表现为特征性的临床综合征，其发病机制及临床症状差异较大，神经影像学表现多样[2, 9]。

（党浩丹　陈国钱　付占立）

参考文献

[1] 孙梦娇，马莉花，杜转环，等. 自身免疫性脑炎研究新进展. 中风与神经疾病杂志，2019，36（3）：274-279.

[2] 中华医学会神经病学分会. 中国自身免疫性脑炎诊治专家共识. 中华神经科杂志，2017，50（2）：91-98.

[3] Dalmau J，Lancaster E，Martinez-Hernandez E，et al. Clinical experience and laboratory investigations in patients with anti-NMDAR encephalitis. Lancet Neurol，2011，10（1）：63-74.

[4] Ford B，McDonald A，Srinivasan S. Anti-NMDA receptor encephalitis：a case study and illness overview. Drugs Context，2019，8：212589.

[5] Schmitt SE，Pargeon K，Frechette ES，et al. Extreme delta brush：A unique EEG pattern in adults with anti-NMDA receptor encephalitis. Neurology，2012，79（11）：1094-1100.

[6] Bacchi S，Franke K，Wewegama D，et al. Magnetic resonance imaging and positron emission tomography in anti-NMDA receptor encephalitis：A systematic review. J Clin Neurosci，2018，52：54-59.

[7] 曹笃，张丽娟，郭秀明，等. 自身免疫性脑炎临床表现与MRI特征分析. 中国神经精神疾病杂志，2017，43（6）：341-345.

[8] Liang Y，Cai L，Zhou X，et al. Voxel-based analysis and multivariate pattern analysis of diffusion tensor imaging study in anti-NMDA receptor encephalitis. Neuroradiology，2020，62（2）：231-239.

[9] 向雅芸，曾春，李咏梅. 自身免疫性脑炎的影像诊断与鉴别诊断. 中华放射学杂志，2020，54（3）：256-260.

[10] Brier MR，Day GS，Snyder AZ，et al. N-methyl-D-aspartate receptor encephalitis mediates loss of intrinsic activity measured by functional MRI. J Neurol，2016，263（6）：1083-1091.

[11] Morbelli S，Djekidel M，Hesse S，et al. Role of ^{18}F-FDG-PET imaging in the diagnosis of autoimmune encephalitis. Lancet Neurol，2016，15（10）：1009-1010.

[12] Solnes LB，Jones KM，Rowe SP，et al. Diagnostic Value of 18F-FDG PET/CT Versus MRI in the Setting of Antibody-Specific Autoimmune Encephalitis. J Nucl Med，2017，58（8）：1307-1313.

[13] Leypoldt，Buchert R，Kleiter I，et al. Fluorodeoxyglucose positron emission tomography in anti-N-methyl-D-aspartate receptor encephalitis：distinct pattern of disease. J Neurol Neurosurg Psychiatry，2012，83（7）：681-686.

[14] Quartuccio N，Caobelli F，Evangelista L，et al. The role of PET/CT in the evaluation of patients affected by limbic encephalitis：A systematic review of the literature. J Neuroimmunol，2015，284：44-48.

[15] Fisher RE，Patel NR，Lai EC，et al. Two different ^{18}F-FDG brain pet metabolic patterns in autoimmune limbic encephalitis. Clin Nucl Med，2012，37（9）：e213-218.

［16］Wei YC，Tseng JR，Wu CL，et al. Different FDG-PET metabolic patterns of anti-AMPAR and anti-NMDAR encephalitis：Case report and literature review. Brain Behav，2020，10（3）：e01540.

［17］Yuan J，Guan H，Zhou X，et al. Changing brain metabolism patterns in patients with ANMDAR：Serial ¹⁸F-FDG PET/CT findings. Clin Nucl Med，2016，41（5）：366-370.

［18］Moscato EH，Peng X，Jain A，et al. Acute mechanisms underlying antibody effects in anti-N-methyl-D-aspartate receptor encephalitis. Ann Neuro，2014，76（1）：108-119.

［19］Tsutsui K，Kanbayashi T，Tanaka K，et al. Anti-NMDA-receptor antibody detected in encephalitis，schizophrenia，and narcolepsy with psychotic features. BMC Psychiatry，2012，12（1）：37.

［20］Vollenweider FX，Leenders KL，Oye I，et al. Differential psychopathology and patterns of cerebral glucose utilisation produced by（S）- and（R）-ketamine in healthy volunteers using positron emission tomography（PET）. Eur Neuropsychopharmacol，1997，7（1）：25-38.

［21］Gabilondo I，Saiz A，Galán L，et al. Analysis of relapses in anti-NMDAR encephalitis. Neurology，2011，77（10）：996-999.

［22］Laurido-Soto O，Brier MR，Simon LE，et al. Patient characteristics and outcome associations in AMPA receptor encephalitis. J Neurol，2019，266（2）：450-460.

［23］Zhu F，Shan W，Lv R，et al. Clinical Characteristics of Anti-GABA-B Receptor Encephalitis. Front Neurol，2020，11：403.

［24］Kelley BP，Patel SC，Marin HL，et al. Autoimmune encephalitis：Pathophysiology and imaging review of an overlooked diagnosis. Am J Neuroradiol，2017，38（6）：1070-1078.

［25］Höftberger R，Titulaer MJ，Sabater L，et al. Encephalitis and GABAB receptor antibodies：novel findings in a new case series of 20 patients. Neurology，2013，81（17）：1500-1506.

［26］Szots M，Blaabjerg M，Orsi G，et al. Global brain atrophy and metabolic dysfunction in LGI1 encephalitis：A prospective multimodal MRI study. J Neurol Sci，2017，376：159-165.

［27］Liu X，Shan W，Zhao X，et al. The Clinical Value of ¹⁸F-FDG-PET in Autoimmune Encephalitis Associated With LGI1 Antibody. Front Neurol，2020，11：418.

［28］Moreno-Ajona D，Prieto E，Grisanti F，et al. ¹⁸F-FDG-PET Imaging Patterns in Autoimmune Encephalitis：Impact of Image Analysis on the Results. Diagnostics（Basel），2020，10（6）：356.

［29］Shin YW，Lee ST，Shin JW，et al. VGKC-complex/LGI1-antibody encephalitis：Clinical manifestations and response to immunotherapy. J Neuroimmunol，2013，265（1-2）：75-81.

［30］Spatola M，Stojanova V，Prior JO，et al. Serial brain ¹⁸FDG-PET in anti-AMPA receptor limbic encephalitis. J Neuroimmunol，2014，271（1-2）：53-55.

［31］Shin YW，Lee ST，Park KI，et al. Treatment strategies for autoimmune encephalitis. Ther Adv Neurol Disord，2017，11：1756285617722347.

第三节　机化性肺炎

病例 1

【简要病史】　男，62 岁，咳嗽、咳痰、痰中带血 10 余天，无发热、畏寒、胸闷、胸痛、气短、呼吸困难、乏力、盗汗等不适。既往支气管炎病史，否认余慢性病及肿瘤病史。

【实验室检查】　血常规：RBC 3.81×10¹²/L，Hb 112 g/L，余（-）；血清 CEA、SCC、CYFRA21-1、NSE 及 CA125 均正常。

【影像所见】　胸部 CT（图 3-3-1A）示左肺上叶尖后段软组织密度肿物伴空洞形成；¹⁸F-FDG PET/CT（图 3-3-1B、C）示该病灶代谢增高。

【病理结果】　（左肺上叶）肺叶切除标本：肺组织慢性炎症，局灶出血、纤维化及机化，偶见钙化小体，灶性坏死，有类上皮肉芽肿小灶病变，病变符合局灶性机化性肺炎。

【临床诊断】　机化性肺炎。

病例 2

【简要病史】　女，52 岁，发热后间断咳嗽 3 月余。3 月余前无明显诱因出现发热 1 天（最高 38.5℃），自服退烧药后体温降至正常；1 周后出现间断咳嗽、咳痰，痰量偏多，不伴发热、咯血。

【实验室检查】　血常规：单核细胞 10.5%（参考值 3.0% ～ 10.0%），余均正常；ESR 25 mm/h（参考值 0 ～ 20 mm/h）；自身抗体谱均阴性；呼吸道病原体组合（呼吸道合胞病毒、腺病毒、流感病毒、支原体、衣原体、柯萨奇病毒等抗体）均阴性；

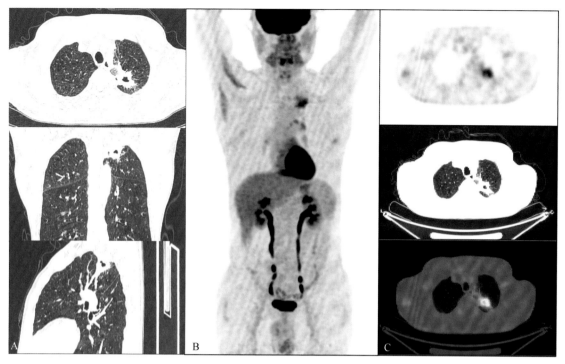

图 3-3-1 胸部 CT（**A**）示左肺上叶尖后段软组织密度肿物伴空洞形成。^{18}F-FDG PET/CT（**B**，MIP；**C**，横断层）示左肺上叶病灶代谢增高

血清 CYFRA21-1 4.53 ng/ml（参考值＜ 3.3 ng/ml）、NSE 20.23 ng/ml（参考值＜ 16.3 ng/ml）、TPA 171 U/L（参考值＜ 120.0 U/L）、CEA、CA19-9、SCC 及 ProGRP 均正常。

【影像所见】 胸部 CT（图 3-3-2）示双肺弥漫多发斑片状、结节状磨玻璃密度灶，双肺下叶条片状实变灶；^{18}F-FDG PET/CT（图 3-3-3）示双肺上述病灶代谢不均匀轻度增高；右侧锁骨上区代谢增高小淋巴结。

【病理结果】 左肺开胸肺活检术：非肿瘤性病变，病灶呈灶性分布，病灶之间可见正常肺泡组织；病灶区，肺泡间隔明显增宽，其内成纤维细胞及组织细胞增生，多量淋巴、浆细胞及少许嗜酸性粒细胞、中性粒细胞浸润，肺泡腔内浆液渗出物潴留，巨噬细胞聚集，多量机化结节填塞，综上，考虑为机化性肺炎。

【临床诊断与治疗转归】 临床诊断"机化性肺炎"，给予泼尼松 50 mg 每日一次治疗 6 周，复查胸部 CT 示原双肺多发实变灶、磨玻璃密度灶，较前明显吸收。

【讨论】 机化性肺炎（organizing pneumonia，OP）是一种由肺损伤所致的非特异性病理反应，组织病理学上以肺泡腔、肺泡管、呼吸性细支气管及终末细支气管腔内形成机化肉芽组织栓为特点[1]。

肺泡壁是损伤的主要区域，肉芽组织可通过肺泡孔从一个肺泡延伸到临近肺泡，形成"蝴蝶样"表现，故 OP 影像学上可呈现"游走性"的特点。

根据有无明确病因，OP 可分为原发性和继发性两种。原发性 OP 又称为隐源性机化性肺炎（cryptogenic OP，COP），病因不明确，曾被称为闭塞性细支气管炎伴机化性肺炎（BOOP）。继发性 OP（secondary OP，SOP）指继发于某些原发疾病的 OP，如感染（细菌、支原体、真菌等）、结缔组织病、吸入性损伤、过敏性肺炎、恶性肿瘤、放射治疗、器官移植后、误吸等[2]。

OP 好发于 50 ～ 60 岁人群中，无明显性别差异。临床常表现为咳嗽、渐进性呼吸困难、发热、体重下降等，部分患者病程前期会出现咽痛、乏力等流感样症状[2]。实验室检查对 OP 缺乏特异性。

OP 胸部 X 线片及 CT 影像表现多样，不同影像征象可单独存在或并存，多次检查时影像上的"迁徙性"或"游走性"为较特征性的表现[3]。胸部 CT 的主要表现有[4-6]：①伴有空气支气管征的实变影：出现于约 85% ～ 90% 的患者，多数实变灶分布于胸膜下或血管支气管束周围，且多发生于下肺；②磨玻璃密度影，多数随机分布，不具特异性，常出现于实变灶周围；③结节影：包括软组织密度结节肿块（图 3-3-4）或沿支气管血管束

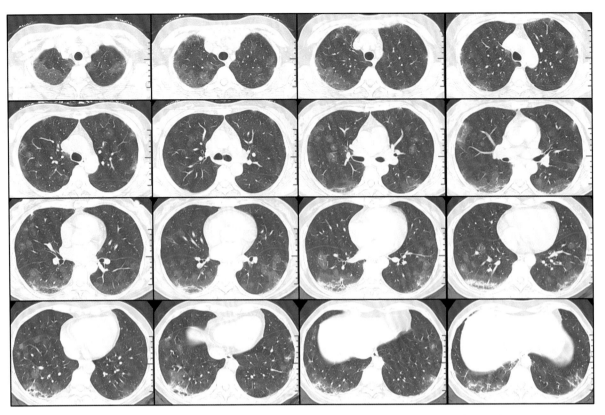

图 3-3-2　胸部 CT 示双肺弥漫多发斑片状、结节状磨玻璃密度灶，双肺下叶条片状实变灶

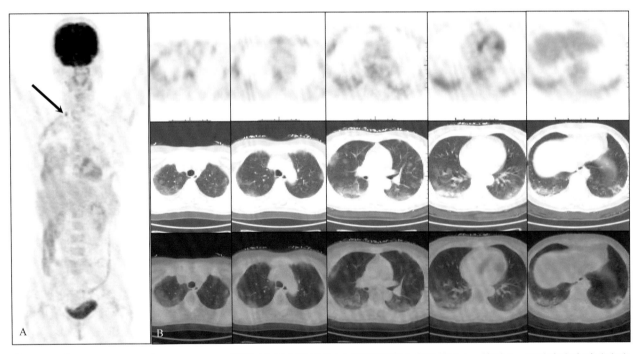

图 3-3-3　^{18}F-FDG PET/CT（**A**，MIP；**B**，横断层）示右侧锁骨上区代谢增高小淋巴结（**A**，箭号）；双肺多发磨玻璃密度灶及实变灶，代谢不均匀轻度增高（**B**）

走行的多发微小结节等；④网格影及线带状影：多分布在胸膜下区。有学者将 OP 的影像学特点总结为"五多一少"，即多态性、多发性、多变性、多复发性、多双肺受累，蜂窝肺少见[7]。部分 OP 患者还

可见纵隔淋巴结轻度肿大（直径 1.0～1.5 cm）[4,8]。

OP 的上述多种 CT 影像表现亚型均可在 ^{18}F-FDG PET 上表现为高代谢灶，一般实变灶较非实变灶代谢更高[9]；^{18}F-FDG PET/CT 可用于疾病

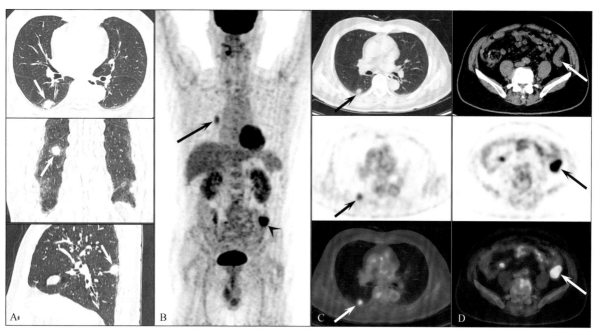

图 3-3-4 机化性肺炎（男，74岁）。因便血3个月行结肠镜检查，活检确诊降结肠"中分化腺癌"。术前胸部CT（**A**）发现右肺下叶背段软组织密度结节（箭号）。^{18}F-FDG PET/CT MIP（**B**）示右肺下叶（箭号）及降结肠（箭头）高代谢灶；横断层图像（**C**、**D**）示右肺下叶背段软组织密度结节，代谢增高（**C**，箭号），降结肠局部肠壁增厚，代谢增高（**D**，箭号）。右肺下叶结节术后病理示"机化性肺炎"

活动性的监测及随访[10-11]，还可提示临床活检的部位。

OP确诊需要依靠病理学，而COP的诊断尚需排除任何已知的及相关病因后方可诊断，即COP的诊断为"临床-影像-病理诊断（clinical-radiologic-pathologic diagnosis，CRP）"[1]。OP患者多数糖皮质激素治疗有效，预后良好。

（陈雪祺 李眉 付占立）

参考文献

［1］黄雁西，韩锋锋，杨天芸，等. 隐源性机化性肺炎的临床病理特征和影像学表现. 临床肺科杂志，2012，17（8）：1376-1378.

［2］杨子娟，王卫振，马真真，等. 机化性肺炎73例临床分析. 潍坊医学院学报，2018，40（3）：220-222.

［3］张明，范贤明. 隐源性机化性肺炎的研究进展. 临床肺科杂志，2013，18（1）：110-111.

［4］陈彬，赵峰，何健，等. 隐源性机化性肺炎的CT征象分析. 中华放射学杂志，2011，45（6）：589-592.

［5］李晓军，刘玉波，陈海荣. 隐源性机化性肺炎的临床和影像学特征. 中国中西医结合影像学杂志，2015，13（1）：63-65.

［6］魏淑珍，朱思红，李素娟，等. 隐源性机化性肺炎及继发性机化性肺炎的临床特征及影像特点分析. 国际呼吸杂志，2018，38（3）：192-196.

［7］李惠萍，何国钧，范峰，等. 肺活检证实隐源性机化性肺炎25例临床诊治体会. 中华结核和呼吸杂志，2007，30（4）：259-264.

［8］Erdogan Y，Ozyurek BA，Ozmen O，et al. The Evaluation of FDG PET/CT Scan Findings in Patients with Organizing Pneumonia Mimicking Lung Cancer. Mol Imaging Radionucl Ther，2015，24（2）：60-65.

［9］Tateishi U，Hasegawa T，Seki K，et al. Disease activity and 18F-FDG uptake in organising pneumonia：semi-quantitative evaluation using computed tomography and positron emission tomography. Eur J Nucl Med Mol Imaging，2006，33（8）：906-912.

［10］Shin L，Katz DS，Yung E. Hypermetabolism on F-18 FDG PET of multiple pulmonary nodules resulting from bronchiolitis obliterans organizing pneumonia. Clin Nucl Med，2004，29（10）：654-656.

［11］Gimenez AR，Pastrana DB，Huaranga M，et al. Belimumab in refractory organizing pneumonia associated with systemic lupus erythematosus：a case report. Lupus，2019，28（4）：565-568.

第四节　放射性肺炎

【简要病史】　男，75，体检发现右肺门占位，气管镜活检病理提示"低分化鳞癌"。

【治疗经过】　患者于 2015-4-17 至 2015-5-28 接受放疗 30 次（总剂量 72 Gy），并于放疗期间（2015-4-21、2015-5-12）接受紫杉醇（240 mg）＋卡铂（450 mg）同步化疗。

【影像所见】　患者于 2015-4-3（放疗前 14 天）、2015-5-29（放疗结束后 1 天）、2015-10-29（放疗结束后 5 个月）及 2017-4-12（放疗结束后 22.5 个月）分别行 ^{18}F-FDG PET/CT（图 3-4-1）。放疗前 14 天（图 3-4-1A）示右肺门肿物伴代谢增高；放疗结束后 1 天（图 3-4-1B）示右肺门肿物缩小，代谢基本恢复正常；放疗结束后 5 个月（图 3-4-1C）示右肺大片实变影伴代谢增高，提示放射性肺炎；放疗结束后 22.5 个月（图 3-4-1D）示原右肺

实变影部分消散（缩小），代谢明显减低。

【讨论】　放射性肺炎（radiation pneumonitis）是放射治疗胸部恶性肿瘤的常见并发症，是放射野内的正常肺组织受到放射损伤而引起的炎症反应。轻者无症状，炎症可自行消散；重者发生广泛肺纤维化，导致呼吸功能损害，甚至呼吸衰竭。放射性肺炎的发生及其严重程度与受照射肺体积、放射剂量、剂量率、分割方式、放射线的类型、放射治疗的方法、个人的易感性、治疗前肺原发疾病和放疗时同步使用化疗药物（如顺铂、卡铂、紫杉醇、足叶乙苷、多西他赛、吉西他滨等）等因素有关，其中肺部受照射的总体积与总剂量是放射性肺炎发生的决定因素。放射性肺炎的病理改变早期（放疗结束后 0.5 ～ 1 个月）以渗出为主，中期（2 ～ 3 个月）以肉芽肿形成为主，后期（3 ～ 6 个月）以纤

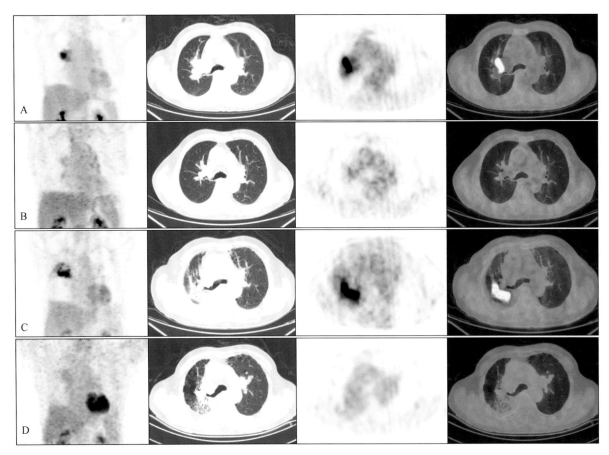

图 3-4-1　^{18}F-FDG PET/CT（自左向右：MIP、CT、PET、PET/CT 融合图像）。（**A**）（2015-4-3）示右肺门肿物伴代谢增高；（**B**）（2015-5-29）示右肺门肿物明显缩小，代谢基本恢复正常；（**C**）（2015-10-29）示右肺大片实变影伴代谢增高及少量胸腔积液；（**D**）（2017-4-12）示原右肺实变影缩小、胸腔积液消失，代谢明显减低

维增生为主，晚期（6个月以后）以胶原化病变为主，但在同一肺组织可同时存在不同阶段的病理改变。放疗后不同病理阶段的放射性肺炎在X线及CT上可以有相应的影像学表现，而 ^{18}F-FDG PET/CT 的代谢增高，则主要发生在放疗结束后的6个月内，且代谢增高的程度与临床症状严重程度相平行[1]。此外，研究表明放疗前代谢增高的肺组织，放疗后更易发生放射性肺炎[2]。

（付占立）

参考文献

[1] Abdulla S, Salavati A, Saboury B, et al. Quantitative assessment of global lung inflammation following radiation therapy using FDG PET/CT: a pilot study. Eur J Nucl Med Mol Imaging, 2014, 41: 350-356.
[2] Castillo R, Pham N, Castillo E, et al. Pre-Radiation Therapy Fluorine 18 Fluorodeoxyglucose PET Helps Identify Patients with Esophageal Cancer at High Risk for Radiation Pneumonitis. Radiology, 2015, 275: 822-831.

第五节　巨细胞心肌炎

【简要病史】 女，46岁，反复黑矇、心悸11个月，突发晕厥伴意识丧失，急诊心电图示"室性心动过速"，静脉推注胺碘酮（可达龙）及同步电复律后转为窦性心律，后因反复室性心动过速及频发室性早搏行埋藏式心脏复律除颤器（ICD）植入。

【相关检查】 血清肌钙蛋白 I 0.571 ng/ml（0～0.02 ng/ml），N-末端脑钠肽前体 1540 pg/ml（0～250 pg/ml）。超声心动图：双心房增大，心室内径大致正常；室间隔及左心室壁增厚（室间隔17 mm），室壁回声增强，呈颗粒样改变。左心室壁运动不协调，收缩幅度减低；右心室厚度正常高值，三尖瓣环增大，中少量反流；LVEF 38%。

【影像所见】 ^{99m}Tc-MIBI 静息心肌显像（图3-5-1）示左心室间壁及侧壁血流灌注减低。增强心脏 MRI（图3-5-2A、B）示室间隔右心室侧血流灌注减低，室间隔右心室侧、右心室壁及左心室侧壁延迟强化。^{18}F-FDG PET/CT（图3-5-2C、D）示左心室间隔、左心室侧壁及右心室壁代谢增高。

【病理结果】 行右心室间隔侧心尖部、中段后下部及游离壁3处心内膜活检。病理：心内膜及心肌细胞间见较多多核巨细胞浸润，心肌细胞破坏，考虑为巨细胞心肌炎。

【讨论】 巨细胞心肌炎（giant cell myocarditis，GCM）是一种罕见且迅速进展的心肌炎性病变，多见于青壮年，无性别差异，发病年龄约16～69岁（平均42.6岁）[1]。该病发病率低，临床常表现为充血性心力衰竭、心律失常（室性心动过速及高度房室传导阻滞）等，典型特征是快速进展的暴发性心肌炎伴心源性休克[2]，病程进展快，死亡率较高，出现症状后中位生存时间多小于5.5个月[3]。该病病因及发病机制尚不明确，约20%的GCM病例伴自身免疫性疾病[1,3]。

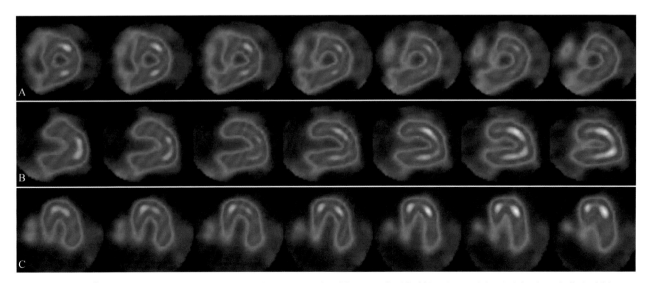

图 3-5-1 ^{99m}Tc-MIBI 静息心肌显像（**A**，短轴；**B**，垂直长轴；**C**，水平长轴）示左心室间壁及侧壁血流灌注减低

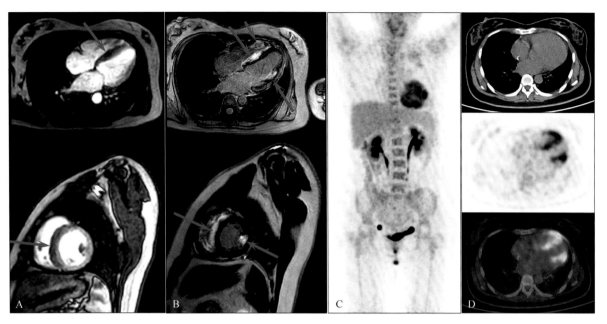

图 3-5-2　心脏 MRI 首次灌注（**A**，横断层及矢状断层）示室间隔右心室侧血流灌注减低（箭号）；延迟影像（**B**，横断层及矢状断层）示室间隔右心室侧、右心室壁及左心室侧壁延迟强化（箭号）。^{18}F-FDG PET/CT（**C**，MIP；**D**，横断层）示左心室间隔、左心室侧壁及右心室壁代谢增高

巨细胞心肌炎属于肉芽肿性心肌炎，病理表现为在典型的上皮样肉芽肿病变中伴有特异性的巨细胞浸润，呈多病灶或弥散性分布，多伴有心肌细胞坏死[4]。该病影像学表现缺乏特异性，心脏磁共振成像（CMR）具有敏感度高、可重复及无创等优点，有助于鉴别心肌炎及心肌梗死，还可以对心内膜活检进行组织定位，但 CMR 不能区分心肌炎的病理类型[5]。^{18}F-FDG PET/CT 或 PET/MRI 通过心肌细胞的 ^{18}F-FDG 摄取来评价心肌病变的代谢活性，可用于心肌炎症的定位[6]；同时 ^{18}F-FDG PET/CT 或 PET/MRI 全身显像也可用于心脏外结节病的诊断，从而有助于鉴别 GCM 和心脏结节病[7]。

对伴有心力衰竭症状的 GCM 患者，可按标准抗心力衰竭方案进行治疗[2]。在暴发性心肌炎中，急性期使用免疫抑制治疗可以改善预后。心脏移植是目前公认有效的治疗手段，但心脏移植后该病仍有复发风险[8]。

（李薇　王雅雯　方纬　付占立）

参考文献

[1] Xu J, Brooks EG. Giant Cell Myocarditis：A Brief Review. Arch Pathol Lab Med, 2016, 140（12）：1429-1434.

[2] Kasouridis I, Majo J. Giant cell myocarditis presenting with acute heart failure. BMJ Case Rep, 2017, 2017：bcr2017219574.

[3] Cooper LT Jr, Berry GJ, Shabetai R. Idiopathic giant-cell myocarditis--natural history and treatment. Multicenter Giant Cell Myocarditis Study Group Investigators. N Engl J Med, 1997, 336（26）：1860-1866.

[4] Fallon JM, Parker AM, Dunn SP, et al. A giant mystery in giant cell myocarditis：navigating diagnosis, immunosuppression, and mechanical circulatory support. ESC Heart Fail, 2020, 7（1）：315-319.

[5] Kandolin R, Lehtonen J, Salmenkivi K, et al. Diagnosis, treatment, and outcome of giant-cell myocarditis in the era of combined immunosuppression. Circ Heart Fail, 2013, 6（1）：15-22.

[6] Chen W, Jeudy J. Assessment of Myocarditis：Cardiac MR, PET/CT, or PET/MR？ Curr Cardiol Rep, 2019, 21（8）：76.

[7] Ekström K, Räisänen-Sokolowski A, Lehtonen J, et al. Idiopathic giant cell myocarditis or cardiac sarcoidosis？ A retrospective audit of a nationwide case series. ESC Heart Fail, 2020, 7（3）：1362-1370.

[8] Toscano G, Tartaro P, Fedrigo M, et al. Rituximab in recurrent idiopathic giant cell myocarditis after heart transplantation：a potential therapeutic approach. Transpl Int, 2014, 27（5）：e38-42.

第六节　黄色肉芽肿性胆囊炎

【简要病史】　男，75岁，恶心1月余，加重伴腹胀、发热1天；最高体温38.7℃，伴食欲不佳。

【相关检查】　WBC $15.52×10^9$/L，中性粒细胞86.1%，PLT $353×10^9$/L。血生化：TP 52 g/L（参考值65～85 g/L），Alb 30 g/L（参考值40～55 g/L），TBil 32.4 μmol/L（参考值1.7～20 μmol/L），D-Bil 19.8 μmol/L（参考值0～6 μmol/L）。血清 CA125 224.2 U/ml（参考值＜35.0 U/ml），CA19-9 778.9 U/ml（参考值＜37.0 U/ml），CEA、AFP及CA15-3正常。

【影像所见】　MRI（图3-6-1）示胆囊壁不均匀增厚伴强化；肝左叶膈下及周围腹膜增厚伴异常强化，包裹性积液。^{18}F-FDG PET/CT（图3-6-2）示胆囊壁增厚，代谢不均匀增高；肝左叶膈下及周围腹膜增厚、代谢增高伴包裹性积液；双侧胸腔积液。

【病理结果】　行"腹腔镜下胆囊切除术"，术后病理：黄色肉芽肿性胆囊炎，伴膈下脓肿。

【讨论】　黄色肉芽肿性胆囊炎（xanthogranulomatous cholecystitis，XGC）是一种少见的特殊类型慢性胆囊炎，以胆囊肉芽肿、泡沫样组织细胞浸润及重度增生纤维化为组织学特征。XGC病因尚不十分清楚，可能是由于胆道结石长期嵌顿或胆汁淤积合并

细菌感染，炎性反应波及胆囊壁，并导致罗-阿窦（Rokitansky-Aschoff sinus）破裂或黏膜形成溃疡，胆汁渗入囊壁间质，降解后产生胆固醇和磷脂而诱发组织细胞增生和形成多核巨细胞，而组织细胞吞噬胆固醇则形成泡沫细胞，最后形成具有特征性的黄色肉芽肿性病变[1-2]。

本病由McCoy命名并首次报道[3]，又称纤维性黄色肉芽肿性胆囊炎、胆囊假瘤、胆汁肉芽肿性胆囊炎。XGC发病率低，仅占所有胆囊炎性病变的0.7%～13.2%[4]，好发年龄为50～70岁，多见于女性，患者常有慢性胆囊炎及胆囊结石病史[5]。临床表现无特异性，多有急性发作史，包括腹痛、梗阻性黄疸、恶心、呕吐、墨菲（Murphy）征阳性，个别病例可触及右上腹包块。急性发作时可有白细胞及中性粒细胞不同程度升高，肿瘤标志物（如CA19-9）亦可见轻度升高[6]。此外，由于XGC可呈浸润性生长，累及邻近结构时可引起穿孔、脓肿、瘘管形成。

XGC肉眼可见胆囊壁不同程度增厚，壁内可见数目、大小不等的黄绿色结节；胆囊或胆管多见结石；胆囊可与周围组织粘连，尤以肝及十二指肠常见。镜下局限增厚型XGC胆囊壁正常结构破坏，

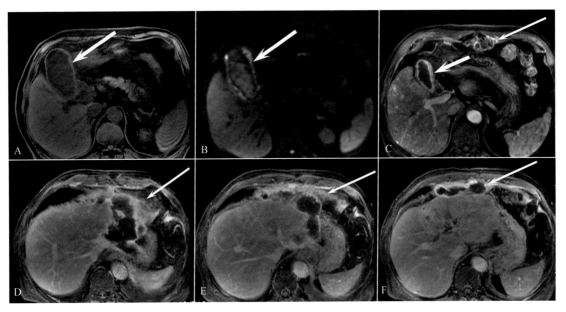

图 3-6-1　MRI。FS T1WI（**A**）示胆囊壁不均匀增厚（箭号），DWI（**B**）呈不均匀高信号（箭号），增强扫描示胆囊壁不均匀增厚伴强化（**C**，粗箭号），肝左叶膈下及周围腹膜增厚伴异常强化（**C～F**，细箭号），包裹性积液

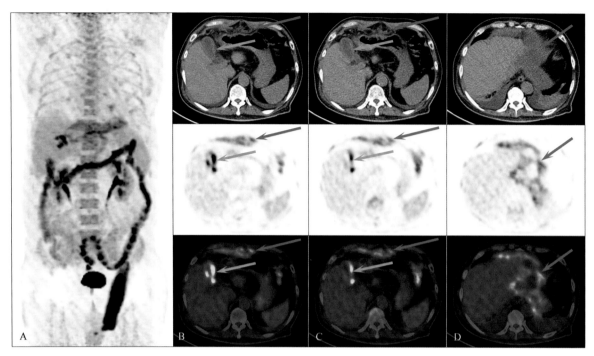

图 3-6-2 ^{18}F-FDG PET/CT（**A**，MIP；**B ~ D**，横断层）示胆囊壁弥漫性增厚，代谢不均匀增高（**B**、**C**，蓝箭号），肝左叶膈下及周围腹膜增厚、代谢增高伴包裹性积液（**B ~ D**，红箭号）；双侧胸腔积液（**B ~ D**）

肉芽肿性结节形成（中央为炎性坏死部分，外周为特征性泡沫细胞及成纤维细胞）；弥漫增厚型 XGC 胆囊壁呈全层环形增厚，常累及邻近肝实质，多无典型的肉芽肿性结节，但可见淋巴细胞、中性粒细胞、浆细胞及特征性泡沫细胞浸润[7]。

XGC 的 CT 和 MRI 影像特征包括[8]①胆囊壁不同程度增厚：胆囊壁呈弥漫性或局限性增厚，以前者居多，在 DWI 序列上呈稍高信号。②增厚的胆囊壁信号或密度不均匀：增厚的胆囊壁内可见单发或多发的低密度结节，这些结节在 MRI 表现为 T1WI 低信号、T2WI 高信号；增强扫描动脉期病变强化不明显，与明显强化的内外层壁（即黏膜和浆膜）形成强烈对比，形成特征性的"夹心饼干征"[9]。③胆囊内壁光滑，增强扫描可见完整黏膜线[10-11]。④胆囊、胆总管结石：胆囊和（或）胆总管结石发生率高达 90% 以上。⑤浸润周围结构：病灶周围存在不同程度的脂肪浸润，并容易蔓延至肝和十二指肠，增强扫描动脉期受累肝实质可见一过性高信号，门脉期及延迟期信号无异常。

XGC 的 ^{18}F-FDG PET/CT 表现通常为胆囊壁弥漫或局灶性增厚、代谢增高[12-15]，代谢增高可能与其葡萄糖转运蛋白的高表达有关[14-15]。

总之，XGC 临床少见，临床症状不典型；当影像学检查显示弥漫性或局灶性增厚的胆囊壁内可见多发低密度结节或 T1WI 低信号、T2WI 高信号结节，并且黏膜线未见中断，[18]F-FDG PET/CT 表现为病灶高代谢，而周围不出现淋巴结转移时，要警惕 XGC 的可能。

（张新超　郭悦　付占立）

参考文献

［1］Park JW, Kim KH, Kim SJ, et al. Xanthogranulomatous cholecystitis：Is an initial laparoscopic approach feasible？ Surg Endosc, 2017, 31（12）：5289-5294.

［2］吴书其，王少雁，傅宏亮，等. 黄色肉芽肿性胆囊炎 18F-FDG PET/CT 显像一例. 中华核医学与分子影像杂志, 2016, 36（6）：556-557.

［3］McCoy JJ Jr, Vila R, Petrossian G, et al. Xanthogranulomatous cholecystitis. Report of two cases. JSC Med Assoc, 1976, 72（3）：78-79.

［4］Guzmán-Valdivia G. Xanthogranulomatous cholecystitis：15 years' experience. World J Surg, 2004, 28（3）：254-257.

［5］Yabanoglu H, Aydogan C, Karakayali F, et al. Diagnosis and treatment of xanthogranulomatous cholecystitis. Eur Rev Med Pharmacol Sci, 2014, 18（8）：1170-1175.

［6］董璐，张坤，沈文. 黄色肉芽肿性胆囊炎的特征性影像表现及文献复习. 国际医学放射学杂志, 2018, 41（3）：337-340.

［7］Shuto R, Kiyosue H, Komatsu E, et al. CT and MR imaging findings of xanthogranulomatous cholecystitis：correlation with pathologic findings. Eur Radiol, 2004, 14（3）：440-446.

［8］张晓华，陈雀芦，吴侃，等. 黄色肉芽肿性胆囊炎的MRI特点分析. 肝胆胰外科杂志，2019，31（2）：87-90.

［9］Uchiyama K，Ozawa S，Ueno M，et al. Xanthogranulomatous cholecystitis：the use of preoperative CT findings to differentiate it from gallbladder carcinoma. J Hepatobiliary Pancreat Surg，2009，16（3）：333-338.

［10］Yu H，Yu TN，Cai XJ. Tumor biomarkers：help or mislead in the diagnosis of xanthogranulomatous cholecystitis？-analysis of serum CA 19-9，carcinoembryonic antigen，and CA 12-5. Chin Med J（Engl），2013，126（16）：3044-3047.

［11］施勤，周建胜，张峭巍，等. 黄色肉芽肿性胆囊炎的CT表现. 中华放射学杂志，2006，40（1）：86-88.

［12］Ramia JM，Garcia Gil JM，Manuel-Vazquez A，et al. False positive PET results due to xanthogranulomatous cholecystitis. Gastroenterol Hepatol，2020，43（20）：30382-30384.

［13］Manohar K，Mittal BR，Bhattacharya A，et al. Intense FDG activity in a case of xanthogranulomatous cholecystitis without elevated fluorothymidine activity. Clin Nucl Med，2013，38（4）：e205-206.

［14］Makino I，Yamaguchi T，Sato N，et al. Xanthogranulomatous cholecystitis mimicking gallbladder carcinoma with a false-positive result on fluorodeoxyglucose PET. World J Gastroenterol，2009，15（29）：3691-3693.

［15］Sawada S，Shimada Y，Sekine S，et al. Expression of GLUT-1 and GLUT-3 in xanthogranulomatous cholecystitis induced a positive result on 18F-FDG PET：report of a case. Int Surg，2013，98（4）：372-378.

第七节　皮病性淋巴结炎

【简要病史】　男，78 岁，全身皮肤脱屑（图3-7-1）伴瘙痒 3 个月。

【相关检查】　WBC 12.65×10^9/L，中性粒细胞40.3%，淋巴细胞 12.2%，嗜酸性粒细胞 39.4%。超声示多发浅表淋巴结肿大。外周血 FIP1L1-PDGFRA及 TEL-PDGFRB 融合基因定量检测：阴性。

【影像所见】　18F-FDG PET/CT（图 3-7-2）示全身皮肤、脾代谢弥漫性增高；双侧腋窝及腹股沟多发淋巴结肿大，代谢增高。

【病理结果及临床诊断】　（后背）皮肤活检：嗜酸性粒细胞增多性皮炎。骨髓活检：骨髓嗜酸性粒细胞为主的骨髓增生。（右侧腹股沟）淋巴结活检：皮病性淋巴结炎。临床诊断：嗜酸性粒细胞增多性皮炎，伴皮病性淋巴结炎。

【讨论】　皮病性淋巴结炎（dermatopathic lymphadenitis，DL）又称脂肪黑色素增生性网状细胞增多症或 Pautrier-Woringer 综合征，是一种罕见的继发于皮肤疾病的淋巴结反应增生性疾病[1-2]。DL 的发病机制尚不明确，有学者认为可能与皮肤炎症引起的黑色素细胞和脂肪细胞坏死有关：这些坏死细胞被组织细胞吞噬后，通过淋巴管流入淋巴结，引起淋巴结中的指状树突细胞和朗格汉斯细胞反应性增生，从而导致淋巴结病变[2]。

DL 可发生于任何年龄，但大多数为老年男

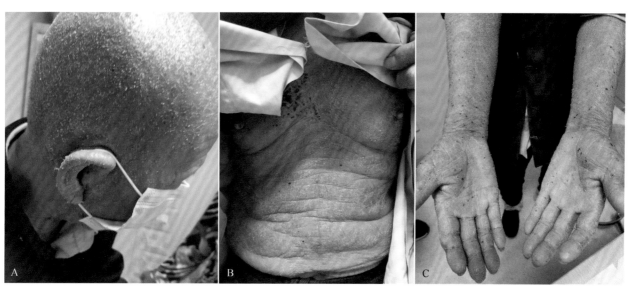

图 3-7-1　头部（A）、胸腹部（B）、双手及前臂（C）皮肤病变照片

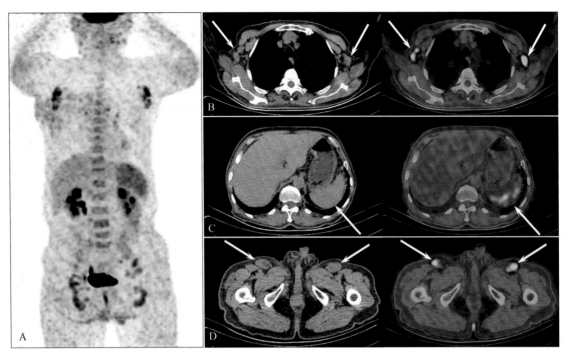

图 3-7-2　^{18}F-FDG PET/CT（**A**，MIP；**B** ～ **D**，横断层）示全身皮肤代谢弥漫性增高；双侧腋窝（**B**）及腹股沟（**D**）多发淋巴结肿大，代谢增高（箭号）；脾代谢弥漫性增高（**C**，箭号）

性，可继发于各种慢性皮肤炎症性病变（图 3-7-3，图 3-7-4），尤以发生瘙痒及脱屑者多见[3]。此外，DL 还见于蕈样肉芽肿、HIV 感染、HPV 感染、噬血细胞综合征、嗜酸性粒细胞增多综合征、成人斯蒂尔病、成人 T 细胞白血病 / 淋巴瘤、尿毒症、乳腺癌等患者，其中绝大多数伴有皮肤病变[2, 4]；亦有仅见全身淋巴结肿大而无任何原发疾病的 DL[5]。DL 病程长，临床可表现为发热、多发无痛性淋巴结肿大、皮疹、红斑、瘙痒等；其中淋巴结肿大与皮肤病变部位有关（多位于皮肤病变的淋巴引流区），最常受累的是腹股沟淋巴结，其次为腋窝淋巴结和颈部淋巴结，少数患者肘部及乳内淋巴结也可受累，而内脏淋巴结受累少见[6]。

　　DL 典型的病理表现为朗格汉斯细胞、指状树突细胞和组织细胞增生，胞质内或细胞间可有黑色素、含铁血黄素和脂质空泡。IHC：S-100、CD1a、Vim、CD68、CD15 及 CD39 可阳性表达，而细胞角蛋白和上皮细胞膜抗原（EMA）等多为阴性[7]。

　　在几乎所有 DL 患者中，当原发疾病消除后，肿大淋巴结可自行消退，因此 DL 的治疗有赖于对原发病的有效控制[2]。

　　DL 的 ^{18}F-FDG PET/CT 多为个案报道，常表现为全身多发淋巴结肿大伴 ^{18}F-FDG 摄取增高，以腹股沟、腋窝及颈部多见，常呈对称性分布，无融合趋势；可伴有肝、脾肿大，脾及骨髓代谢增高等表现[7]。^{18}F-FDG PET/CT 可以显示全身淋巴结的病变情况（大小、数目、分布及代谢水平），有助于活检定位[7-8]。作为一种淋巴结反应增生性疾病，DL 在 ^{18}F-FDG PET/CT 上的表现不具有特异性，需与淋巴瘤、IgG4 相关淋巴结炎、菊池淋巴结炎（菊池病）等良、恶性疾病鉴别，故在诊断 DL 时，应充分了解患者的病史和临床资料（尤其是皮肤表现），并结合组织病理学和 IHC 结果进行综合分析。

（刘萌　李眉　汪旸　付占立）

参考文献

［1］Psarommatis I，Vontas H，Gkoulioni V，et al. Dermatopathic lymphadenitis imitating a deep neck space infection. Am J Otolaryngol，2009，30（6）：419-422.

［2］Zhan YD，Jiao ZS，Niu L. Clinicopathologic features of invasive breast carcinoma with dermatopathic lymphadenitis：a retrospective analysis. Int J Clin Exp Pathol，2020，13（9）：2289-2296.

［3］Hu N，Tan YL，Cheng Z，et al. Dermatopathic lymphadenitis. Chinese Medical Journal，2015，128（22）：3121-3122.

［4］Alkourbah Y，Torabi A，Ghaith T，et al. Dermatopathic lymphadenitis mimicking breast cancer with lymphatic metastasis：a case report and discussion. American Journal of Case Rreports，2017，18：1330-1333.

［5］Srinivasamurthy BC，Saha K，Senapati S，et al. Fine needle aspiration cytology of dermatopathic lymphadenitis in an asymptomatic female：a case report. J Cytol，2016，

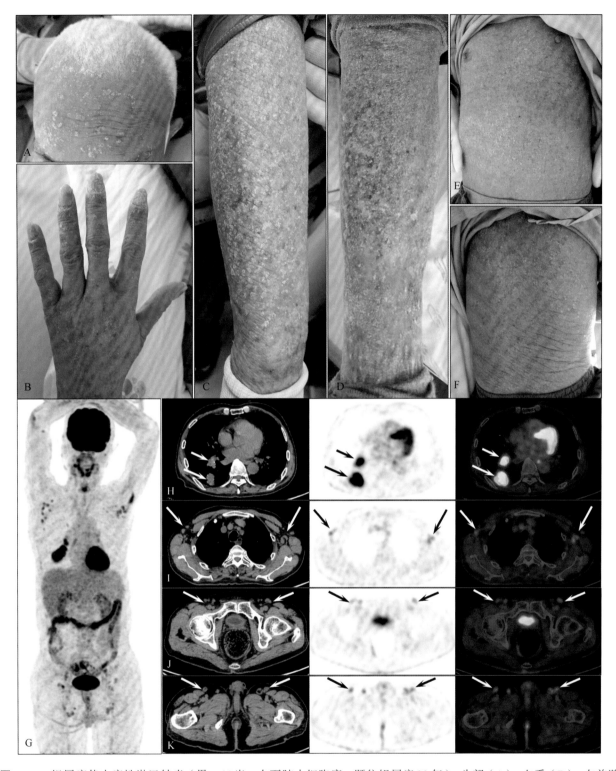

图 3-7-3　银屑病伴皮病性淋巴结炎（男，66 岁，右下肺小细胞癌，既往银屑病 30 年）。头部（**A**）、左手（**B**）、右前臂（**C**）、右小腿（**D**）、胸腹部（**E**）及腰背部（**F**）弥漫性皮肤增厚伴脱屑。^{18}F-FDG PET/CT（**G**，MIP；**H ～ K**，横断层）示全身皮肤弥漫性轻度代谢增高；右肺下叶多发软组织密度结节（**H**），代谢增高（箭号，病理为小细胞癌）；双侧腋窝（**I**）及腹股沟（**J**、**K**）多发高代谢淋巴结（箭号，病理为皮病性淋巴结炎）

33（1）：49-51.

[6] Sudilovsky D，Cha I. Fine needle aspiration cytology of dermatopathic lymphadenitis. Acta Cytol，1998，42（6）：1341-1346.

[7] 胡娜，谭延林，王云华 . 皮病性淋巴结炎的 FDG PET/ CT 表现及临床病理研究 . 临床放射学杂志，2016，35（7）：1132-1136.

[8] Makis W，Hickeson M，Blumenkrantz M. Dermatopathic lymphadenitis：a pitfall for lymphoma evaluation by F-18 FDG PET/CT. Clin Nucl Med，2010，35（11）：872-874.

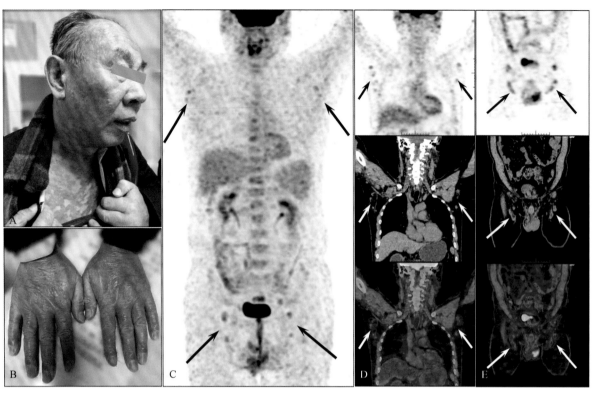

图 3-7-4 毛发红糠疹伴皮病性淋巴结炎（男，60岁）。颜面、颈部及前胸壁（**A**）、双手背（**B**）弥漫性皮疹；^{18}F-FDG PET/CT（**C**，MIP；**D**、**E**，冠状断层）示双侧腋窝及腹股沟多发高代谢淋巴结（箭号）

第八节 胰腺炎、脂膜炎、多关节炎综合征

【简要病史】 男，38岁，2018-4-21患者无明显诱因出现双下肢红斑、结节（图3-8-1），伴双膝、双踝关节疼痛。2018-4-24上述症状加重，查WBC 19.34×10^9，中性粒细胞82.74%，CRP 162.15 mg/L（参考值0～15 mg/L）。2018-5-2出现发热、呕吐、腹痛及全身关节肿痛，查血清脂肪酶450 U/L

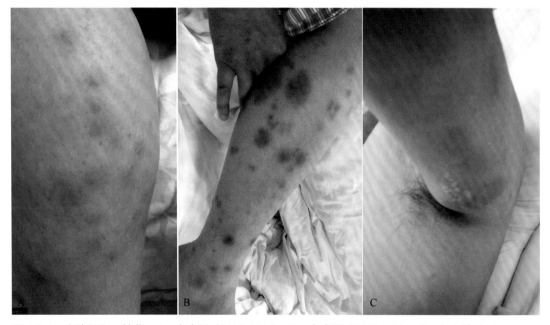

图 3-8-1 皮肤红斑、结节。**A**，右小腿（2018-4-21）；**B**，右小腿（2018-5-1）；**C**，左上肢（2018-5-14）

（参考值 13 ～ 60 U/L）、淀粉酶 6470 U/L（参考值 0 ～ 220 U/L），腹部 CT 示胰腺炎伴胰头假性囊肿形成（图 3-8-2）；给予禁食水、胃肠减压，大黄鼻饲、灌肠，奥曲肽持续泵入及肠外营养支持等对症治疗，并静脉给予甲泼尼龙及抗生素治疗，患者

呕吐、腹痛症状逐渐缓解，双下肢皮肤红斑及结节出现肿痛及搏动感，穿刺为"脓液"（图 3-8-3A），多次送培养无致病菌生长，给予双下肢清创术（图 3-8-3B）；2018-5-6 至 2018-5-18 多次复查胰酶，淀粉酶由最高 6479 U/L 降至 3070 U/L，脂肪酶由

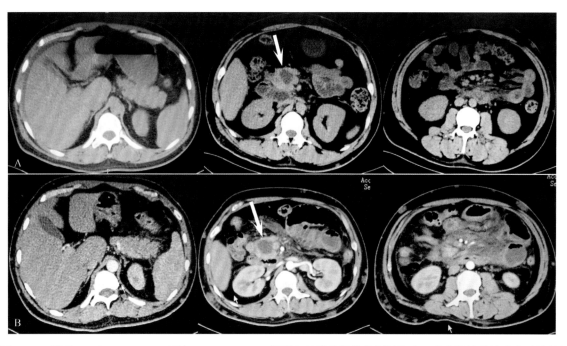

图 3-8-2 腹部 CT（**A**，2018-5-2 平扫；**B**，2018-5-7 增强）示胰腺肿胀伴周围渗出，胰头假性囊肿形成（箭号）

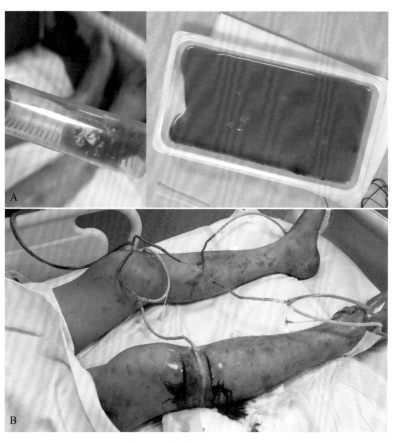

图 3-8-3 （2018-5-15）皮下结节穿刺物（**A**）及双下肢清创术后（**B**）

最高 12 837 U/L 降至 1563 U/L。2018-5-24 复查血淀粉酶 300 U/L，脂肪酶正常。

【影像所见】（2018-5-31）右膝关节 MRI（图3-8-4）示股骨远端及胫骨近端髓腔内多发异常信号。（2018-6-8）[18]F-FDG PET/CT（图 3-8-5A～D）示皮下多发软组织密度结节，代谢轻度增高；胰头假性囊肿伴周围渗出；双膝关节周围代谢轻度增高，右股骨远端及胫骨近端髓腔内可见气体密度影。（2018-6-19）全身骨显像（图 3-8-5E）示双下肢骨多发异常放射性浓聚影。

【临床诊断】 胰腺炎、脂膜炎、多关节炎综合征。

【讨论】 胰腺炎、脂膜炎和多关节炎综合征（pancreatitis，panniculitis and polyarthritis syndrome，PPP 综合征）由 Boswell 等于 1973 年首次报道[1]，是一种非常罕见的三联征，发病率不足胰腺疾病的 1%[2]。

PPP 综合征可发生于任何年龄，50～60 岁为高发年龄段，常见于有大量饮酒史的男性[3]。胰腺病变是 PPP 综合征的主要病因，包括急性或慢性胰腺炎、胰腺肿瘤（胰腺腺泡细胞癌）、胰腺外伤等。PPP 综合征的发病机制可能为受损的胰腺释放胰酶（如磷脂酶 A、脂肪酶、淀粉酶和蛋白酶）到血液循环中，导致皮下脂肪组织、骨和关节的脂肪坏死[4]。此外，α1 抗胰蛋白酶缺乏或 α2 巨球蛋白水平减低所导致血液胰蛋白酶的增高，也可能参与了该病的发生[5]。

PPP 综合征患者多以皮肤或关节病变为首诊症状，早期腹部体征不明显，因此胰腺病变容易被忽视，这也是 PPP 综合征容易被误诊的主要原因。Kim 等总结了 31 例 PPP 综合征患者，发现仅 38.7% 有腹痛症状，32.3% 的患者最初被误诊为皮下脓肿、痛风性关节炎、化脓性关节炎、蜂窝织炎、骨筋膜室综合征、结节性红斑等疾病[6]。胰腺病变的确诊主要依据血清淀粉酶、脂肪酶显著升高，以及腹部超声、CT 和 MRI 等影像学表现。

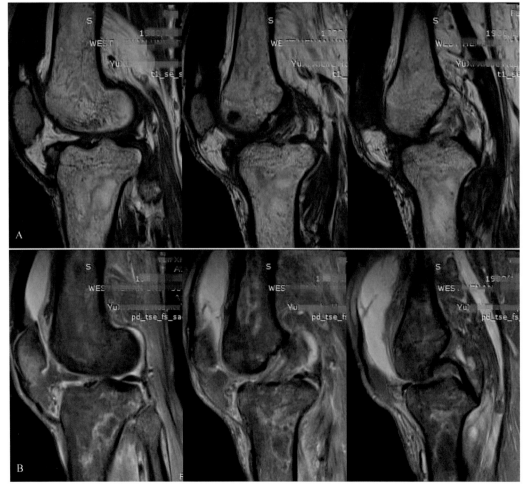

图 3-8-4 （2018-5-31）右膝关节 MRI 矢状位图像（**A**，T1WI；**B**，FS PDWI）示股骨远端及胫骨近端髓腔内多发 T1WI、PDWI 斑片状混杂信号影

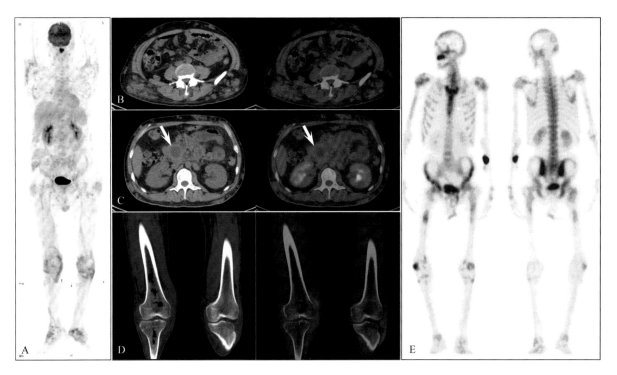

图 3-8-5　（2018-6-8）^{18}F-FDG PET/CT（**A**，MIP；**B**、**C**，横断层；**D**，冠状断层）示皮下多发软组织密度结节（**B**、**C**），代谢轻度增高；胰头假性囊肿伴周围渗出（**C**，箭号）；双膝关节周围代谢轻度增高，右股骨远端及胫骨近端髓腔内可见气体密度影（**D**）。（2018-6-19）全身骨显像（**E**，前、后位）示双下肢骨多发异常放射性浓聚影

　　PPP 综合征的皮肤损害（即胰源性脂膜炎）表现为皮肤红肿、红斑性结节或溃疡，可发生在身体的任何部位，最常累及下肢，其次是躯干和上肢。组织病理学表现为小叶性脂膜炎，"鬼影"细胞（即坏死的无核脂肪细胞）为其特征性表现[7]。

　　骨关节受累多表现为不对称性多关节炎，常累及踝关节、膝关节，其次为腕关节、指间关节等；其机制可能与骨髓内脂肪坏死、水肿及炎症引起髓内压力增加，压迫小动脉和静脉，或血清脂肪酶和其他胰酶直接作用于小动脉内皮细胞引起血栓形成，从而导致骨缺血梗死有关[8]。X线对于早期骨关节病变不敏感，但随着病程进展，病变部位可观察到骨质密度减低或增高。MRI 对骨髓内脂肪坏死和骨髓水肿的早期变化比较敏感，可以表现为典型的骨梗死征象，即"地图样"双边或三边征。全身骨显像表现为多发骨或关节不对称性放射性分布增高，部分患者亦可观察到病灶边缘放射性分布增高而中央呈放射性缺损的骨梗死征象。

　　PPP 综合征 ^{18}F-FDG PET/CT 仅见个案报道[9]。皮肤病变可表现为皮下多发高代谢软组织密度结节影，骨关节病变表现为受累部位的代谢增高，不同性质的胰腺病变形态学改变及代谢特点则各有不同。^{18}F-FDG PET/CT 能够同时显示 PPP 综合征的脂膜炎、骨关节炎及胰腺病变，有助于对疾病的整体把握[9]。

　　PPP 综合征以支持治疗为主，重点在于治疗胰腺疾病。糖皮质激素和非甾体抗炎药能缓解关节和皮肤症状，但不能减缓疾病进展。

（吴培琳　丁小琳　王红艳　付占立）

参考文献

［1］Boswell SH, Baylin GJ. Metastatic fat necrosis and lytic bone lesions in a patient with painless acute pancreatitis. Radiology, 1973, 106（1）：85-86.

［2］Norimura D, Mizuta Y, Ohba K, et al. Intraosseous fat necrosis associated with alcoholic pancreatitis. Clin J Gastroenterol, 2009, 2（6）：425-430.

［3］Kang D J, Lee S J, Choo H J, et al. Pancreatitis, panniculitis, and polyarthritis（PPP）syndrome：MRI features of intraosseous fat necrosis involving the feet and knees. Skeletal Radiol, 2017, 46（2）：279-285.

［4］Loverdos I, Swan MC, Shekherdimian S, et al. A case of pancreatitis, panniculitis and polyarthritis syndrome：Elucidating the pathophysiologic mechanisms of a rare condition. J Pediatr Surg Case Rep, 2015, 3（5）：223-226.

［5］Ferri V, Ielpo B, Duran H, et al. Pancreatic disease, panniculitis, polyarthrtitis syndrome successfully treated with total pancreatectomy：Case report and literature review. Int J Surg Case Rep, 2016, 28: 223-226.

[6] Kim EJ, Park MS, Son H G, et al. Pancreatitis, Panniculitis, and Polyarthritis Syndrome Simulating Cellulitis and Gouty Arthritis. Korean J Gastroenterol, 2019, 74 (3): 175-182.

[7] Fernandez-Sartorio C, Combalia A, Ferrando J, et al. Pancreatic panniculitis: A case series from a tertiary university hospital in Spain. Australas J Dermatol, 2018,

59 (4): e269-e272.

[8] Norimura D, Mizuta Y, Ohba K, et al. Intraosseous fat necrosis associated with alcoholic pancreatitis. Clin J Gastroenterol, 2009, 2 (6): 425-430.

[9] Luyx D, Laurent E, Van der Schueren M, et al. Skin lesions, elevated serum lipase level and abnormal bone scintigraphy. Eur J Nucl Med Mol Imaging, 2012, 39 (7): 1223-1224.

第九节　利妥昔单抗相关肺损伤

【简要病史】　女，46岁，右腰部胀痛27天，发现右侧颌面部肿物10天。

【影像所见】　（2019-8-20）首次 ^{18}F-FDG PET/CT（图3-9-1A、B）示全身多发高代谢灶，双肺未见明显异常。

【病理结果及诊疗经过】　行（右侧颈部淋巴结）超声引导下穿刺活检，病理：弥漫大B细胞淋巴瘤。分别于2019-8-30、2019-9-23、2019-10-18、2019-11-19给予4周期R-CHOP方案化疗：利妥昔单抗（600 mg）＋环磷酰胺（1.2 g）＋多柔比星脂质体（40 mg）＋硫酸长春地辛（4 mg）＋地塞米松（15 mg）；（2019-12-9）复查 ^{18}F-FDG PET/CT（图3-9-1C、D）示原全身多发高代谢灶基本消失，双肺新发弥漫性磨玻璃密度灶伴代谢增高；考虑为利妥昔单抗（美罗华）所致肺损伤，2019-12-24给

予1周期CHOP-E方案化疗：环磷酰胺（1.2 g）＋多柔比星脂质体（40 mg）＋硫酸长春地辛（4 mg）＋地塞米松（15 mg）＋依托泊苷（100 mg），同时给予阿糖胞苷鞘内注射预防中枢受累。（2020-6-22）再次复查 ^{18}F-FDG PET/CT（图3-9-1E、F）示原双肺病灶消失。

【讨论】　CD20是一种约35 kda的非糖基化跨膜蛋白，除浆细胞外在发育分化各阶段的B细胞表面均有表达，通过改变跨膜钙离子流对B细胞增殖和分化起重要调节作用。利妥昔单抗（Rituximab）是一种针对B细胞CD20抗原的人-鼠嵌合型单克隆抗体，静脉注射后与CD20（＋）B细胞特异性结合，通过补体以及抗体依赖细胞介导的细胞毒作用诱导B细胞凋亡，或协同增加对化疗药物的敏感性等多种途径杀伤B细胞[1-2]。1997年利妥昔

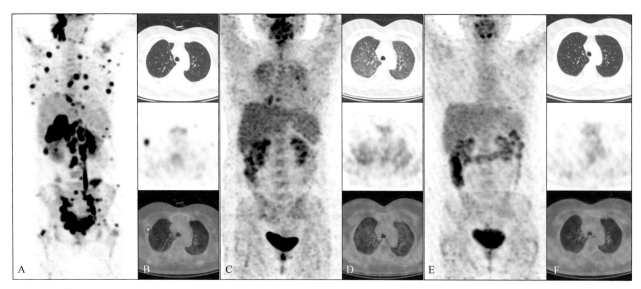

图3-9-1　^{18}F-FDG PET/CT。（2019-8-20）首次检查MIP（**A**）示全身多发高代谢灶；横断层图像（**B**）示双肺未见明显异常。给予4周期R-CHOP方案化疗后，（2019-12-9）复查 ^{18}F-FDG PET/CT，MIP（**C**）及横断层（**D**）图像示原全身多发高代谢灶基本消失，双肺新发弥漫性磨玻璃密度灶伴代谢增高；（2019-12-24）给予1周期CHOP-E方案化疗；（2020-06-22）再次复查 ^{18}F-FDG PET/CT（**E**、**F**）示原双肺弥漫性磨玻璃密度灶消失，代谢恢复正常

单抗（商品名：RITUXAN®）获得美国食品药品管理局（FDA）批准上市，之后该药在欧洲等地相继上市（商品名 MabThera®），2000 年中国国家药品监督管理总局（NMPA）批准利妥昔单抗（商品名：美罗华®）正式在国内上市，主要用于非霍奇金淋巴瘤的治疗。近年来，利妥昔单抗也被用于各种自身免疫性疾病，如类风湿关节炎（RA）、肉芽肿性多血管炎（GPA）、显微镜下多血管炎（MPA）等[3-6]。

利妥昔单抗相关肺损伤发生率 0.03% ～ 8%[7]；主要病理学改变为肺间质损伤，多累肺泡，从而出现间质性肺炎、弥漫性肺泡损伤、机化性肺炎等[8-9]；其具体机制尚不详，可能与利妥昔单抗治疗引起的体内补体（C3b/c 和 C4b/c）和多种细胞因子的升高有关[10-13]，如肿瘤坏死因子 α（TNF-α）、IL-6 和 IL-8 等，特别是其中具有促进成纤维细胞增殖功能的 TNF-α 的升高[14-15]。

利妥昔单抗相关肺损伤可发生在应用利妥昔单抗多周期治疗之中或全部治疗结束之后[16-18]。有报道从首次输入利妥昔单抗到出现肺损伤的中位时间为 67 天（范围 40 ～ 95 天），从末次输入利妥昔单抗到肺损伤发病的中位时间为 14 天（范围 11 ～ 22 天）[18]。多数患者发病时无症状，少数出现发热、呼吸困难、咳嗽等非特异性临床症状[16-17]。胸部 CT 可表现为双肺散在或弥漫性分布的磨玻璃密度影、斑片影、胸膜下网格影[16]。^{18}F-FDG PET/CT 在评估淋巴瘤化疗疗效过程中，可早期发现包括利妥昔单抗在内的多种淋巴瘤化疗药物相关肺损伤，一般表现为轻-中度代谢增高（SUV_{max} 2.1 ～ 3.3）[16, 19-20]。

利妥昔单抗相关肺损伤的治疗关键是早期明确诊断，及时停用利妥昔单抗，严重者可辅以糖皮质激素和吸氧治疗。多数患者于治疗后症状和影像改变会消失，预后好，无明显后遗症，少数患者因为一般状况差、诊断延误、病情严重（如呼吸衰竭）等可导致死亡[18]。

（廖栩鹤　付占立）

参考文献

[1] Dalle S，Dumontet C. Rituximab：mechanism of action and resistance. Bull Cancer, 2007, 94（2）：198-202.

[2] Cartron G，Watier H，Golay J，et al. From the bench to the bedside：ways to improve rituximab efficacy. Blood, 2004, 104（9）：2635-2642.

[3] Edwards J C，Cambridge G，Leandro M J. B cell depletion therapy in rheumatic disease. Best Pract Res Clin Rheumatol, 2006, 20（5）：915-928.

[4] Ruggenenti P，Chiurchiu C，Brusegan V，et al. Rituximab in idiopathic membranous nephropathy：a one-year prospective study. J Am Soc Nephrol, 2003, 14（7）：1851-1857.

[5] Arkfeld D G. The potential utility of B cell-directed biologic therapy in autoimmune diseases. Rheumatol Int, 2008, 28（3）：205-215.

[6] Walsh M，Jayne D. Rituximab in the treatment of anti-neutrophil cytoplasm antibody associated vasculitis and systemic lupus erythematosus：past，present and future. Kidney Int, 2007, 72（6）：676-682.

[7] Burton C，Kaczmarski R，Jan-Mohamed R. Interstitial pneumonitis related to rituximab therapy. N Engl J Med, 2003, 348（26）：2690-2691.

[8] Matsuno O. Drug-induced interstitial lung disease：mechanisms and best diagnostic approaches. Respir Res, 2012, 13（39）：1-9.

[9] Wagner S A，Mehta A C，Laber D A. Rituximab-induced interstitial lung disease. Am J Hematol, 2007, 82（10）：916-919.

[10] Bienvenu J，Chvetzoff R，Salles G，et al. Tumor necrosis factor alpha release is a major biological event associated with rituximab treatment. Hematol J, 2001, 2（6）：378-384.

[11] van der Kolk L E，Grillo-López A J，Baars J W，et al. Complement activation plays a key role in the side-effects of rituximab treatment. Br J Haematol, 2001, 115（4）：807-811.

[12] Byrd J C，Waselenko J K，Maneatis T J，et al. Rituximab therapy in hematologic malignancy patients with circulating blood tumor cells：association with increased infusion-related side effects and rapid blood tumor clearance. J Clin Oncol, 1999, 17（3）：791-795.

[13] Winkler U，Jensen M，Manzke O，et al. Cytokine-release syndrome in patients with B-cell chronic lymphocytic leukemia and high lymphocyte counts after treatment with an anti-CD20 monoclonal antibody（rituximab，IDEC-C2B8）. Blood, 1999, 94（7）：2217-2224.

[14] Alho H S，Maasilta P K，Harjula A L，et al. Tumor necrosis factor-alpha in a porcine bronchial model of obliterative bronchiolitis. Transplantation, 2003, 76（3）：516-523.

[15] Zhang X，Guo X，Pan J. Increased levels of tumor necrosis factor-α involved in rituximab-related acute pulmonary fibrosis in diffuse large B-cell lymphoma. Am J Clin Pathol, 2015, 143（5）：725-727.

[16] Zhao M, Zhang W. Early detection value of ^{18}F-FDG-PET/CT for drug-induced lung injury in lymphoma. Ann Hematol, 2019, 98（4）: 909-914.

[17] Huang Y C, Liu C J, Liu C Y, et al. Low absolute lymphocyte count and addition of rituximab confer high risk for interstitial pneumonia in patients with diffuse large B-cell lymphoma. Ann Hematol, 2011, 90（10）: 1145-1151.

[18] Bitzan M, Anselmo M, Carpineta L. Rituximab（B-cell depleting antibody）associated lung injury（RALI）:

a pediatric case and systematic review of the literature. Pediatr Pulmonol, 2009, 44（9）: 922-934.

[19] Kazama T, Faria S C, Uchida Y, et al. Pulmonary drug toxicity: FDG-PET findings in patients with lymphoma. Ann Nucl Med, 2008, 22（2）: 111-114.

[20] Yamane T, Daimaru O, Ito S, et al. Drug-induced pneumonitis detected earlier by ^{18}F-FDG-PET than by high-resolution CT: a case report with non-Hodgkin's lymphoma. Ann Nucl Med, 2008, 22（8）: 719-722.

第十节　免疫检查点抑制剂相关组织损伤

▄▄ 病例 1

【简要病史】　女，71 岁，黑便 20 天；肠镜活检示"肛管恶性黑色素瘤"。

【相关检查】　甲状腺功能（2020-12-18）：游离三碘甲状腺原氨酸（FT3）4.58 pmol/L（3.10 ～ 6.80 pmol/L），游离四碘甲状腺原氨酸（FT4）16.35 pmol/L（12.0 ～ 22.0 pmol/L），促甲状腺激素（TSH）1.29 mIU/L（0.27 ～ 4.20 mIU/L）。心电图：窦性心率，正常心电图。

【影像所见】　（2020-12-21）治疗前 ^{18}F-FDG PET/CT（图 3-10-1A ～ C）提示甲状腺大小、形态尚可，代谢轻度增高；直肠壁增厚，代谢增高。

【治疗转归】　2020-12-31 开始给予特瑞普利联合阿昔替尼新辅助治疗 4 周期。2 周期时自觉心悸；2021-1-14 复查甲状腺功能示甲状腺功能亢进（FT3 11.14 pmol/L，FT4 36.28 pmol/L，TSH 0.039 mIU/L）；心电图示窦性心动过速（心率 114 次 / 分）；给予 β 受体阻滞剂治疗后，心悸症状改善。2021-2-9 复查甲状腺功能示甲状腺功能减低（FT3 3.17 pmol/L；FT4 10.57 pmol/L，TSH 7.47 mIU/L）；心电图：窦性心律。2021-2-25 复查 ^{18}F-FDG PET/CT（图 3-10-1D ～ F）示甲状腺较前增大，密度弥漫性减低，代谢较前明显增高；直肠壁增厚好转，代谢较前减低。结合患者程序性死亡因子 1（PD-1）抑制剂治疗病史、实验室指标及 ^{18}F-FDG PET/CT，考虑免疫检查点抑制剂相关甲状腺炎。

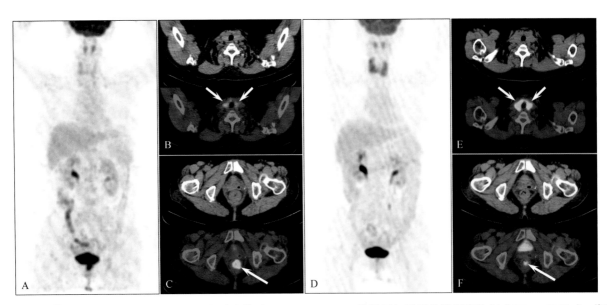

图 3-10-1　^{18}F-FDG PET/CT。（2020-12-21）治疗前（**A**，MIP；**B**、**C**，横断层）示甲状腺密度均匀（CT$_{mean}$ 65 Hu），代谢轻度增高（SUV$_{max}$ 4.2）（**B**，箭号）；直肠壁增厚，代谢增高（SUV$_{max}$ 12.0）（**C**，箭号）。（2021-2-25）治疗后（**D**，MIP；**E**、**F**，横断层）示甲状腺较前增大，密度弥漫性减低（CT$_{mean}$ 46 Hu），代谢较前明显增高（SUV$_{max}$ 7.7）（**E**，箭号）；直肠壁增厚好转，代谢较前减低（SUV$_{max}$ 4.7）（**F**，箭号）

■■■病例2

【简要病史】 男，38 岁，2017-7-11 行右纵隔肿物局部切除活检确诊"霍奇金淋巴瘤，结节硬化型"；2017-8-9 开始予 ABVD（阿霉素、博来霉素、长春花碱、氮烯咪胺）方案化疗 4 周期，评效为部分缓解；2017-12-12 开始给予二线 GDP（吉西他滨、顺铂、地塞米松）方案化疗 2 周期及放疗，后评效为病变进展，入组"中国康方生物"国产 PD-1 抑制剂（Penpulimab，AK105）临床试验研究。

【影像所见】 （2018-12-11）AK105 治疗前 ^{18}F-FDG PET/CT（图 3-10-2A、B）示右前纵隔软组织密度肿物伴代谢增高，符合淋巴瘤治疗后仍有活性病灶残留表现。

【治疗转归】 2018-12-20 开始 AK105 治疗，完成第 2 周期化疗后，（2019-2-11）复查 ^{18}F-FDG PET/CT 示右前纵隔肿物较前缩小（图 3-10-2C、D）；后再完善 2 周期 AK105 治疗，（2019-4-10）复查 ^{18}F-FDG PET/CT 示双肺新发斑片及实变影，代谢增高（图 3-10-3A、B）；结合临床考虑为免疫检查点抑制剂相关肺损伤，停用 AK105 并予糖皮质激素治疗，（2019-6-12）再次复查 ^{18}F-FDG PET/CT 示双肺病变好转，代谢减低（图 3-10-3C、D）。

【讨论】 免疫治疗是近年来临床最受瞩目的肿瘤治疗方法之一，是通过重建机体免疫系统对肿瘤的免疫反应而发挥抗肿瘤作用。免疫检查点是免疫系统中的抑制性通路，通过配体/受体的相互作用来调控、维持自身免疫耐受，并调节生理性免疫应答，避免免疫系统过度活化而损伤机体正常组织。免疫检查点抑制剂（immune checkpoints inhibitors，ICIs）是针对免疫检查点的单克隆抗体，通过阻断相应的免疫检查点来恢复机体的抗肿瘤免疫应答，是目前肿瘤免疫治疗中最重要的治疗手段。ICIs 主要包括程序性死亡因子 1（programmed death 1，PD-1）抑制剂、程序性死亡因子配体 1（programmed death ligand 1，PD-L1）抑制剂和细胞毒 T 淋巴细胞相关蛋白 4（cytotoxic T lymphocyte-associated antigen 4，CTLA-4）抑制剂 3 类[1]。

PD-1 是一种抑制性分子，属于跨膜蛋白，主要表达于激活的 T 细胞、B 细胞、NK 细胞，其配体 PD-L1 可在多种肿瘤细胞中高表达。PD-1 与 PD-L1 的结合，可诱导效应 T 细胞的凋亡或降低 T 细胞的反应活性，抑制对肿瘤的免疫应答及肿瘤细胞凋亡。PD-1 抑制剂及 PD-L1 抑制剂通过阻断

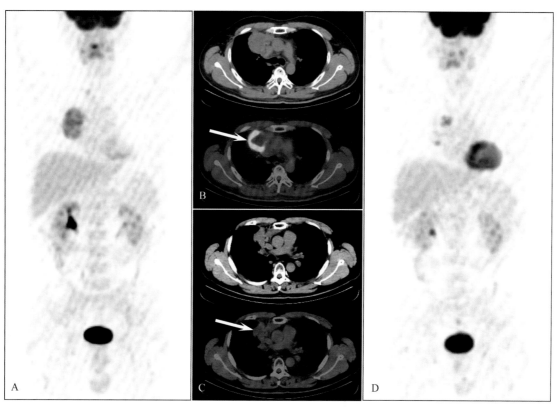

图 3-10-2 ^{18}F-FDG PET/CT。（2018-12-11）AK105 治疗前首次检查（A，MIP；B，横断层）示右前纵隔软组织密度肿物伴环形代谢增高（SUV_{max} 7.3）（箭号）；（2019-2-11）AK105 治疗 2 周期后复查（C，横断层；D，MIP）示右前纵隔肿物较前缩小，代谢较前减低（SUV_{max} 2.7）（箭号）

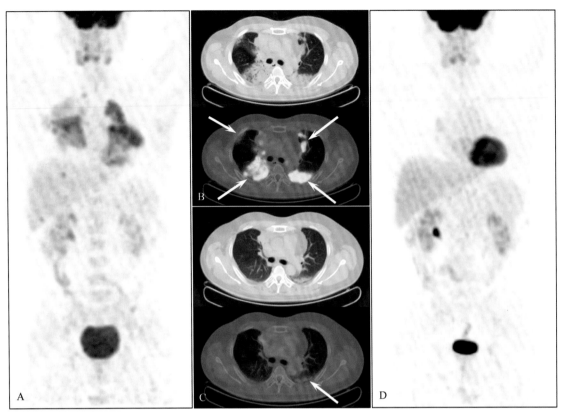

图 3-10-3 ^{18}F-FDG PET/CT。（2019-4-10）AK105 治疗 4 周期后复查（**A**，MIP；**B**，横断层）示双肺新发斑片及实变影，代谢增高（SUV$_{max}$ 8.5）（箭号）。停用 AK105 并加用糖皮质激素治疗，（2019-6-12）再次复查（**C**，横断层；**D**，MIP）示双肺病变好转，代谢减低（SUV$_{max}$ 1.7）（箭号）

PD-1 与 PD-L1 的结合可促进 T 细胞的激活，从而增强抗肿瘤免疫效应[1-2]。CTLA-4 是一类表达于 CD4 和 CD8 阳性 T 淋巴细胞表面的免疫球蛋白，可与抗原呈递细胞上表达的 B7 配体结合产生抑制性信号，降低 T 细胞的活化；CTLA-4 抑制剂可刺激免疫细胞的增殖和活化，诱导或增强对肿瘤的免疫反应[3]。

ICIs 在增强抗肿瘤免疫效应的同时，也可能导致机体产生自身免疫损伤，称为免疫相关不良反应（immune-related adverse events，irAE），其发生机制可能包括[4-5]：ICIs 的使用破坏了免疫稳态，降低了 T 细胞的耐受性；肿瘤细胞与正常组织间存在一定的 T 细胞交叉反应，持续活化的 T 细胞可能同时针对肿瘤和其他自身抗原进行攻击；自身正常组织中表达 CTLA-4 或 PD-L1，在使用 ICIs 时，可使这些组织器官受到免疫系统的攻击；ICIs 的使用可提高某些炎症细胞因子的产生，促进 irAE 的发生。

irAE 几乎可以发生于人体所有组织和器官，常见于皮肤、胃肠道、内分泌腺体、肝，而中枢神经系统、肺、心血管、肌肉、骨骼和眼部等相对少见[6]。个体 irAE 发生的时间不同，多在 1 ~ 6 个月内发生，且大部分 irAE 是可逆的[7]。部分 irAE 需通过临床表现及实验室检查评估，部分可通过影像学手段进行评估，其中可通过 ^{18}F-FDG PET/CT 评估的 irAE 主要包括 ICIs 相关的垂体炎、甲状腺炎、肺炎、肾上腺炎、结肠炎、胰腺炎、关节炎及结节病样反应等[8-12]。

ICIs 相关内分泌不良反应主要是由于垂体、甲状腺、胰腺、肾上腺等内分泌腺体受累而引起的内分泌功能紊乱，常需要结合实验室检测来诊断。ICIs 相关内分泌不良反应多出现于用药后的第 5 ~ 36 周。统计显示 PD-1/PD-L1 抑制剂易引起甲状腺功能障碍（多数患者表现为甲状腺功能减退，少部分表现为甲状腺毒症），垂体炎则更多见于 CTLA-4 抑制剂的治疗中[5, 13]。影像学上相应的表现包括轻至中度的垂体、甲状腺、胰腺及肾上腺弥漫性增大伴 ^{18}F-FDG 摄取增高[9-11]。

ICIs 相关肺炎（checkpoint inhibitor pneumonitis，CIP）较其他 irAE 相对少见，但却是 PD-1/PD-L1 抑制剂治疗最致命的 irAE，其中位发病时间约在用药后的 2 ~ 3 个月，但在免疫治疗持续相当长时间之后仍有发生可能，甚至可发生在 ICIs 治疗结束之后[14]。与使用 ICIs 单药相比，两种 ICIs 联用或 ICIs 联合化疗均可增加 CIP 发生风险[15-16]，潜在肺疾病（间质性肺病、哮喘和慢性阻塞性肺疾病）和既往胸部放疗史也被认为是 CIP 发生的危险因素[4]。CIP 缺乏典型临床症状，可表现为新发或加重的呼吸困难、咳嗽、胸痛、发热及乏力等。胸部 CT 最常见的影像学表现为机化性肺炎模式，表现为弥漫性磨玻璃密度影及多灶性实变等，其他影像表现还包括小叶间隔增厚、网格影、牵拉性支气管扩张及条索影等，^{18}F-FDG PET/CT 上可呈现出病灶部位代谢增高[4, 9, 14]。CIP 的诊断需排除感染、肿瘤进展及其他原因引起的肺间质性疾病、肺血管炎、肺栓塞及肺水肿等。

ICIs 相关皮肤不良反应一般发生于用药后的早期，在 CTLA-4 抑制剂治疗后 1 个月或 PD-1/PD-L1 抑制剂治疗后 2 个月左右便可发生。常见皮肤不良反应表现包括皮疹、瘙痒和白癜风等，严重但少见的表现还包括 Stevens-Johnson 综合征、中毒性表皮坏死松解症、Sweet 综合征等[5, 17]。

ICIs 相关胃肠道不良反应多见于 CTLA-4 抑制剂治疗中，临床主要症状包括恶心、呕吐、腹泻、腹痛、黏液便及血便等，以下消化道不良反应更常见，是导致 ICIs 治疗中断的常见原因；影像学上主要表现为结肠炎，可观察到弥漫性或节段性肠壁增厚，增强扫描可见强化等，PET/CT 上受累肠道 ^{18}F-FDG 摄取增高[5, 9]。ICIs 相关肝炎亦多见于 CTLA-4 抑制剂治疗中，最常见表现为无症状转氨酶升高，偶伴有胆红素水平升高；影像学上可表现为肝肿大、门脉周围水肿或肝不均匀强化等，可伴有或不伴有弥漫性 ^{18}F-FDG 摄取升高[5, 18]。

ICIs 相关结节病或结节病样反应是一种反应性肉芽肿性病变，约见于 5%～7% 的 ICIs 治疗患者，为自限性疾病，多数患者无明显症状，主要受累的器官组织为肺、淋巴结、皮肤、心血管系统和中枢神经系统等。^{18}F-FDG PET/CT 可观察到典型的双肺门及纵隔对称性淋巴结肿大伴代谢增高，颈部或腹部淋巴结也可受累；肺内受累可表现为肺结节、局灶性肺实变、小叶间隔增厚等；皮肤受累时可观察到红斑、丘疹或皮下结节等[9]。

^{18}F-FDG PET/CT 可较常规影像学检查更敏感地检出 ICIs 所致的自身免疫性炎性病变，且一站式的全身评估更有利于临床做出综合判断和进一步处理。但 ^{18}F-FDG 为非特异性显像剂，生理性、其他炎症或肿瘤进展均会出现 ^{18}F-FDG 摄取增高，因此需要结合临床病史及实验室检查等来确定是否与 ICIs 治疗相关[19]。

irAE 治疗策略取决于受累组织器官 irAE 的严重程度，包括停用 ICIs，使用糖皮质激素、免疫抑制剂，静脉注射免疫球蛋白和血浆置换，使用英夫利昔单抗、维多珠单抗等单克隆抗体治疗等，相关诊治需要临床医师在治疗期间严格把握用药及停药标准，密切监测病情变化[5, 17, 20]。

（陈雪祺　袁婷婷　王雪鹃　付占立）

参考文献

[1] Hoos A. Development of immuno-oncology drugs-from CTLA4 to PD1 to the next generations. Nat Rev Drug Discov, 2016, 15（4）: 235-247.

[2] 谭佳妮，沈卫星，程海波. PD-1/PD-L1 抑制剂在肿瘤治疗中的研究进展. 临床合理用药杂志, 2017, 10（2A）: 174-175.

[3] 李丽，陈公琰. CTLA-4 在肺癌中的研究进展. 现代肿瘤医学, 2021, 29（2）: 348-352.

[4] 张勇. 肿瘤免疫检查点抑制剂相关肺炎的管理. 中国临床医学, 2020, 27;（6）: 922-925.

[5] 李慧，杨宇. 免疫检查点抑制剂常见免疫相关不良反应及其管理. 国际肿瘤学杂志, 2021, 48（2）: 105-108.

[6] Martins F, Sofiya L, Sykiotis GP, et al. Adverse effects of immune-checkpoint inhibitors: epidemiology, management and surveillance. Nat Rev Clin Oncol, 2019, 16（9）: 563-580.

[7] Weber JS, Kähler KC, Hauschild A. Management of immune-related adverse events and kinetics of response with ipilimumab. J Clin Oncol, 2012, 30（21）: 2691-2697.

[8] Decazes P, Bohn P. Immunotherapy by Immune Checkpoint Inhibitors and Nuclear Medicine Imaging: Current and Future Applications. Cancers（Basel）, 2020, 12（2）: 371.

[9] Costa LB, Queiroz MA, Barbosa FG, et al. Reassessing Patterns of Response to Immunotherapy with PET: From Morphology to Metabolism. Radiographics, 2021, 41(1): 120-143.

[10] Gandy N, Arshad MA, Wallitt KL, et al. Immunotherapy-related adverse effects on ^{18}F-FDG PET/CT imaging. Br J Radiol, 2020, 93（1111）: 20190832.

[11] Furtado VF, Melamud K, Hassan K, et al. Imaging manifestations of immune-related adverse effects in checkpoint inhibitor therapies: A primer for the radiologist. Clin Imaging, 2020, 63: 35-49.

[12] Anderson MA, Kurra V, Bradley W, et al. Abdominal

immune-related adverse events：detection on ultrasonography，CT，MRI and ^{18}F-Fluorodeoxyglucose positron emission tomography. Br J Radiol, 2021, 94（1118）：20200663.

［13］中华医学会内分泌学分会免疫内分泌学组. 免疫检查点抑制剂引起的内分泌系统免疫相关不良反应专家共识（2020）. 中华内分泌代谢杂志, 2021, 37（1）：1-16.

［14］中华医学会呼吸病学分会肺癌学组. 免疫检查点抑制剂相关肺炎诊治专家共识. 中华结核和呼吸杂志, 2019, 42（11）：820-825.

［15］Gandhi L，Rodríguez-Abreu D，Gadgeel S，et al. Pembrolizumab plus Chemotherapy in Metastatic Non-Small-Cell Lung Cancer. N Engl J Med, 2018, 378（22）：2078-2092.

［16］Wolchok JD，Kluger H，Callahan MK，et al. Nivolumab plus ipilimumab in advanced melanoma. N Engl J Med, 2013, 369（2）：122-133.

［17］赵静，苏春霞.《CSCO 免疫检查点抑制剂相关的毒性管理指南》解读：对比 NCCN 免疫治疗相关毒性管理指南. 实用肿瘤杂志, 2020, 35（1）：11-15.

［18］Tirumani SH，Ramaiya NH，Keraliya A，et al. Radiographic Profiling of Immune-Related Adverse Events in Advanced Melanoma Patients Treated with Ipilimumab. Cancer Immunol Res, 2015, 3（10）：1185-1192.

［19］中华医学会核医学分会 PET 学组. 免疫检查点抑制剂治疗恶性肿瘤的 PET/CT 评价专家共识（2020 版）. 中华肿瘤杂志, 2020, 42（9）：697-705.

［20］王汉萍，周佳鑫，郭潇潇，等. 免疫检查点抑制剂相关毒副作用管理之激素的使用. 中国肺癌杂志, 2019, 22（10）：615-620.

第四章　其他

第一节　MELAS 综合征

【简要病史】　男，41 岁，左眼闪光感伴头晕 2 周，双眼左侧同向偏盲、左侧肢体运动欠协调 10 天，近 1 周出现记忆力减退、方向感变差，伴进行性肢体无力，间断头晕、恶心、呕吐。既往癫痫病史 8 年，糖尿病病史 1 年余。

【相关检查】　认知功能评估正常，双侧感音神经性耳聋。血清 LDH 174.0 U/L（参考值 15 ～ 65 U/L），静息乳酸 2.10 mmol/L（参考值 1.0 ～ 1.7 mmol/L）。肌电图：胫神经传导速度正常。24 h 动态脑电图（癫痫发作间期）：右中央区、右后头区可见大量非同步不规则混合慢波伴尖慢波放电。心电图：双心室肥大，T 波异常。心脏超声未见异常。

【影像所见】　头颅 MRI（图 4-1-1）示右侧颞叶、枕叶大片状 T1WI 低信号，T2WI 及 T2 FLAIR 稍高信号，DWI 高信号；MR 波谱（MRS）示右侧枕叶 N- 乙酰天门冬氨酸峰降低，并出现乳酸峰。脑 ^{18}F-FDG PET/CT（图 4-1-2A）示右侧顶、枕、颞叶呈大片状密度及代谢减低区；体部 MIP 及横断层图像（图 4-1-2B、C）示双侧肾上腺代谢增高，CT 未见明显异常。^{18}F-FDG PET（糖负荷）心肌代谢显像 / ^{99m}Tc-MIBI SPECT 心肌灌注显像（图 4-1-3）示左心室部分前壁、部分侧壁、部分下壁及间壁大部代谢减低，心肌血流灌注未见明显异常。

【临床诊断与治疗转归】　肌肉活检病理：肌源性损害，符合线粒体肌病的病理损害。临床诊断为"MELAS 综合征"。经辅酶 Q10 等治疗后症状明显好转。

【讨论】　线粒体脑肌病伴高乳酸血症和脑卒

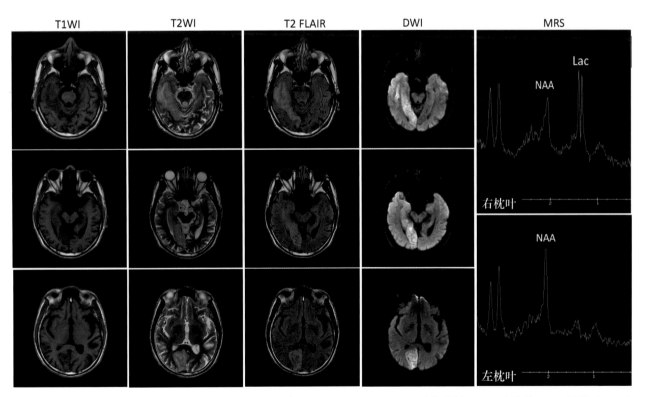

图 4-1-1　头颅 MRI 示右侧颞叶、枕叶大片状 T1WI 低信号，T2WI 及 T2 FLAIR 稍高信号，DWI 高信号；MR 波谱（MRS）示右侧枕叶 N- 乙酰天门冬氨酸（NAA）峰降低，并出现乳酸（Lac）峰

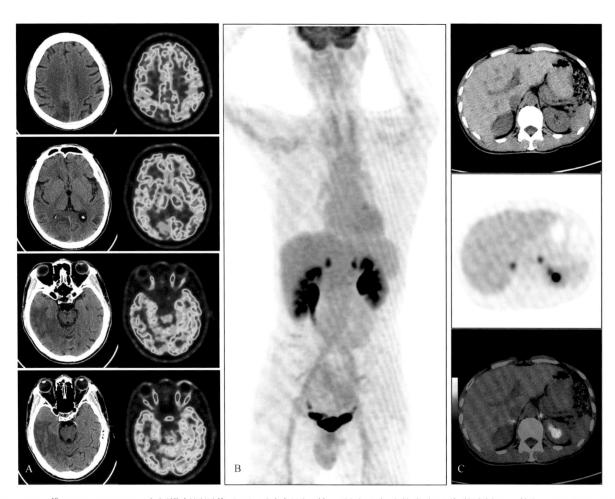

图 4-1-2 ^{18}F-FDG PET/CT。头颅横断层图像（**A**）示右侧顶、枕、颞叶呈大片状密度及代谢减低区；体部 MIP（**B**）及横断层（**C**）图像示双侧肾上腺代谢增高，CT 未见明显异常

中样发作，简称 MELAS（mitochondrial myopathy, encephalopathy, lactic acidosis, and stroke-like episodes）综合征，为最常见的线粒体脑肌病类型，于 1975 年被首次报道[1]。多见于青少年，10 ~ 40 岁发病；25% 有家族史，多为母系遗传，也可为散发，最常见的突变为线粒体 DNA3243 位点上的腺嘌呤脱氧核苷酸（A）突变为鸟嘌呤脱氧核苷酸（G）（mtDNA A3243G），导致线粒体结构和功能异常。线粒体内的氧化磷酸化过程是整个呼吸链酶体系中最活跃的部分，线粒体基因突变可造成能量代谢紊乱，对线粒体含量丰富的脑和肌肉的影响尤为显著。

本病常以卒中样发作起病，主要表现为突发神经系统功能缺失，如偏瘫、失语、偏盲、共济失调，常伴有头痛、癫痫及认知功能减退。患者通常伴有身材矮小、多毛、糖尿病及神经性耳聋等。脑 MRI 改变可为临床诊断提供重要依据，多表现为枕、颞、顶叶皮质出现大片 T1WI 低信号、

T2WI 高信号，病变分布范围不符合颅内单支动脉供血区域，病灶可呈游走性、可逆性[2-3]。癫痫发作期 ^{18}F-FDG PET 表现为受累区域明显高代谢，而癫痫发作间期多呈低代谢[4]（图 4-1-4）。本病例 ^{18}F-FDG PET/CT 示双侧肾上腺代谢增高，CT 未见解剖学异常，考虑为疾病发作期应激性改变[5]。肌肉累及主要表现为易疲劳，四肢肌力减弱，眼外肌瘫痪。18% ~ 30% 患者可有心脏受累，表现为心肌肥厚，进行性左心室扩张及收缩功能减弱，心律失常等[2-3]。

（田丛娜　苏玉盛　陈国钱　付占立）

参考文献

［1］Shapira Y, Cederbaum SD, Cancilla P, et al. Familial poliodystrophy, mitochondrial myopathy, and lactate acidemia. Neurology, 1975, 7（25）: 614-621.

［2］Lorenzoni PJ, Werneck LC, Kay CS, et al. When should MELAS（Mitochondrial myopathy, Encephalopathy, Lactic Acidosis, and Stroke-like episodes）be the diagnosis? Arq

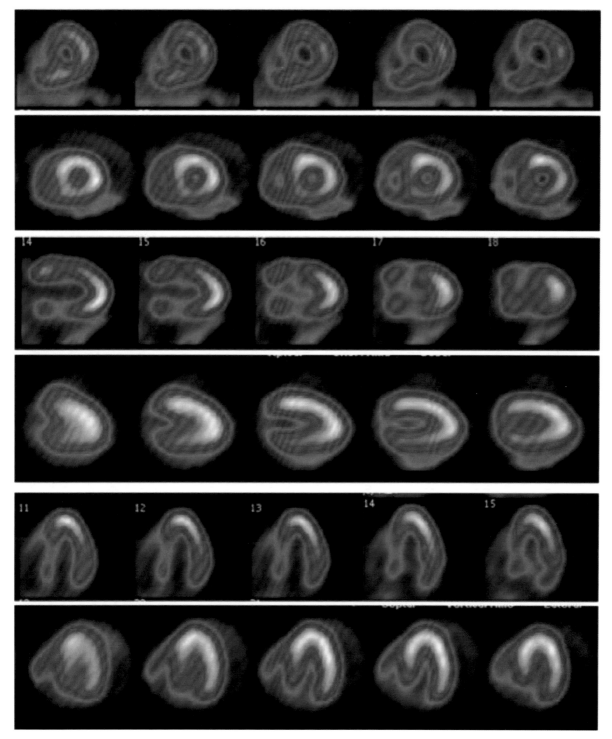

图 4-1-3 ^{18}F-FDG PET（糖负荷）心肌代谢显像（1、3、5 排）示左心室部分前壁、部分侧壁、部分下壁及间壁大部代谢减低，^{99m}Tc-MIBI SPECT 心肌灌注显像（2、4、6 排）示心肌血流灌注未见明显异常

Neuropsiquiatr, 2015, 11（73）: 959-967.

［3］El-Hattab AW, Adesina AM, Jones J, et al. MELAS syndrome: Clinical manifestations, pathogenesis, and treatment options. Mol Genet Metab, 2015, 116: 4-12.

［4］Namer IJ, Wolff V, Dietemann JL, et al. Multimodal Imaging-Monitored Progression of Stroke-Like Episodes in a Case of MELAS Syndrome. Clin Nucl Med, 2014, 3（39）: e239-e240.

［5］Martikainen MH, Hohenthal U, Pirilä L, et al. Constant high adrenal FDG uptake in PET/CT associated with mitochondrial disease. J Inherit Metab Dis, 2014, 37, 5: 863-864.

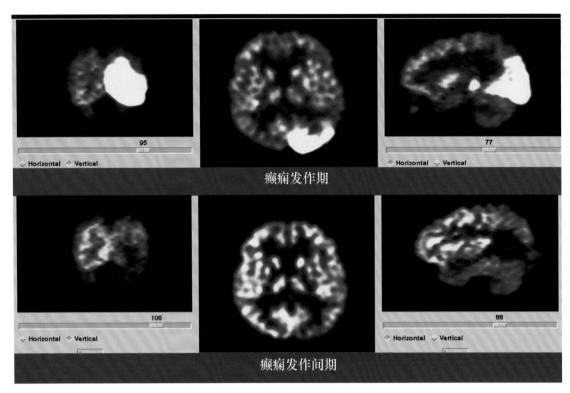

图 4-1-4　MELAS 综合征患者发作期及发作间期 ^{18}F-FDG PET 显像。癫痫发作期左枕叶呈高代谢，癫痫发作间期呈低代谢

第二节　结节性硬化症

■ 病例 1

【简要病史】　女，51 岁，体检胸部 CT（图 4-2-1）发现双肺多发小气囊及实性微小结节，伴胸椎多发骨硬化灶 1 周。

【影像所见】　^{18}F-FDG PET/CT（图 4-2-2）示双侧脑室室管膜下多发钙化灶、双肾多发血管平滑肌脂肪瘤、脊柱及骨盆多发骨硬化灶，上述病灶代谢均未见增高。

【临床诊断】　结节性硬化症（肺淋巴管平滑肌瘤病，肾血管平滑肌脂肪瘤，室管膜下结节，多发骨质硬化）。

■ 病例 2

【简要病史】　男，41 岁，体检 B 超发现左肾占位 2 天；既往癫痫病史 5 年。

【相关检查】　血清 TP 53.6 g/L（参考值 60 ～ 85 g/L），Alb 33.8 g/L（参考值 35 ～ 55 g/L），肌酐 136.3 μmol/L（参考值 44 ～ 115 μmol/L）；血清肿瘤标志物（CEA、AFP、NSE、CA50、CYFRA21-1、CA19-9、CA72-4、CA24-2 及 PSA）均正常。

【影像所见】　增强 CT（图 4-2-3）示左肾下极不均匀强化病灶。胸部 CT（图 4-2-4）示双肺多发磨玻璃密度为主微小结节。^{18}F-FDG PET/CT（图 4-2-5）示左肾稍低密度肿物，代谢未见增高；双侧脑室室管膜下多发钙化及脊柱多发骨硬化灶，代谢均未见增高。

【病理结果及临床诊断】　行腹腔镜下左肾肿物根治术（左肾全切），术中见肿物突向肾轮廓外，表面呈红褐色，伴出血。病理：（左肾）嗜酸性肾细胞肿瘤（恶性）。临床诊断：结节性硬化症（肺多灶性微小结节样肺细胞增生，嗜酸性肾细胞恶性肿瘤，室管膜下结节，多发骨质硬化）。

【讨论】　结节性硬化症（tuberous sclerosis complex，TSC）是一种罕见的常染色体显性遗传病，由于抑癌基因 TSC1 或 TSC2（分别位于常染色体 9q34、16p13）的缺失、重排和失活突变所导致[1]。TSC1 与 TSC2 分别编码错构瘤蛋白和结节蛋白，这两种蛋白相互作用，在细胞质内形成复合物，通过抑制哺乳动物雷帕霉素靶蛋白（mTOR）

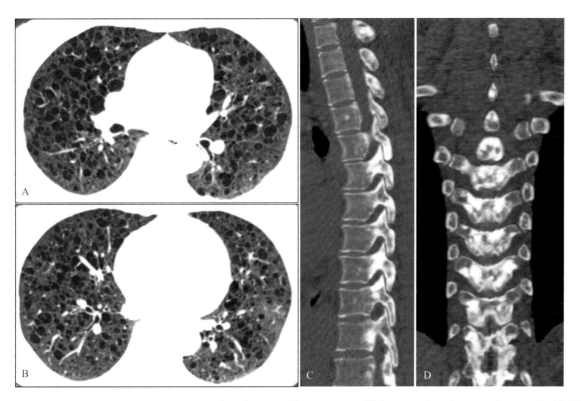

图 4-2-1 胸部 CT（**A ～ D**）示双肺多发小气囊及实性微小结节（**A**、**B**，横断层）；胸椎多发骨硬化灶，以椎体附件为著（**C**，矢状断层；**D**，冠状断层）

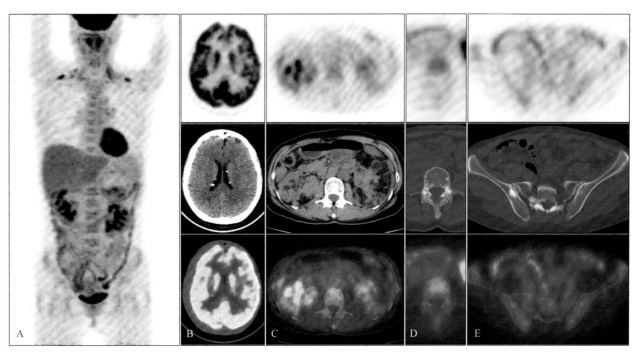

图 4-2-2 ^{18}F-FDG PET/CT（**A**，MIP；**B ～ E**，横断层）示双侧脑室室管膜下多发钙化灶（**B**），双肾多发血管平滑肌脂肪瘤（**C**），腰椎（**D**）、骶骨及右侧髂骨（**E**）多发骨硬化灶，代谢均未见增高

通路活性，参与细胞增殖调节；两者的基因突变导致编码产物异常，激活 mTOR 通路，对细胞增殖的抑制作用减弱或消失，造成细胞增殖过快，最终在多个器官形成错构瘤；其中 *TSC2* 较 *TSC1* 基因突变更常见（两者发生率分别是 50%、20%），且

与更严重的神经损害相关[2-5]。

TSC 发病率约为 1/1.2 万至 1/0.6 万，2/3 为散发，1/3 具有家族史，男女比例为（2 ～ 3）：1，主要表现为多个器官系统的良性错构瘤；患者症状和严重程度各不相同，常见的临床表现为癫痫、智

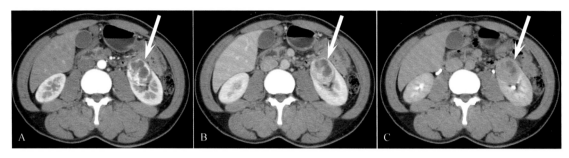

图 4-2-3 增强 CT（**A**，动脉期；**B**，实质期；**C**，排泌期）示左肾下极不均匀强化病灶，动脉期明显不均匀强化，肾实质期相对正常肾实质呈稍低密度，排泄期呈低密度，边界尚清，部分突向肾轮廓外

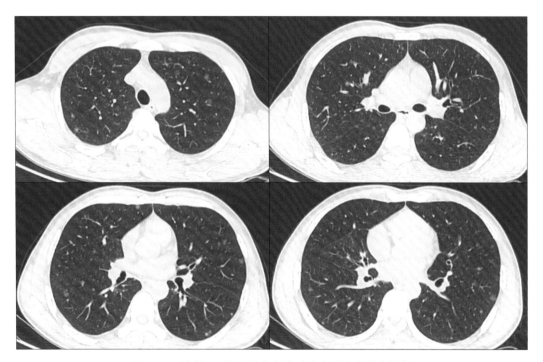

图 4-2-4 胸部 CT 示双肺多发磨玻璃密度为主微小结节

力低下及面部血管纤维瘤（Vogt 三联征）[6]。

皮肤：包括色素脱失斑（通常出生时即出现，5 岁前发生率 > 90%），面部血管纤维瘤（随年龄增长而增加，9 岁及以上儿童发生率为 75%，2 岁以下儿童仅为 8%），鲨革斑（10 岁之前出现，发生率 20% ~ 80%），前额斑块（25%），甲周纤维瘤（通常出现在青春期或成年早期，其中 88% 年龄在 30 岁及以上，小于 5 岁的儿童少见），"斑驳状"皮损（各年龄段均有报道，发生率 3% ~ 58%），牙釉质小凹（成人高达 100%）和口腔纤维瘤（20% ~ 50%）[1, 7-9]。

中枢神经系统：中枢神经系统受累可导致癫痫（90%）、TSC 相关神经精神障碍（90%）、智力缺陷（50%）和孤独症谱系障碍（40%）等，是 TSC 发病和死亡的首要原因。①皮质结节：由非典型和紊乱的神经元和胶质成分组成，伴有星形细胞增多，见于 90% ~ 95% 的 TSC 患者，最常发生在额顶叶灰质和白质交界处，并可累及其他脑叶[10-13]。②室管膜下结节：见于 80% ~ 95% 的 TSC 患者，常在产前或出生时即发现，多伴有钙化[10]。③室管膜下巨细胞星形细胞瘤：是一种低级别脑肿瘤，发生率 26%，其中 5% ~ 15% 由室管膜下结节进展而来，青少年期为发病高峰；病变可阻塞孟氏孔，导致急性或亚急性阻塞性脑积水和猝死，是青少年 TSC 患者死亡的主要原因[6, 10]。④脑白质异常：发生率 40% ~ 90%[11]，以脑白质放射状移行线（为滞留的迁移神经元和胶质细胞）最常见，可从室管膜表面向外延伸至皮质，最常见于皮质下白质[12]；此外，脑白质还可见多发边界清楚的小囊状或点状囊性病变（类似血管周围间隙），通常位于脑室周围白质[13]。⑤其他中枢神经系统表现：以 Ⅱ 型局灶性皮质发育不良和半侧巨脑畸形较为常

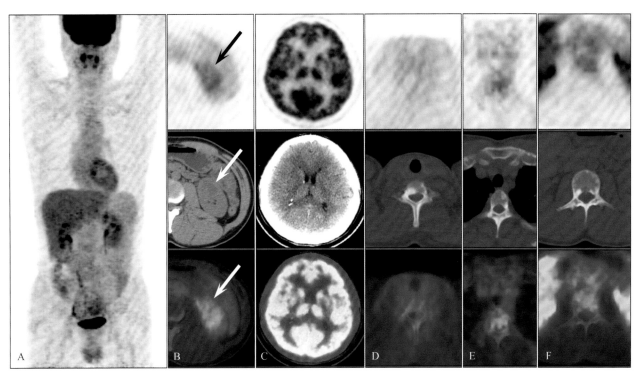

图 4-2-5 ¹⁸F-FDG PET/CT（**A**，MIP；**B～F**，横断层）示左肾肿物（**B**，箭号），密度稍低，代谢未见增高；双侧脑室室管膜下多发钙化灶（**C**），代谢未见增高；颈椎（**D**）、胸椎（**E**）、腰椎（**F**）多发骨硬化灶，代谢均未见增高

见，迁移异常和迁移后障碍（如灰质异位、多小脑回畸形、脑裂畸形、胼胝体发育不良、小脑萎缩和蚓部发育不全）也有零星的报道[13]。

肾脏：80%～90% 的 TSC 患者在成年时有肾脏受累表现，是 TSC 发病和死亡的第二常见原因[14-16]，也是 30 岁后 TSC 患者最常见的死亡原因[14]。TSC 肾脏受累与年龄明显相关：学龄前儿童（≤6 岁）发生率 38.5%～55%，学龄组增加到 75%～80%，成人组达到 86%～100%[3]。①血管平滑肌脂肪瘤：见于 70%～80% 的 TSC 患者，双侧多发，多在 5 岁后开始出现，于儿童期和青春期快速生长，并在整个成年期保持稳定；由于血管平滑肌脂肪瘤的血管弹力层薄弱，易发生动脉瘤，有自发性出血的危险（发生率 25%～50%），甚至危及生命[10, 17]。②囊肿：发生于 30%～45% 的 TSC 患者，多为双侧；约 2%～5% 表现为多囊肾（PKD），是由于 *TSC2* 基因与多囊肾基因都位于 16 号染色体且位置毗邻，易导致 *TSC2/PKD1* 连续基因缺失综合征[18]。③乏脂性肾脏病变：主要由梭形细胞、上皮样细胞或血管成分组成，每种细胞类型占比可不同，多表现为乏脂性血管平滑肌脂肪瘤，少数表现为嗜酸细胞腺瘤或肾细胞癌；肾细胞癌发生在 3%～5% 的 TSC 患者，平均年龄为 28～50 岁，很少发生在儿童时期[10]。

肺：①肺淋巴管平滑肌瘤病：基本病理特征为淋巴管、小血管、小气道及其周围类平滑肌细胞的进行性增生，形成结节或肿块，引起细支气管活瓣性阻塞，造成空气潴留，导致远端肺泡扩大并融合形成多发囊腔性病变；该病几乎只见于育龄期女性（40 岁时高达 80%，可能与上述类平滑肌细胞表达雌激素受体，而雌激素可促进其增殖和转移有关）；临床表现为进行性肺功能下降、反复气胸、乳糜胸等，最终可导致严重呼吸功能不全和死亡[8, 19, 20]。②多灶性微小结节样肺细胞增生：为增生的 II 型肺泡上皮，表现为双肺多发微小结节或磨玻璃密度影，可伴有小叶间隔增厚，发生率为 40%～85%，男女比例相当[21]。③肺透明细胞瘤[20]。

心脏：心脏横纹肌瘤，发生率 40%～86%，可以单发或多发，儿童期常见，大部分可随着年龄增长而逐渐变小、数量减少或完全消失[10-11]。

骨骼：多表现为骨硬化病变，类似于骨岛，通常小而多，多见于椎体后部（椎弓根、椎板）；组织学上由增厚的成熟骨小梁构成，周围包绕松质骨。骨硬化病变在 TSC 中发生率 73%～98%，男/女比约为 1:1.8，通常随年龄增长病灶数目逐渐增多（文献报道最小年龄 18 个月）[17]。TSC 还可表现为牙质样增生或骨纤维结构不良样改变，以颅骨内外板常见；短管状骨可见局限性骨皮质增厚改变等[11]。

其他：包括肝血管平滑肌脂肪瘤（10%～25%）、视网膜错构瘤（30%～50%）、视网膜脱色斑（39%）、胰腺神经内分泌肿瘤、动脉瘤、脊索瘤等[10, 17]。

TSC 的诊断基于遗传学和临床标准[8]。发现 *TSC1* 或 *TSC2* 基因的致病性突变即可确诊 TSC；由于有 10%～25% 的 TSC 患者在常规基因检测中没有发现突变，因此基因检测正常并不能排除 TSC。临床诊断标准见表 4-2-1。

表 4-2-1　TSC 临床诊断标准

主要特征	次要特征
1. 色素脱失斑（≥3 处，最小直径 5 mm）	1. "斑驳状"皮损
2. 面部血管纤维瘤（≥3 处）或前额斑块	2. 牙釉质小凹（≥3 处）
3. 甲周纤维瘤（≥2 处）	3. 口腔纤维瘤（≥2 处）
4. 鲨革斑	4. 视网膜脱色斑
5. 多发视网膜错构瘤	5. 多发肾囊肿
6. 脑皮质发育不良#（≥3 处）	6. 非肾脏错构瘤
7. 室管膜下结节	
8. 室管膜下巨细胞星形细胞瘤	
9. 心脏横纹肌瘤	
10. 肺淋巴管肌瘤病*	
11. 肾血管平滑肌脂肪瘤（≥2 处）*	

确诊：具有上述 2 个主要特征，或 1 个主要特征加 2 个次要特征；可能诊断：具有上述 1 个主要特征，或 1 个主要特征加 1 个次要特征，或 2 个及以上次要特征。# 包括皮质结节和脑白质放射状移行线；* 仅存在肺淋巴管肌瘤病和肾血管平滑肌脂肪瘤 2 个主要特征而无其他特征时，不满足 TSC 诊断标准

mTOR 通路激活本身并不足以促进葡萄糖代谢增高，反而会抑制葡萄糖摄取[22]，故 ^{18}F-FDG PET/CT 在 TSC 相关的良性病变中代谢多呈阴性表现，一般不用于评估疾病的全身负荷，但在识别同时伴发的恶性肿瘤、TSC 相关错构瘤的恶性转化，以及转移性肿瘤与 TSC 相关病变的鉴别诊断中有一定的价值[23]；另外，[18]F-FDG PET/MRI 不仅可用于 TSC 的诊断，在伴发难治性癫痫的患者中可定位皮质致痫灶，对手术决策、手术时机及治疗计划等方面都有重要意义[24-25]。

总之，TSC 可累及多个器官系统，临床及影像表现具有一定特征性，掌握这些特征，将有助于 TSC 的及时检出。

（董有文　明韦迪　梁英魁　付占立）

参考文献

[1] Portocarrero LKL, Quental KN, Samorano LP, et al. Tuberous sclerosis complex：review based on new diagnostic criteria. An Bras Dermatol, 2018, 93（3）：323-331.

[2] MacKeigan JP, Krueger DA. Differentiating the mTOR inhibitors everolimus and sirolimus in the treatment of tuberous sclerosis complex. Neuro Oncol, 2015, 17（12）：1550-1559.

[3] Tsai JD, Wei CC, Chen SM, et al. Association between the growth rate of renal cysts/angiomyolipomas and age in the patients with tuberous sclerosis complex. Int Urol Nephrol, 2014, 46（9）：1685-1690.

[4] Sancak O, Nellist M, Goedbloed M, et al. Mutational analysis of the TSC1 and TSC2 genes in a diagnostic setting：genotype--phenotype correlations and comparison of diagnostic DNA techniques in Tuberous Sclerosis Complex. Eur J Hum Genet, 2005, 13（6）：731-741.

[5] van Slegtenhorst M, de Hoogt R, Hermans C, et al. Identification of the tuberous sclerosis gene TSC1 on chromosome 9q34. Science, 1997, 277（5327）：805-808.

[6] Bhavsar AS, Verma S, Lamba R, et al. Abdominal manifestations of neurologic disorders. Radiographics, 2013, 33（1）：135-153.

[7] Jacks SK, Witman PM. Tuberous Sclerosis Complex：An Update for Dermatologists. Pediatr Dermatol, 2015, 32（5）：563-570.

[8] Krueger DA, Northrup H；International Tuberous Sclerosis Complex Consensus Group. Tuberous sclerosis complex surveillance and management：recommendations of the 2012 International Tuberous Sclerosis Complex Consensus Conference. Pediatr Neurol, 2013, 49（4）：255-65.

[9] Chernoff KA, Schaffer JV. Cutaneous and ocular manifestations of neurocutaneous syndromes. Clin Dermatol, 2016, 34（2）：183-204.

[10] De Waele L, Lagae L, Mekahli D. Tuberous sclerosis complex：the past and the future. Pediatr Nephrol, 2015, 30（10）：1771-1780.

[11] 茅依玲, 李玉华, 李美蓉, 等. 结节性硬化症伴多系统损害的影像学表现. 中国临床医学影像杂志, 2014, 25（11）：800-803.

[12] Krishnan A, Kaza RK, Vummidi DR. Cross-sectional Imaging Review of Tuberous Sclerosis. Radiol Clin North Am, 2016, 54（3）：423-440.

[13] Russo C, Nastro A, Cicala D, et al. Neuroimaging in tuberous sclerosis complex. Childs Nerv Syst, 2020, 36（10）：2497-2509.

[14] Pirson Y. Tuberous sclerosis complex-associated kidney angiomyolipoma：from contemplation to action. Nephrol

Dial Transplant, 2013, 28（7）: 1680-1685.

[15] Franz DN. Everolimus in the treatment of subependymal giant cell astrocytomas, angiomyolipomas, and pulmonary and skin lesions associated with tuberous sclerosis complex. Biologics, 2013, 7: 211-221.

[16] Curatolo P, Bombardieri R, Jozwiak S. Tuberous sclerosis. Lancet, 2008, 372（9639）: 657-668.

[17] Boronat S, Barber I. Less common manifestations in TSC. Am J Med Genet C Semin Med Genet, 2018, 178（3）: 348-354.

[18] Hyman MH, Whittemore VH. National Institutes of Health consensus conference: tuberous sclerosis complex. Arch Neurol, 2000, 57（5）: 662-665.

[19] Cudzilo CJ, Szczesniak RD, Brody AS, et al. Lymphangioleiomyomatosis screening in women with tuberous sclerosis. Chest, 2013, 144（2）: 578-585.

[20] Gupta N, Henske EP. Pulmonary manifestations in tuberous sclerosis complex. Am J Med Genet C Semin Med Genet, 2018, 178（3）: 326-337.

[21] Franz DN, Brody A, Meyer C, et al. Mutational and radiographic analysis of pulmonary disease consistent with lymphangioleiomyomatosis and micronodular pneumocyte hyperplasia in women with tuberous sclerosis. Am J Respir Crit Care Med, 2001, 164（4）: 661-668.

[22] Jiang X, Kenerson H, Aicher L, et al. The tuberous sclerosis complex regulates trafficking of glucose transporters and glucose uptake. Am J Pathol, 2008, 172（6）: 1748-1756.

[23] Young LR, Franz DN, Nagarkatte P, et al. Utility of [18F] 2-fluoro-2-deoxyglucose-PET in sporadic and tuberous sclerosis-associated lymphangioleiomyomatosis. Chest, 2009, 136（3）: 926-933.

[24] Mazurek A, Dziuk M, Witkowska-Patena E, et al. ^{18}F-FDG Positron Emission Tomography/Computed Tomography（PET/CT）for Distinguishing Tuberous Sclerosis Complex Lesions from Colon Cancer Metastases. Am J Case Rep, 2021, 22: e933320.

[25] Liu S, Cai Y, Rong R, et al. Tuberous sclerosis complex（TSC）with epilepsy on ^{18}F-FDG simultaneous PET/MR. Eur J Nucl Med Mol Imaging, 2020, 47（10）: 2471-2472.

第三节　脂质沉积性肌病

【简要病史】　女，36岁，四肢乏力4个月，加重2周。患者4个月前出现四肢乏力，活动耐力差，活动后乏力加重，休息后症状减轻，伴轻微吞咽困难及饮水呛咳，不能咀嚼硬的食物；当时症状较轻，尚能站立及行走，上肢能持物，乏力症状无晨轻暮重，无四肢麻木；2周前上述症状明显加重，轻微活动后即感乏力，双臂不能高举，蹲起困难，吞咽呛咳、咀嚼无力亦明显加重，并伴四肢酸痛感，压痛明显，快步行走时心慌、胸闷。

【相关检查】　查体：双上、下肢近端肌力4级，远端肌力5⁻级，四肢肌腱反射减低，双侧巴宾斯基征阴性。血清CK 2354.1 U/L（参考值35～190 U/L），CK同工酶107.7 U/L（参考值0～25 U/L），肌红蛋白279 ng/ml（参考值＜36.4 ng/ml），ALT 291.8 U/L（参考值13～40 U/L），LDH 1445.6 U/L（参考值120～246 U/L），α-HBDH 1232 U/L（参考值72～182 U/L）。肌电图：左、右上肢及下肢肌源性损害，重复神经电刺激正常。双大腿MRI：大腿后侧肌群萎缩。

【影像所见】　^{18}F-FDG PET/CT（图4-3-1）示全身肌肉弥漫性代谢增高，呈"肌肉超级影像"；椎旁肌、双侧臀大肌及大腿后侧肌群萎缩。

【病理结果及治疗转归】　（右肱二头肌活检）病理：肌纤维大小明显不等，小纤维多呈多边形，部分呈长条形、角形；大量肌纤维内可见空泡裂隙，胞质轻度嗜碱性改变；偶见高收缩肌纤维；部分区域肌内膜轻度增生；油红O染色示大量肌纤维内脂滴含量明显增多，以Ⅰ型肌纤维中多见（图4-3-2）；病理诊断：符合脂质沉积性肌病病理改变，建议进一步行相关基因检测。患者因个人原因未行相关基因检测。给予核黄素（维生素B₂）治疗4周后，患者临床症状及生化指标异常逐渐改善。

【讨论】　脂质沉积性肌病（lipid storage myopathy，LSM）是一组以脂肪在肌纤维内异常聚集为主要病理改变的异质性遗传代谢性疾病，其病理机制是肌肉组织内脂肪酸氧化代谢障碍。

根据基因突变影响脂肪酸代谢的不同阶段，可将LSM的病因分为四类：晚发型多酰基辅酶A脱氢缺陷（multiple acyl-coenzyme A dehydrogenase deficiency，MADD）、中性脂肪沉积症伴肌病（neutral lipid storage disease with myopathy，NLSDM）、原发性

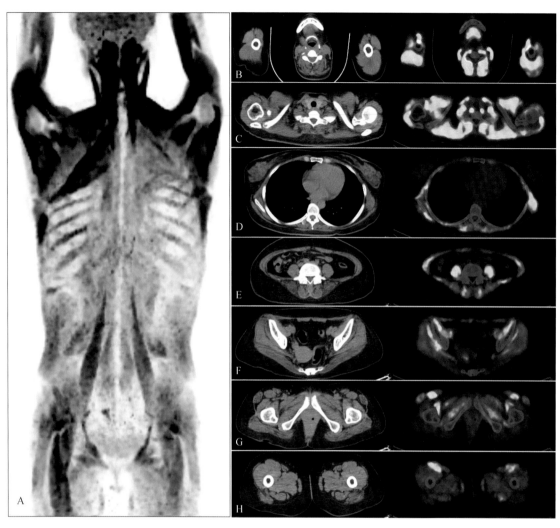

图 4-3-1 ¹⁸F-FDG PET/CT（**A**，MIP；**B ～ H**，横断层）示全身肌肉弥漫性代谢增高，呈"肌肉超级影像"；椎旁肌（**D、E**）、双侧臀大肌（**F、G**）及大腿后侧肌群（**H**）萎缩

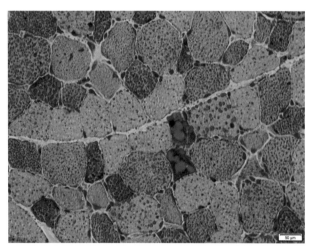

图 4-3-2 右肱二头肌活检病理（油红 O 染色）示肌纤维内脂滴含量明显增多，部分呈块样聚集，以 I 型肌纤维中多见

肉碱缺乏症（primary carnitine deficiency，PCD）、中性脂肪沉积症伴鱼鳞病（neutral lipid storage disease and ichthyosis，NLSDI）[1-2]。后两种病因所致 LSM 国内罕见。

我国约 90% 的 LSM 病因为晚发型 MADD，属于常染色体隐性遗传所导致的代谢综合征。在线粒体脂肪酸 β - 氧化的过程中，需要多种不同的酰基辅酶 A 脱氢酶在脱氢阶段催化多种硫酯酰辅酶 A 生成相应的烯脂酰辅酶 A。这些酶都需要黄素腺嘌呤二核甘酸（flavin adenine dinucleotide，FAD）作为辅基来传递电子。电子转运黄素蛋白（electron transfer flavoprotein，ETF）和电子转运黄素蛋白脱氢酶（electron transfer flavoprotein dehydrogenase，ETFDH）是该类脱氢反应的共同电子受体。编码 ETFDH 的基因，编码 ETF 的 *ETFA*、*ETFB* 基因以及与合成、转运 FAD 有关的基因突变，均可导致 MADD。由于脱氢过程受阻导致底物和中间产物在体内大量积聚，血中出现各种长度的脂酰肉碱，尿中检测出多种有机酸，肝和肌纤维内无法代谢的脂肪滴大量积聚。MADD 患者的基因突变可为纯合突变（homozygous mutation）或复合杂合突变（compound heterozygous mutation）。复合杂合突变（又叫双等位突变）是指两条染色体的等位基因都发生突变，但由于突变类型或位点不同而产生了不同的等位基因。目前中国人群中的晚发MADD导致的LSM均为编码ETFDH的基因突变引起，共发现了68个致病性突变，69%为复合杂合突变[3]。

国内第二常见的LSM病因是NLSDM，由PNPLA2（patatin-like phospholipase domain-containing protein 2）基因突变导致甘油三酯脂肪酶功能缺陷，引起甘油三酯分解障碍和脂肪在肌肉等组织内沉积。

晚发型MADD及NLSDM导致的LSM患者临床主要表现为运动不耐受，休息后症状有不同程度缓解，病程可有波动性，严重时呈进行性肌肉无力，伴有肌肉酸痛，病变可累及四肢肌、躯干肌、颈伸肌、咀嚼肌等。重症者可见肢体近端和躯干肌肉萎缩，椎旁肌尤为显著。约80%晚发型MADD在发作期尿有机酸浓度升高；约90%患者血脂酰肉碱谱分析可见中、长链脂酰肉碱增高；少数患者可有无症状性低血糖和高氨血症；血清CK可正常或轻至中度升高，随临床症状波动，多在2000 U/L以下，若病情加重出现横纹肌溶解时可超过10 000 U/L；部分患者LDH升高明显。NLSDM患者也有血清CK轻到中度升高，但发作期尿有机酸和血脂酰肉碱正常。肌电图检查，大部分LSM患者呈现肌源性损害，少部分呈神经源性损害或肌源性和神经源性混合性损害[4]。

典型LSM病理改变在HE染色表现为肌纤维内散在的细小圆形空泡；油红O染色显示肌纤维内的空泡为脂肪滴。条件许可时建议基因检测以进一步明确分型，并指导治疗。几乎所有的晚发型MADD对核黄素治疗均有明显疗效。NLSDM目前尚无有效治疗。PCD患者通过补充左旋肉碱可获得较好的疗效。

MRI是LSM重要的检查方法，可以显示肌肉萎缩和脂肪浸润[5]，而无明显水肿等肌炎的表现。LSM在 ^{18}F-FDG-PET/CT上的表现报道不多，根据现有个案报道[6-7]，主要为全身肌肉弥漫性摄取增高，呈对称分布，以颈伸肌群和肢体近端的肌肉受累为著，摄取程度明显高于多发性肌炎或皮肌炎[8]，呈"肌肉超级影像"（muscular superscan）；PET/CT尚可发现肌肉萎缩。给予核黄素治疗后，随着患者临床症状及生化指标的改善，肌肉高代谢也相应明显减低[6-7]。

（赵梅莘 龙再颖 陈国钱 付占立）

参考文献

［1］焉传祝，温冰.脂肪沉积性肌病.中华神经科杂志，2019，52（2）：127-132.

［2］Liang WC，Nishino I. Lipid storage myopathy. Curr Neurol Neurosci Rep, 2011, 11（1）：97-103.

［3］焉传祝.中国脂质沉积性肌病诊治专家共识.中华神经科杂志，2015，48（11）：941-945.

［4］张燕，张博爱，瞿千千，等.脂质沉积性肌病的临床和神经电生理特征.郑州大学学报（医学版），2013，48（02）：275-276.

［5］Liu XY，Jin M，Wang ZQ，et al. Skeletal Muscle Magnetic Resonance Imaging of the Lower Limbs in Late-onset Lipid Storage Myopathy with Electron Transfer Flavoprotein Dehydrogenase Gene Mutations. Chin Med J（Engl），2016，129（12）：1425-1431.

［6］Cui Y，Chen X，Fu Z. ^{18}F-FDG muscular superscan associated with lipid storage myopathy. Eur J Nucl Med Mol Imaging，2020，47（12）：2932-2933.

［7］McNamee A，Robertson T，Sounness B，et al. FDG PET/CT of Metabolic Myopathy With Posttreatment Follow-up. Clin Nucl Med，2018，43（9）：e316-e318.

［8］刘洋，程欣，石希敏，等. ^{18}FDG PET/CT在皮肌炎/多发性肌炎伴恶性肿瘤诊断中的应用.吉林大学学报（医学版），2016，42（3）：587-590，后插4.

第四节 肺泡蛋白沉积症

▰ 病例1

【简要病史】 男，45岁，反复咳嗽、咳痰、气促2年余，加重2个月。

【相关检查】 血清CEA 9.63 ng/ml（参考值

0～5.0 ng/ml），非小细胞肺癌相关抗原17.66 ng/ml（参考值0～3.3 ng/ml），NSE 29.03 ng/ml（参考值0～16.3 ng/ml），CA15-3 81.32 U/ml（参考值0～25 U/ml），CA125未见异常；涎液化糖链抗原

（KL-6）9744 U/ml（参考值≤500 U/ml）；LDH 342 U/L（参考值109～255 U/L）。

【影像所见】 胸部CT（图4-4-1）示双肺多发斑片状磨玻璃密度影，内见小叶间隔增厚，呈"铺路石征"，病灶呈"地图状"分布。^{18}F-FDG PET/CT（图4-4-2）示双肺多发磨玻璃密度影，代谢不均匀轻度增高。

【病理结果】（肺）活检病理：肺泡蛋白沉积症。

■ 病例 2

【简要病史】 女，69岁，反复胸闷、气促2年，加重半个月；胸部CT示"间质性病变"；半个月来体重下降9 kg；高血压、糖尿病病史10余年。

【相关检查】 动脉血气分析：酸碱度7.450（参考值7.35～7.450），血氧分压66 mmHg（参考值80～100 mmHg），二氧化碳分压45 mmHg（参考值35～45 mmHg），血氧饱和度94%（参考值95%～100%），实际碳酸氢根31.3 mmol/L（参考值21.4～27.3 mmol/L），标准碳酸氢根29.8 mmol/L（参考值21.3～24.8 mmol/L），全血剩余碱6.4 mmol/L（参考值-3.0至3.0 mmol/L），二氧化碳总量32.7 mmol/L（参考值24～32 mmol/L）。ESR 38 mm/h（参考值0～20 mm/h）；CRP正常。血清LDH 304 U/L（100～240 U/L），α-HBDH 202 U/L（参考值90～182 U/L）。血清肿瘤标志物（CEA、AFP、CA19-9）均正常。纤维支气管镜：双侧支气管大致正常。肺泡灌洗液：见较多WBC，未见细菌及抗酸杆菌；真菌D-肽聚糖、抗酸杆菌PCR（-）；细菌及真菌培养示呼吸道正常寄居菌生长。

【影像所见】 ^{18}F-FDG PET/CT（图4-4-3）示双肺弥漫性磨玻璃密度影，呈"铺路石征"，^{18}F-FDG摄取不均匀增高。

【病理结果】（左肺上叶穿刺活检）病理：间质慢性炎伴纤维组织增生及局部肺泡内黏蛋白沉积，过碘酸雪夫（PAS）染色阳性，特殊染色未见明确病原体，结合PAS染色结果考虑为肺泡蛋白沉积症。

【讨论】 肺泡蛋白沉积症（pulmonary alveolar proteinosis，PAP）又称肺泡磷脂沉积症，是一种罕见的肺部疾病，病理学特征为肺泡及细支气管腔内PAS染色阳性的表面活性蛋白及脂质的过量沉积，而肺泡间隔正常且少有细胞浸润[1-2]。

PAP发病率（0.36～0.49）/100万至（3.7～6.2）/100万，男/女比约2:1，约半数患者有吸烟史，可发生于各年龄段，中位发病年龄39岁[3-4]。PAP临床表现无特异性，常见症状为呼吸困难与咳嗽，30%患者无明显临床症状[1,3]，约1/3患者出现发绀或杵状指，听诊可存在吸气末的爆裂音[3]。肺功能检查常表现为限制性通气功能障碍及弥散功能障碍[5]。实验室检查：血清表面活性蛋白A、B、D水平及CYFRA21-1、CEA、LDH、粒-巨噬细胞

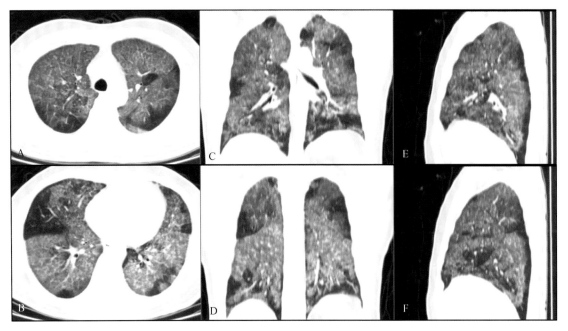

图 4-4-1 胸部CT（**A**、**B**，横断层；**C**、**D**，冠状断层；**E**、**F**，左右矢状断层）示双肺多发斑片状磨玻璃密度影，内见光滑的小叶间隔增厚，呈"铺路石征"，病灶与周围肺组织分界清楚，呈"地图状"分布

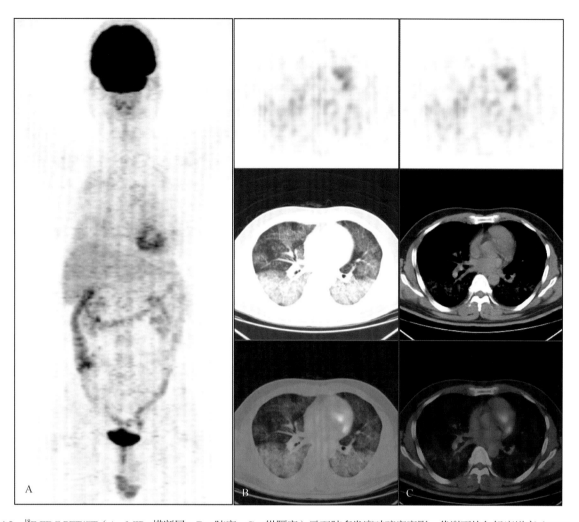

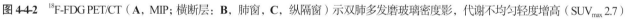

图 4-4-2 ¹⁸F-FDG PET/CT（**A**，MIP；横断层：**B**，肺窗，**C**，纵隔窗）示双肺多发磨玻璃密度影，代谢不均匀轻度增高（SUV_{max} 2.7）

集落刺激因子（GM-CSF）、抗 GM-CSF 抗体和涎液化糖链抗原（KL-6）可有升高[1-3, 6-7]。PAP 诊断的金标准是组织学检查发现肺泡内有 PAS 染色阳性蛋白样沉积物，并结合阿辛蓝染色阴性及 HE 染色等排除其他可能引起 PAS 染色阳性的疾病。

PAP 最典型的发病机制是由于 GM-CSF 信号传递不足导致肺泡巨噬细胞成熟障碍、功能受损，进而导致肺表面活性物质清除减少[8-9]。根据发病机制与临床特征 PAP 分为三类[2, 7, 10]：①特发性（或自身免疫性）：最常见，约占全部病例 90%，通常为自身免疫性疾病所产生的抗 GM-CSF 抗体阻断了肺泡巨噬细胞的激活所致；②继发性：包括继发于血液系统恶性肿瘤及其他导致患者免疫系统功能严重低下的疾病，或吸入无机矿物质或化学物质等，其中血液系统疾病是引起继发性 PAP 最常见的原因，可能与 GM-CSF 受体表达缺陷、肺泡巨噬细胞数量减少或功能异常有关；③先天性：罕见，约占 2%，多在婴幼儿或儿童期发病，表现为

重度缺氧，可有明显的家族史，是一种常染色体隐性遗传病，预后差，可能与表面活性蛋白或 GM-CSF 受体基因突变所致肺表面活性物质稳态破坏或肺泡巨噬细胞活化障碍有关。

胸部 CT 是 PAP 最具有诊断价值的影像学检查，能够显示与评价肺部病变的形态和分布范围。PAP 特征性 CT 表现包括[1, 3]：①双肺磨玻璃密度影（GGO）；②在 GGO 内见光滑的小叶间隔增厚（"铺路石征"）；③ GGO 边缘锐利，与周围肺实质分界清楚（"地图状"分布）；④肺部实变；⑤疾病终末期可出现纤维化；⑥较少出现纵隔淋巴结肿大。在继发性 PAP 中，GGO 典型表现为弥漫性，累及区域分布均匀，少见"地图状"分布与"铺路石征"；在自身免疫性 PAP 中，GGO 多呈"地图状"分布，常见"铺路石征"，且双肺下野累及较上野为著[11]。¹⁸F-FDG PET/CT 双肺病变可见弥漫性代谢增高，可呈非对称性分布，SUV_{max} 一般 < 7.0[12-15]。

（侯鹏 杨贵生 王欣璐）

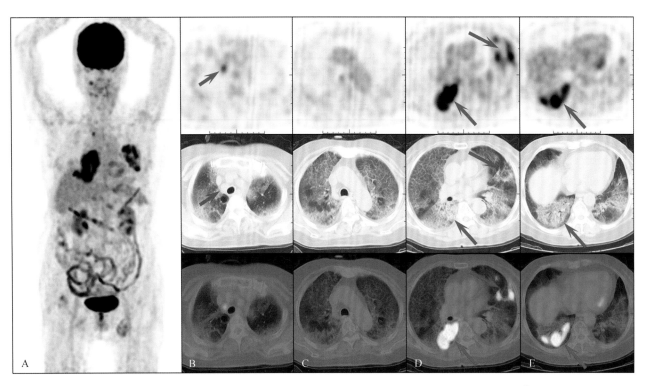

图 4-4-3 ^{18}F-FDG PET/CT（**A**，MIP；**B ～ E**，横断层）示双肺弥漫性磨玻璃密度影，呈"铺路石征"，^{18}F-FDG 摄取不均匀增高，以左上肺舌段（**D**）及右下肺后基底段（**D**、**E**）为著（箭号，SUV$_{max}$ 8.2）；右上纵隔淋巴结肿大伴代谢增高（**B**，箭号）

参考文献

［1］Jouneau S，Ménard C，Lederlin M. Pulmonary alveolar proteinosis. Respirology，2020，25（8）：816-826.

［2］Trapnell BC，Nakata K，Bonella F，et al. Pulmonary alveolar proteinosis. Nat Rev Dis Primers，2019，5（1）：16.

［3］Borie R，Danel C，Debray MP，et al. Pulmonary alveolar proteinosis. Eur Respir Rev，2011，20（120）：98-107.

［4］高文君，张茉沁，李玉茜，等. 特发性肺泡蛋白沉积症发病机制研究与治疗进展. 中华结核和呼吸杂志，2016，39（12）：962-965.

［5］陈桥丽，安嘉颖，谢燕清，等. 肺泡蛋白沉着症肺功能检查特点：附 27 例分析. 国际呼吸杂志，2008，28（17）：1042-1045.

［6］王继旺，殷凯生. 肺泡蛋白沉积症的研究进展. 中华结核和呼吸杂志，2007，30（5）：375-378.

［7］杨磊，王颖. 肺泡蛋白沉积症诊治的研究进展. 山东医药，2019，59（16）：103-106.

［8］Kumar A，Abdelmalak B，Inoue Y，et al. Pulmonary alveolar proteinosis in adults：pathophysiology and clinical approach. Lancet Respir Med，2018，6（7）：554-565.

［9］Carey B，Trapnell BC. The molecular basis of pulmonary alveolar proteinosis. Clin Immunol，2010，135（2）：223-235.

［10］田夏秋，钱小松，冀锐锋，等. 肺泡蛋白沉积症研究进展. 国际呼吸杂志，2012，32（14）：1113-1116.

［11］Ishii H，Trapnell BC，Tazawa R，et al. Comparative study of high-resolution CT findings between autoimmune and secondary pulmonary alveolar proteinosis. Chest，2009，136（5）：1348-1355.

［12］陈翼，李江城，董丽华，等. 肺泡蛋白沉积症的 PET/CT 影像表现. 中国急救复苏与灾害医学杂志，2018，13（5）：433-436.

［13］Hsu CW，Liu FY，Wang CW，et al. F-18 FDG PET/CT in pulmonary alveolar proteinosis. Clin Nucl Med，2009，34（2）：103-104.

［14］Wang YL，Fang N，Zeng L，et al. Localized Airspace Consolidation of Pulmonary Alveolar Proteinosis Mimicking Malignant Lesions in ^{18}F-FDG PET/CT Imaging：One Case Report. Clin Nucl Med，2015，40（11）：908-909.

［15］Xiao L，Zhu H，Zhang W，et al. A case of progressive pulmonary alveolar proteinosis with lymphadenopathy revealed on ^{18}F-FDG PET/CT. Hell J Nucl Med，2021，24（1）：94-95.

第五节　肺淀粉样变

■ 病例 1

【简要病史】　女，63 岁，因宫颈上皮内瘤变（CIN Ⅲ级）就诊于当地医院，胸部 CT 检查提示"右下肺结节"。既往偶有干咳，无咳痰、发热、咯血、胸闷、胸痛等不适。

【相关检查】　血、尿、便常规未见异常；血清 Alb 38.0 g/L（参考值 40 ～ 55 g/L）；血清 CEA、AFP、CA19-9、CA125、CA15-3、CA72-4、NSE 及人附睾蛋白 4（HE4）均正常。

【影像所见】　胸部 CT（图 4-5-1）示右肺下叶分叶状肿物及双肺多发软组织密度结节，伴散在囊状含气灶；^{18}F-FDG PET/CT（图 4-5-2）示双肺多发代谢轻度增高灶。

【病理结果】　行胸腔镜下右肺肿物楔形切除术。病理：（右下肺）送检楔形肺标本，局部质硬，切面灰白，质硬；镜下结节处肺组织见均质红染物，周围淋巴细胞、浆细胞浸润，异物多核巨细胞反应，伴钙化及骨化；IHC：CD3（＋），CD20（＋），CD79α（＋），CD38（＋），CD138（＋），Ki-67 约 2%；组织化学染色：刚果红（＋）；病理诊断：结节性肺淀粉样物质沉积症。

【临床诊断】　肺淀粉样变。

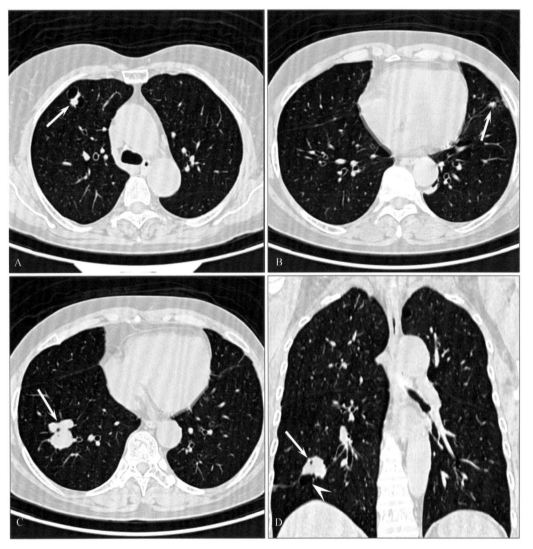

图 4-5-1　胸部 CT（**A ～ C**，横断层；**D**，冠状断层）示双肺多发软组织密度结节（**A**、**B**，箭号），部分结节旁伴有囊状含气灶（**A**），右肺下叶可见分叶状肿物（**C**、**D**，箭号），其下方可见囊状含气灶（**D**，箭头）

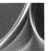

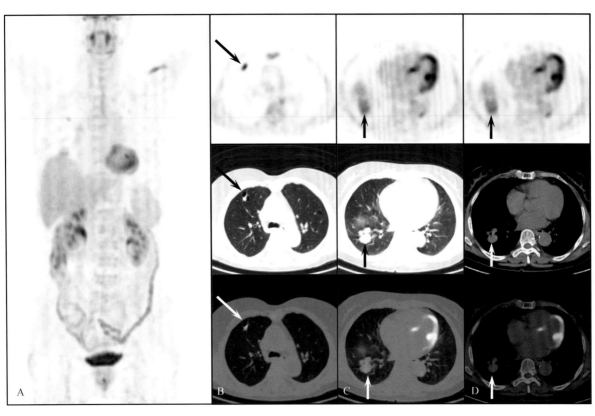

图 4-5-2　^{18}F-FDG PET/CT（**A**，MIP；**B** ～ **D**，横断层）示右肺上叶前段（**B**）及下叶背段（**C**）多发代谢轻度增高灶（箭号），右肺下叶病灶在纵隔窗呈软组织密度（**D**，箭号）

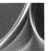

核医学病例图谱——感染、炎症及其他分册

■■■ 病例 2

【简要病史】　女，58 岁，发现双肺结节 3 年余，结节逐渐增大。既往干燥综合征病史 12 年。

【相关检查】　血常规：单核细胞 14.4%（参考值 3.0% ～ 10.0%），淋巴细胞 18.3%（参考值 20.0% ～ 50.0%），余均正常；自身抗体谱：抗 SS-A 抗体 182（参考值 < 25）、抗 SS-B 抗体 189（参考值 < 25），余阴性；血清 IgG 23.70 g/L（参考值 7.23 ～ 16.85 g/L），IgA 10.40 g/L（参考值 0.69 ～ 3.82 g/L），IgM 0.36 g/L（参考值 0.63 ～ 2.77 g/L），轻链 κ 2080 mg/dl（参考值 598 ～ 1329 mg/dl），轻链 λ 1150 mg/dl（参考值 280 ～ 665 mg/dl）；尿轻链 κ 3.85 mg/dl（参考值 < 1.85 mg/dl），轻链 λ < 5 mg/dl（参考值 < 5.1 mg/dl）；血、尿 IFE：未见单克隆免疫球蛋白区带。血清 CYFRA21-1 3.79 ng/ml（参考值 < 3.3 ng/ml），TPA 133.1 U/L（参考值 < 120.0 U/L），CEA、CA19-9、SCC、NSE 及 ProGRP 均正常。

【影像所见】　胸部 CT（图 4-5-3）示双肺多发软组织密度结节及肿物，双肺多发囊状含气灶；^{18}F-FDG PET/CT（图 4-5-4）示双肺多发软组织密度结节及肿物，代谢不同程度增高。

【病理结果】　行 CT 引导下肺组织穿刺活检。病理：（左肺上叶尖后段）穿刺组织内大量粉染无定形物质沉积，血管壁增厚、变性，血管周少许成熟浆细胞浸润；IHC：κ（+++），λ（弱+），IgG（+++），IgG4（-），甲状腺转录因子 -1（TTF-1）（-）；组织化学染色：刚果红染色光镜下呈砖红色，偏光镜下呈苹果绿色反应；弹力染色显示部分血管弹力层破坏。综上，考虑为淀粉样变，不除外轻链型。

骨髓活检：骨髓增生不均一，部分极度低下，部分尚正常，三系可见，粒红比例大致正常，粒系各阶段细胞均可见；散在造红岛，部分稍扩大；巨核细胞 4 ～ 8/HPF。各系细胞未见明显形态异常。间质内散在浆细胞浸润（CD138 +，轻链 κ +，轻链 λ +，MUC1 +，约占 10%），局灶可疑淀粉样物质沉积（偏光显微镜下刚果红染色可疑弱阳性）。

【临床诊断】　肺淀粉样变。

【讨论】　淀粉样变是一种由于自身蛋白质折叠不当引起的疾病，淀粉样蛋白沉积于细胞外组织，导致重要器官功能障碍。根据引起淀粉样变的前体蛋白不同，淀粉样变可分为轻链型淀粉样变（light chain amyloidosis，AL）、血清淀粉样蛋白 A 相关淀粉样变（serum amyloid A amyloidosis，

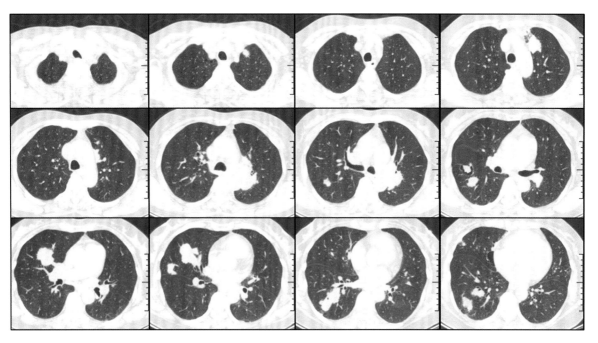

图 4-5-3　胸部 CT 示双肺多发软组织密度结节及肿物，部分病灶周围伴有囊状含气灶

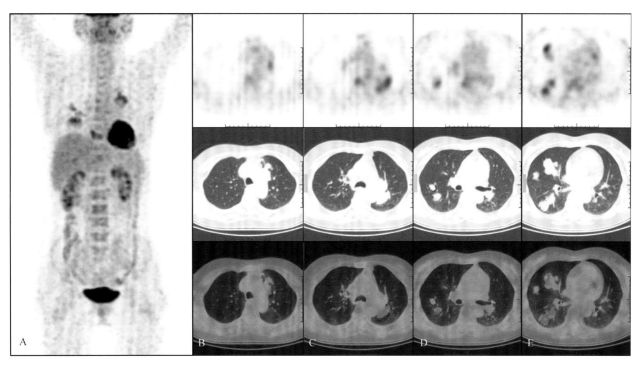

图 4-5-4　^{18}F-FDG PET/CT（**A**，MIP；**B** ～ **E**，横断层）示双肺多发软组织密度结节及肿物，代谢不同程度增高

AA）、转甲状腺素蛋白相关淀粉样变（transthyretin-related amyloidosis，ATTR）等亚型。AL 又称为原发性淀粉样变，可能与淋巴细胞克隆性增生有关，可单独发生或与多发性骨髓瘤合并发生。AA 又称继发性淀粉样变，多继发于慢性疾病如类风湿关节炎、慢性感染及自身炎症性疾病等[1-2]。ATTR 分为家族性突变型（mutant-type ATTR，ATTRm）和老年性野生型（wild-type ATTR，ATTRwt），可能

与转甲状腺素蛋白四聚体结构异常有关。

淀粉样沉积物质对刚果红具有嗜染色性，在光镜下为橘红色，偏振光显微镜下呈现特征性的苹果绿 / 黄绿双折光，是淀粉样变确诊的金标准[3]。

淀粉样变常累及的器官包括肾、心脏、皮肤、周围神经系统和胃肠道等，仅累及肺部的淀粉样变相对较为少见[4-5]。原发性支气管肺淀粉样变是指在无系统性淀粉样变的情况下，淀粉样蛋白物质沉

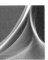

积在肺实质或气管、支气管黏膜下[6-7]。淀粉样蛋白的沉积部位及数量很大程度上决定了其临床表现：如沉积于气管、支气管黏膜下，刺激气道导致咳嗽、咳痰症状，严重时引起管腔狭窄、气流受阻而出现阻塞性通气功能障碍；沉积于血管壁引起血管壁脆性增加和收缩减弱而导致咯血；沉积于肺泡间隔则导致活动后气短、限制性通气障碍等[7-8]。

原发性支气管肺淀粉样变的CT表现主要可分为以下三种类型[7]：①气管支气管型：气管、支气管管壁不均匀增厚，有时可见腔内单发或多发结节，亦可见沿着气管、支气管管壁分布多发钙化影，钙化可呈长条状及"轨道"样，是相对特异性的表现[9]；②肺实质结节型：肺部的一个或多个结节性淀粉样沉积，结节生长缓慢，病灶边界多光滑或可见分叶，以下叶、外周多见，部分结节灶可伴有钙化，部分病例伴结节周围囊变，空洞相对少见；③肺间质弥漫型：可见小叶间隔增厚，呈线状、网状、蜂窝状和（或）弥漫分布的、边界清晰的微小结节，可伴钙化。

本节的两个病例均表现为肺实质结节型淀粉样变，部分结节旁伴有薄壁囊状含气灶，其发病机制可能是淀粉样蛋白沉积引起肺泡壁缺血破坏所致，也可能与气道狭窄形成的单向阀效应有关[5, 10-11]。肺实质结节型淀粉样变合并薄壁囊状改变在干燥综合征患者中较为常见[8, 10, 12]。

^{18}F-FDG PET/CT显像在原发性支气管肺淀粉样变中应用的报道多为肺实质结节型，主要是由于其影像学表现常需要与原发性肺癌或肺转移瘤相鉴别，但由于多数肺淀粉样变病灶轻-中度摄取[18]F-FDG，因此[18]F-FDG PET/CT显像的特异性不高，鉴别诊断价值有限[13-17]。过去数十年，特异性的淀粉样蛋白放射性示踪剂发展较快，如[11]C-PiB（匹兹堡化合物B，Pittsburgh Compound B）[18]及[18]F-AV45（[18]F-Florbetapir）等[19]显像剂已被证实可在淀粉样变的诊断及鉴别诊断中发挥更大的价值。

（陈雪祺　李飞　付占立）

参考文献

［1］Picken MM. New insights into systemic amyloidosis：the importance of diagnosis of specific type. Curr Opin Nephrol Hypertens, 2007, 16（3）：196-203.

［2］Lachmann HJ, Goodman HJ, Gilbertson JA, et al. Natural history and outcome in systemic AA amyloidosis. N Engl J Med, 2007, 356（23）：2361-2371.

［3］Kyle RA. Amyloidosis：a convoluted story. Br J Haematol, 2001, 114（3）：529-538.

［4］Sideras K, Gertz MA. Amyloidosis. Adv Clin Chem, 2009, 47：1-44.

［5］Kim HY, Im JG, Song KS, et al. Localized amyloidosis of the respiratory system：CT features. J Comput Assist Tomogr, 1999, 23（4）：627-631.

［6］曹志刚，董君华，杨茜，等. 肺原发性淀粉样变二例. 临床放射学杂志, 2015, 34（2）：317-319.

［7］冯利波，胡智斌，史河水，等. 肺淀粉样变性的临床和CT表现. 临床放射学杂志, 2018, 37（6）：945-948.

［8］Heraganahally S, Digges M, Haygarth M, et al. Pulmonary AL-amyloidosis masquerading as lung malignancy in an Australian Indigenous patient with Sjogren's syndrome. Respir Med Case Rep, 2018, 26：94-97.

［9］杨志远，陈超，黄伟，等. 原发性气管支气管淀粉样变的MSCT诊断. 放射学实践, 2016, 31（7）：613-616.

［10］程雪，方泓. 结节性肺淀粉样变一例. 中华肺部疾病杂志（电子版）, 2018, 11（3）：129-130.

［11］Rajagopala S, Singh N, Gupta K, et al. Pulmonary amyloidosis in Sjogren's syndrome：a case report and systematic review of the literature. Respirology, 2010, 15（5）：860-866.

［12］蔡清，于晶，朱瑞萍，等. 肺淀粉样变伴肉芽肿性炎1例. 中国临床医学影像杂志, 2016, 27（11）：829-830.

［13］Standaert C, Herpels V, Seynaeve P. A Solitary Pulmonary Nodule：Pulmonary Amyloidosis. J Belg Soc Radiol, 2018, 102（1）：20.

［14］Dong MJ, Zhao K, Liu ZF, et al. Primary pulmonary amyloidosis misdiagnosed as malignancy on dual-time-point fluoro-deoxyglucose positron emission tomography/computed tomography：A case report and review of the literature. Oncol Lett, 2015, 9（2）：591-594.

［15］Quan XQ, Yin TJ, Zhang CT, et al. ^{18}F-FDG PET/CT in Patients with Nodular Pulmonary Amyloidosis：Case Report and Literature Review. Case Rep Oncol, 2014, 7（3）：789-798.

［16］Grubstein A, Shitrit D, Sapir EE, et al. Pulmonary amyloidosis：detection with PET-CT. Clin Nucl Med, 2005, 30（6）：420-421.

［17］Ollenberger GP, Knight S, Tauro AJ. False-positive FDG positron emission tomography in pulmonary amyloidosis. Clin Nucl Med, 2004, 29（10）：657-658.

［18］Ezawa N, Katoh N, Oguchi K, et al. Visualization of multiple organ amyloid involvement in systemic amyloidosis using 11C-PiB PET imaging. Eur J Nucl Med Mol Imaging, 2018, 45（3）：452-461.

［19］Manwani R, Page J, Lane T, et al. A pilot study demonstrating cardiac uptake with ^{18}F-florbetapir PET in AL amyloidosis patients with cardiac involvement. Amyloid, 2018, 25（4）：247-252.

第六节　尘肺病

病例 1

【简要病史】　男，59 岁，体检发现双肺多发结节 1 周；既往 20 年前曾从事铸造翻砂工作 8 年。血常规、ESR、血生化及肿瘤标志物均正常。

【影像所见】　胸部 CT（图 4-6-1）示双肺弥漫性多发微小结节。[18]F-FDG PET/CT（图 4-6-2）示双肺多发微小结节，部分代谢增高。

【病理结果】　（右）肺活检病理：尘肺病（矽肺）纤维化玻璃样变结节。

病例 2

【简要病史】　男，68 岁，发现双肺多发结节 6 年，咳嗽、喘憋 4 个月，1 个月前复查 CT 示右肺上叶结节增多、增大；既往 30 年前曾在煤场工作 16 年。

【相关检查】　血清 CEA 6.69 ng/ml（参考值 < 5.0 ng/ml），CA19-9 38.17 U/ml（参考值 < 37.0 U/ml），NSE 16.36 ng/ml（参考值 < 16.3 ng/ml），SCC、CYFRA21-1 及 ProGRP 均正常。

【影像所见】　胸部 CT（图 4-6-3）示双肺弥漫性多发微小结节，其中右肺上叶后段小结节汇聚成较大斑块影。[18]F-FDG PET/CT（图 4-6-4）示双肺多发微小结节，代谢未见增高，右上肺斑块影代谢增高；纵隔多发高代谢淋巴结。

【病理结果】　（右肺上叶肿物）楔形肺组织切除标本：肺组织内广泛多发胶原硬化结节，慢性炎性细胞浸润，伴大量炭末沉积，局部肺泡上皮反应性增生，提示尘肺病。

病例 3

【简要病史】　女，57 岁，间断咳嗽、气短及胸痛 2 年，加重 2 个月。2 年前胸部 CT 示"右肺上叶条索影，双肺多发小结节"，近期胸部 CT 示双肺结节增多、增大；既往 20 年前曾于膨润土矿工作 10 余年。血常规及 ESR 正常，T-SPOT 及肺癌相关肿瘤标志物均阴性。

【影像所见】　胸部 CT（图 4-6-5）示双肺多发结节及不规则实变灶。[18]F-FDG PET/CT（图 4-6-6）示双肺多发软组织密度结节及实变灶，代谢不同程度增高；纵隔及双肺门多发高代谢淋巴结。

【病理结果】　（右肺上叶穿刺活检）病理：病

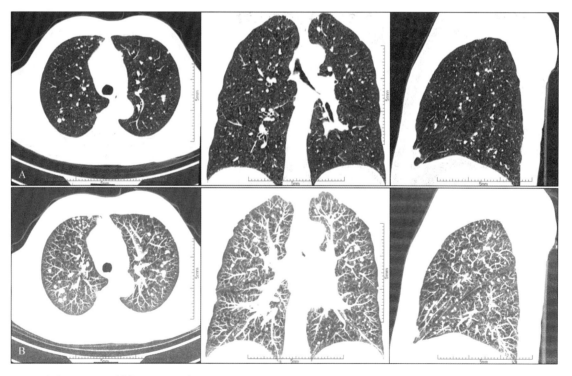

图 4-6-1　胸部 CT（**A**，横断层、冠状断层、矢状断层；**B**，相应断层图像的 MIP 图像）示双肺弥漫性多发微小结节

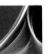
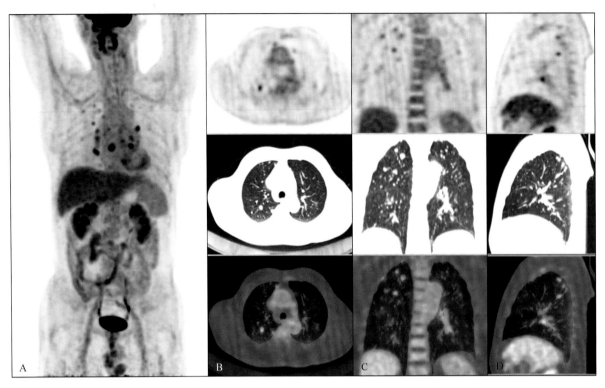

图 4-6-2 ¹⁸F-FDG PET/CT（**A**，MIP；**B**，横断层；**C**，冠状断层；**D**，矢状断层）示双肺多发微小结节，部分代谢增高；纵隔多发高代谢小淋巴结

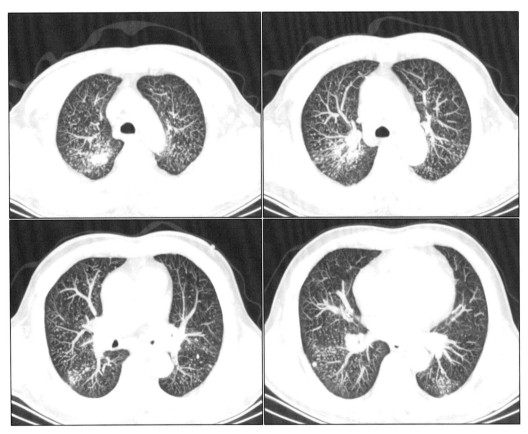

图 4-6-3 胸部 CT（MIP 图像）示双肺弥漫性多发微小结节，其中右肺上叶后段小结节汇聚成较大斑块影

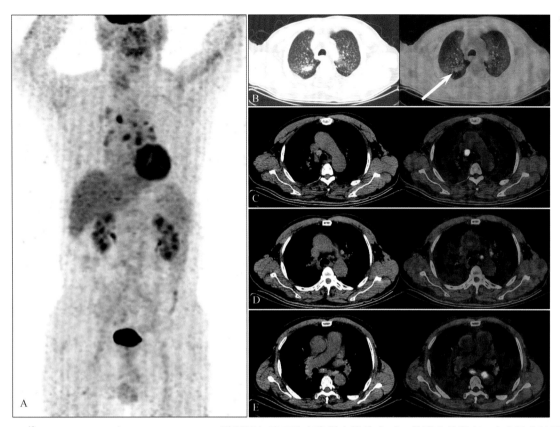

图 4-6-4 ¹⁸F-FDG PET/CT（**A**，MIP；**B ～ E**，横断层）示双肺多发微小结节（**B**），代谢未见增高，右上肺斑块影代谢增高（**B**，箭号）；纵隔多发高代谢淋巴结（**C ～ E**）

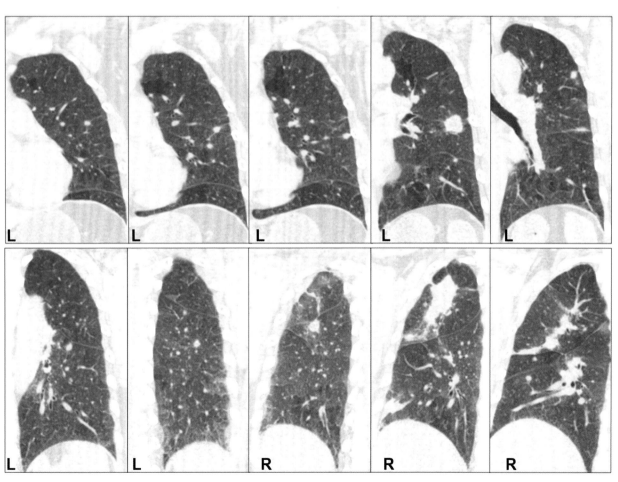

图 4-6-5 胸部 CT（冠状位：L，左肺；R，右肺）示双肺多发结节及不规则实变灶

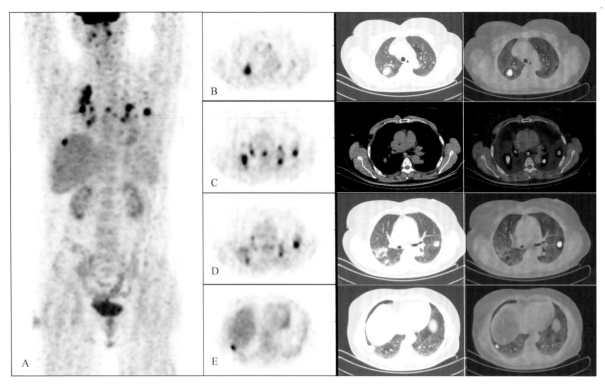

图 4-6-6 ^{18}F-FDG PET/CT（**A**，MIP；**B** ～ **E**，横断层）示双肺多发软组织密度结节及实变灶，代谢不同程度增高；纵隔及双肺门多发高代谢淋巴结

变大部分区域呈实性，由大量粉染物及散在蓝染颗粒组成，伴大量组织细胞吞噬聚集，其旁少许肺泡结构，间质内亦可见小灶蓝染颗粒物沉积伴组织细胞吞噬，间质胶原化，提示尘肺病。

【讨论】 尘肺病（pneumoconiosis）又称肺尘埃沉着病，是指在职业活动中长期吸入不同致病性的生产性粉尘并在肺内潴留而引起的以肺组织弥漫性纤维化为主的一组职业性肺部疾病[1]。根据职业环境不同，主要分为矽肺、煤工尘肺、石墨尘肺、炭黑尘肺、石棉肺、滑石尘肺、水泥尘肺、云母尘肺、陶工尘肺、铝尘肺、电焊工尘肺、铸工尘肺 12 种[1]，以矽肺、煤工尘肺和石棉肺最常见[2]。我国以煤工尘肺和矽肺为主，发病率约占所有尘肺的 85%[3]。

小于 5 μm 粉尘颗粒吸入肺部后，可沉积在终末细支气管和肺泡内，被巨噬细胞吞噬，并激活巨噬细胞，释放细胞毒性氧化物质、蛋白酶和炎性细胞因子（肿瘤坏死因子 - α、白细胞介素 -1 和花生四烯酸代谢物）等，将炎症细胞（巨噬细胞、淋巴细胞和中性粒细胞）聚集到肺泡壁和肺泡上皮表面，从而引发肺泡炎，破坏肺结构；炎症过程之后进入修复阶段，多种生长因子（肿瘤坏死因子、白细胞介素、成纤维细胞生长因子、血小板衍生生长因子、胰岛素样生长因子等）刺激Ⅱ型肺泡上皮细

胞及成纤维细胞增殖，诱导纤维连接蛋白和胶原过度产生，从而导致肺纤维化[4-7]。

尘肺病的病程和临床表现取决于患者在生产环境中所接触粉尘的性质、浓度、接尘工龄、防护措施、个体特征，以及患者有无合并症等，不同种类的尘肺病有差异。一般早期尘肺病多无明显症状和体征，或仅有轻微症状，肺功能多无明显异常；随着病情进展，逐渐出现症状并加重，主要为以呼吸系统症状为主的咳嗽、咳痰、胸痛、呼吸困难四大症状，以及喘息、咯血和全身症状。尘肺病通常病程较长，即使脱离粉尘接触环境，患者病情仍会进展和加重[8]。其中二氧化硅粉尘（矽尘）致肺纤维化的能力最强，所致矽肺的病情在尘肺病中也最为严重，其次是石棉纤维粉尘[8]。

根据病理形态学特征，尘肺病大体可分为单纯型、复杂型、弥漫性间质纤维化型和矽蛋白沉积型[7]。单纯型（又称结节型）尘肺病最常见，表现为边界清晰的圆形或不规则形纤维化结节，通常位于小叶核心、淋巴管周围或胸膜下[9]；病理可见典型的同心性排列的胶原纤维结节，伴不同程度的钙化和坏死，周围有含尘巨噬细胞、成纤维细胞和淋巴细胞聚集[7]。复杂型，又称为进行性大块纤维化（progressive massive fibrosis，PMF），常见

于Ⅲ期矽肺和煤工尘肺，是尘肺结节增多、增大并借助增生的间质纤维相互融合而成的直径大于 1 cm 的纤维性病变，最常见于肺的上部和后部[10-11]。弥漫性间质纤维化型多见于石棉肺，表现为肺内或胸膜下的纤维网状结构[9, 12]。矽蛋白沉积型（又称矽肺蛋白沉积症）主要见于急性或速发型矽肺，表现为肺水肿、肺间质炎症和肺泡内富含表面活性物质的蛋白液积聚，通常发生在大量接触高浓度二氧化硅后，可在暴露后几周或 5 年内发病并进展[7, 13]。

根据影像学表现，尘肺病可分为Ⅰ、Ⅱ、Ⅲ期[1, 14]。Ⅰ期尘肺病表现为肺内仅有少量小阴影出现（直径或宽度不超过 10 mm），或者有石棉粉尘接触史，同时有胸膜斑形成（肺野内除肺尖部和肋膈角以外出现的厚度大于 5 mm 的局限性胸膜增厚或局限性钙化胸膜斑块）。Ⅱ期尘肺病表现为肺内有较多或很多小阴影，或在Ⅰ期小阴影的基础上有石棉粉尘接触史，同时有胸膜斑形成并已累及部分心缘或膈面。Ⅲ期尘肺病表现为有大阴影出现（直径或宽度超过 10 mm）或小阴影聚集（肺野内出现局部小阴影明显增多、聚集成簇的状态，但尚未形成大阴影）；或者在Ⅱ期小阴影的基础上有石棉粉尘接触史，且单个或两侧多个胸膜斑长度之和超过单侧胸壁长度的 1/2 或累及心缘使其部分显示蓬乱。

尘肺病患者长期接触致病性粉尘，呼吸系统的清除和防御机制受到严重损害，抵抗力明显降低，加上尘肺病慢性、进行性的长期病程，常常发生各种并发症/合并症，如呼吸系统感染（包括病毒、细菌、真菌、支原体及衣原体感染）、气胸、肺结核、慢性阻塞性肺疾病和慢性肺源性心脏病（肺心病）、呼吸衰竭等。其中肺结核是尘肺病最常见的合并症，以矽肺合并肺结核最常见，其次为煤工尘肺[8]。此外，尘肺病患者恶性间皮瘤和肺癌的发病风险也明显增加。并发症/合并症是尘肺病患者病情恶化和死亡的主要原因，及时诊断和治疗，可显著地改变疾病的转归和预后。

^{18}F-FDG PET/CT 上，尘肺病的活动性炎症病灶均可显示不同程度的[18]F-FDG 摄取[15-17]。此外，尘肺病并发症/合并症在[18]F-FDG PET/CT 上也可有高代谢表现，需要与尘肺病原发病变相鉴别[18-19]。

（赵靖 郭蔚君 付占立）

参考文献

[1] 中华人民共和国国家卫生和计划生育委员会.职业性尘肺病的诊断：GBZ 70-2015.北京：中国标准出版社，2016.

[2] DeLight N，Sachs H. Pneumoconiosis. 2020 Dec 2. In：StatPearls[Internet]. Treasure Island（FL）：StatPearls Publishing，2021.

[3] 张柏林，雷益，纪祥.多排螺旋CT诊断职业性尘肺病的价值评价.职业卫生与应急救援，2019，37（3）：218-221.

[4] Fujimura N. Pathology and pathophysiology of pneumoconiosis. Curr Opin Pulm Med, 2000, 6（2）：140-144.

[5] Mossman BT，Churg A. Mechanisms in the pathogenesis of asbestosis and silicosis. Am J Respir Crit Care Med, 1998, 157（5 Pt 1）：1666-1680.

[6] Robledo R，Mossman B. Cellular and molecular mechanisms of asbestos-induced fibrosis. J Cell Physiol, 1999, 180（2）：158-166.

[7] Castranova V，Vallyathan V. Silicosis and coal workers' pneumoconiosis. Environ Health Perspect, 2000, 108 Suppl 4（Suppl 4）：675-684.

[8] 毛翎，彭莉君，王焕强.尘肺病治疗中国专家共识（2018 年版）.环境与职业医学，2018，223（08）：7-19.

[9] Cox CW，Rose CS，Lynch DA. State of the art：Imaging of occupational lung disease. Radiology, 2014, 270（3）：681-696.

[10] Bandoh S，Fujita J，Yamamoto Y，et al. A case of lung cancer associated with pneumoconiosis diagnosed by fluorine-18 fluorodeoxyglucose positron emission tomography. Ann Nucl Med, 2003, 17（7）：597-600.

[11] Green FH，Laqueur WA. Coal workers' pneumoconiosis. Pathol Annu, 1980, 15（Pt 2）：333-410.

[12] Matsumoto S，Miyake H，Oga M，et al. Diagnosis of lung cancer in a patient with pneumoconiosis and progressive massive fibrosis using MRI. Eur Radiol, 1998, 8（4）：615-617.

[13] Ozkan M，Ayan A，Arik D，et al. FDG PET findings in a case with acute pulmonary silicosis. Ann Nucl Med, 2009, 23（10）：883-886.

[14] 李涛，张建芳，孟祥峰，等.尘肺病数据标注规范与质量控制专家共识（2020 年版）.环境与职业医学，2020，245（06）：7-13.

[15] Ozkan M，Ayan A，Arik D，et al. FDG PET findings in a case with acute pulmonary silicosis. Ann Nucl Med, 2009, 23（10）：883-886.

[16] Alavi A，Gupta N，Alberini JL，et al. Positron emission tomography imaging in nonmalignant thoracic disorders. Semin Nucl Med, 2002, 32（4）：293-321.

[17] O'Connell M，Kennedy M. Progressive massive fibrosis secondary to pulmonary silicosis appearance on F-18 fluorodeoxyglucose PET/CT. Clin Nucl Med, 2004, 29（11）：754-755.

[18] Yu H，Zhang H，Wang Y，et al. Detection of lung cancer in patients with pneumoconiosis by fluorodeoxyglucose-positron emission tomography/

computed tomography: four cases. Clin Imaging, 2013, 37（4）: 769-771.

［19］Kanegae K, Nakano I, Kimura K, et al. Comparison of MET-PET and FDG-PET for differentiation between benign lesions and lung cancer in pneumoconiosis. Ann Nucl Med, 2007, 21（6）: 331-337.

第七节　肝孤立性坏死结节

【简要病史】　男，59 岁，体检发现右肝占位 15 天。

【相关检查】　WBC $13.96×10^9$/L，中性粒细胞 84.0%，淋巴细胞 7.4%，单核细胞 5.8%，嗜酸性粒细胞 2.4%，嗜碱性粒细胞 0.4%，Hb 131 g/L。CRP 146.10 mg/L（参考值 0 ～ 5 mg/L）。血清 TP 61.5 g/L（参考值 65 ～ 85 g/L），Alb 35.9 g/L（参考值 40 ～ 55 g/L），球蛋白 25.6 g/L（参考值 20 ～ 40 g/L），LDH 338.3 U/L（参考值＜ 248 U/L），CK 351.4 U/L（参考值 50 ～ 310 U/L）。乙型肝炎病毒表面抗原、抗体、e 抗原、e 抗体、核心抗体，抗丙型肝炎病毒 IgG 抗体均阴性。血清 AFP 9.22 ng/ml（参考值＜ 7 ng/ml），CEA 6.63 ng/ml（参考值＜ 4.6 ng/ml），总 PSA 9.37 ng/ml（参考值＜ 4 ng/ml），CA50、CA125、CA15-3、CA19-9、CA72-4、CYFRA21-1 及 ProGRP 均正常。B 超示肝右后叶下段可见一低回声团，大小约 2.8 cm×2.1 cm×1.6 cm，边界清，形态欠规则，可见少许血流信号。

【影像所见】　腹部 CT（图 4-7-1）示肝右叶包膜下稍低密度灶，增强扫描动脉期、门脉期未见明显强化，延迟期病灶周边可见轻微强化。^{18}F-FDG PET/CT（图 4-7-2）示肝右叶包膜下稍低密度灶，常规显像病灶代谢未见增高，延迟显像代谢轻度增高。

【病理结果】　（肝右叶部分切除）术后病理：（大体标本）紧邻背膜，距切缘 0.7 cm 见一切面灰白色结节、实性、质中、界尚清，未见卫星灶；（镜下）肝组织内见坏死性肉芽肿结构，中心为大量坏死组织，其中可见少许坏死、退变的虫卵样结构，坏死组织周围大量上皮样细胞增生，伴慢性炎性细胞浸润，其中可见多量的嗜酸性粒细胞；特殊染色：抗酸染色（－），PAS 染色（＋），六胺银染色（＋）；综上，考虑为肝孤立性坏死结节，高度可疑寄生虫感染所致。

【讨论】　肝孤立性坏死结节（solitary necrotic nodule，SNN）是少见的肝良性病变，其病理特点是病灶中央为坏死核心，周围是含有胶原和弹性纤维组织的包膜，包膜组织内有炎性细胞浸润[1-5]。SNN 不是一种独立的疾病，而是各种病因，如肝外伤、海绵状血管瘤、梗死或寄生虫等造成的坏死灶[6-10]。SNN 发病率低，无特征性临床症状，

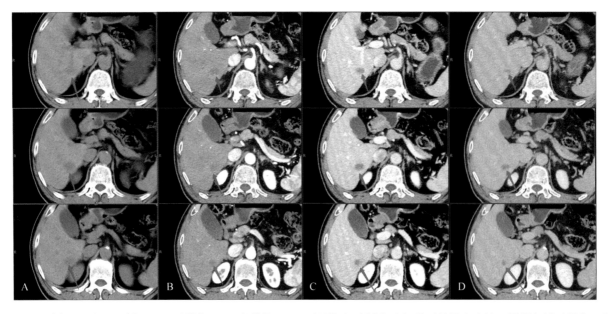

图 4-7-1　腹部 CT（**A**，平扫；**B**，动脉期；**C**，门脉期；**D**，延迟期）示肝右叶包膜下稍低密度灶，增强扫描动脉期、门脉期未见明显强化，延迟期病灶周边可见轻微强化（箭号）

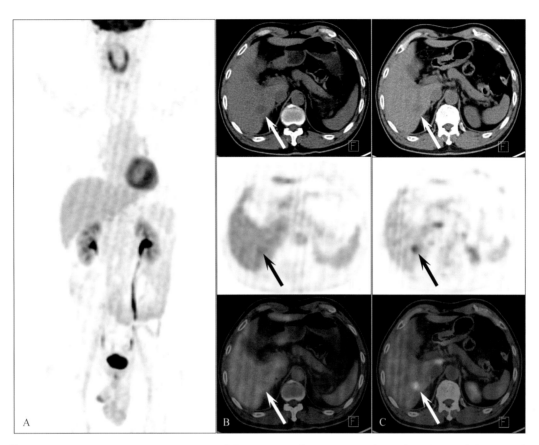

图 4-7-2 ^{18}F-FDG PET/CT。常规显像 MIP（**A**）及横断层（**B**）图像示肝右叶包膜下稍低密度灶，代谢未见增高（箭号）；延迟显像横断层图像（**C**）示上述病灶代谢轻度增高（SUV$_{max}$ 3.5）（箭号）

多偶然发现，男性发病稍多于女性，发病高峰年龄 50 ～ 70 岁[1-2]。病灶多为单发，肝右叶多见，大部分位于肝包膜下，病灶形态多样，边缘清楚[1-2]。CT 平扫呈低密度。MRI 呈 T1WI 低或等信号，T2WI 以稍高或等信号为主，也有部分病灶在 T2WI 呈稍低信号[1-2]；病灶在 T2WI 上的信号表现多样，可能与其脱水程度不同有关[1-2]。SNN 在增强 CT 和 MRI 的特征表现为病灶中央区无强化，周缘薄环状强化[1-2]。SNN 的 ^{18}F-FDG PET/CT 报道很少[11-12]，病灶 ^{18}F-FDG 摄取情况与其坏死程度相关：完全坏死的 SNN 几乎不摄取 ^{18}F-FDG（低于肝本底）；大部分坏死的 SNN 边缘 ^{18}F-FDG 摄取增高；少部分坏死的 SNN 整个结节均可摄取 ^{18}F-FDG[11-12]；故 ^{18}F-FDG PET/CT 可反映 SNN 的病理特点和病灶转归过程。肝 SNN 虽然少见，也要包括在肝内局灶高代谢病变的鉴别诊断中，结合增强 MRI 或增强 CT 有助于 SNN 的诊断和鉴别诊断。

（董爱生　马超　付占立）

参考文献

［1］邵丹丹，王雪雪，赵骞，等. 肝脏孤立性坏死结节的 MRI 和 CT 诊断及鉴别诊断. 放射学实践，2015，30（8）：845-848.

［2］Geng L，Lin C，Huang B，et al. Solitary necrotic nodule of the liver：MR findings in 33 pathologically proved lesions. Eur J Radiol，2012，81（4）：623-629.

［3］Koea J，Taylor G，Miller M，et al. Solitary necrotic nodule of the liver：a riddle that is difficult to answer. J Gastrointest Surg，2003，7（5）：627-630.

［4］Kondi-Pafiti AI，Grapsa DS，Kairi-Vasilatou ED，et al. "Solitary" necrotic nodule of the liver：an enigmatic entity mimicking malignancy. Int J Gastrointest Cancer，2006，37（2-3）：74-78.

［5］Tsui WM，Yuen RW，Chow LT，et al. Solitary necrotic nodule of the liver：parasitic origin？ J Clin Pathol，1992，45（11）：975-978.

［6］Shepherd NA，Lee G. Solitary necrotic nodules of the liver simulating hepatic metastases. J Clin Pathol，1983，36（10）：1181-1183.

［7］Berry CL. Solitary "necrotic nodule" of the liver：a probable pathogenesis. J Clin Pathol，1985，38（11）：1278-1280.

［8］Sundaresan M，Lyons B，Akosa AB. 'Solitary' necrotic nodules of the liver：an aetiology reaffirmed. Gut，1991，32（11）：1378-1380.

［9］Delis SG，Kelgiorgi DA，Sofianidis AA，et al. Solitary

necrotic nodule of the liver mimicking hepatocellular carcinoma: a case report. Cases J, 2009, 2 (1): 85.

[10] Colagrande S, Paolucci ML, Messerini L, et al. Solitary necrotic nodules of the liver: cross-sectional imaging findings and follow-up in nine patients. AJR Am J Roentgenol, 2008, 191 (4): 1122-1128.

[11] Chen CJ, Chou SC, Chen HJ, et al. Solitary necrotic nodule with larval infestation in the liver on F-18 FDG PET/CT. Clin Nucl Med, 2010, 35 (9): 724-725.

[12] Dong A, Xiao Z, Dong H, et al. FDG PET/CT findings in 3 cases of solitary necrotic nodule of the liver. Clin Nucl Med, 2014, 39 (4): e254-257.

第八节　甲状腺功能亢进症

【简要病史】　男，44 岁，头晕伴上腹部疼痛 3 天，加重 1 天。

【相关检查】　脉搏 105 次 / 分，血压 138/ 86 mmHg。血清 CK、LDH、α -HBDH 均正常。血清 AFP 12.43 ng/ml（0 ～ 7.00 ng/ml），铁蛋白 474.0 ng/ml（参考值 30.0 ～ 400.0 ng/ml），CEA、CA19-9、CA24-2、CA72-4、CA50 均正常。血清 FT3 11.65 pmol/L（参考值 2.87 ～ 7.10 pmol/L），FT4 27.20 pmol/L（参考值 12.00 ～ 22.00 pmol/L），TSH 0.007 μIU/ml（参考值 0.27 ～ 4.20 μIU/ml）。

【影像所见】　^{18}F-FDG PET/CT（图 4-8-1）示全身肌肉代谢弥漫性增高；左上腹软组织密度肿物，代谢轻度增高；肝代谢基本正常。

【临床诊断及病理结果】　临床诊断为甲状腺功能亢进症，抗甲状腺药物控制病情后，行腹腔镜下左上腹肿物切除术，病理为（空肠）胃肠间质瘤。

【讨论】　甲状腺功能亢进症（甲亢）是一种较常见的自身免疫性疾病，由于体内的甲状腺激素分泌过多，甲亢患者往往同时伴有不同程度的糖代谢异常。过量的甲状腺激素会使肝糖原储存减少、糖异生增加、β 细胞分泌胰岛素减少、外周胰岛素抵抗增加、血浆胰岛素半衰期缩短；甲状腺激素还可以增加肌肉的产热，使肌肉的基础葡萄糖代谢率增高[1]。

甲亢患者 ^{18}F-FDG PET 表现为全身肌肉代谢弥漫性增高（肌肉平均 SUV 值与血清甲状腺激素水平呈正相关）以及肝代谢弥漫性减低（图 4-8-2）[2]。肌肉 ^{18}F-FDG 摄取增高可能与过高的三碘甲状腺原氨酸（T3）增加了细胞膜上葡萄糖转运蛋白（GLUT）-1 和 GLUT-4 的表达有关[2-3]。肝

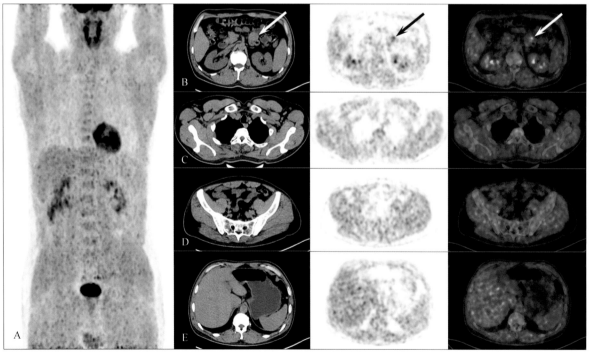

图 4-8-1 ^{18}F-FDG PET/CT（**A**, MIP；**B ～ E**，横断层）示全身肌肉代谢弥漫性增高（**A ～ E**）；左上腹软组织密度肿物（与空肠关系密切），代谢轻度增高（**B**，箭号）；肝代谢基本正常（**E**）

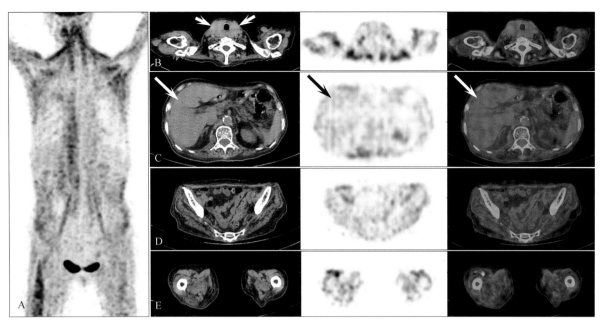

图 4-8-2 ^{18}F-FDG PET/CT（女，71 岁，甲亢）。MIP（**A**）及横断层（**B ～ E**）图像示全身肌肉代谢弥漫性增高（**A ～ E**）；双叶甲状腺弥漫性肿大（**B**，箭号）；肝代谢弥漫性减低（**C**，箭号）

^{18}F-FDG 摄取减低可能是由于以下原因：①肝糖原异生增加，对外源性的葡萄糖需求减少；②甲亢时肝细胞膜上的 GLUT-2 表达增多[4]，其主要功能是将肝细胞内生成的葡萄糖转运到肝细胞外。上述原因使得甲亢时肝细胞不仅摄取 ^{18}F-FDG 数量减少，而且还会将其大量快速清除出肝细胞。此外，亚急性甲状腺炎的甲亢期也会有类似的 ^{18}F-FDG PET 表现[5-6]。当患者甲状腺激素水平恢复正常时，其肌肉和肝的代谢将恢复到正常生理性状态下的水平[2, 6]。

（米宝明　路凯　孙云川　付占立）

参考文献

［1］Mullur R，Liu YY，Brent GA. Thyroid hormone regulation of metabolism. Physiol Rev, 2014, 94（2）：355-382.

［2］Chen YK，Chen YL，Tsui CC，et al. The significance of alteration 2-［fluorine-18］fluoro-2-deoxy-（D）-glucose uptake in the liver and skeletal muscles of patients with hyperthyroidism. Acad Radiol, 2013, 20（10）：1218-23.

［3］Weinstein SP，Watts J，Haber RS. Thyroid hormone increases muscle/fat glucose transporter gene expression in rat skeletal muscle. Endocrinology, 1991, 129（1）：455-464.

［4］Mokuno T，Uchimura K，Hayashi R，et al. Glucose transporter 2 concentrations in hyper- and hypothyroid rat livers. J Endocrinol, 1999, 160（2）：285-289.

［5］Yoshida K，Yokoh H，Toriihara A，et al. ^{18}F-FDG PET/CT imaging of atypical subacute thyroiditis in thyrotoxicosis：A case report. Medicine（Baltimore），2017, 96（30）：e7535.

［6］Kim MH，Kim DW，Park SA，et al. Transiently Altered Distribution of F-18 FDG in a Patient with Subacute Thyroiditis. Nucl Med Mol Imaging, 2018, 52（1）：82-84.

第九节　棕色脂肪 ^{18}F-FDG 摄取

【简要病史】　女，21 岁，间断心悸、大汗 7 年，发现肾上腺占位 2 个月。

【相关检查】　心率 111 次 / 分，血压 135/98 mmHg。血清嗜铬粒蛋白 588.65 ng/ml（参考值 19.4 ～ 98.1 ng/ml）。血儿茶酚胺：去甲肾上腺素 64.996 pmol/ml（参考值 0.51 ～ 3.26 pmol/ml），肾上腺素、多巴胺正常。24 h 尿儿茶酚胺：去甲肾上腺素 ＞ 400 μg/24 h（参考值 15 ～ 80 μg/ 24 h），肾上腺素、多巴胺正常。

【影像所见】　^{131}I-MIBG 显像（图 4-9-1）示双侧肾上腺区及腹主动脉旁多发异常放射性浓聚灶。^{18}F-FDG PET/CT（图 4-9-2）示全身多发棕色脂肪

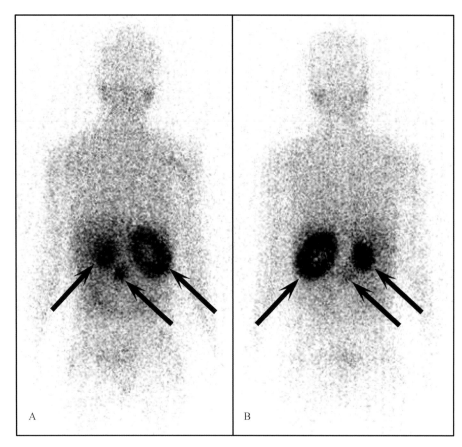

图 4-9-1 ^{131}I-MIBG 显像（**A**，前位；**B**，后位）示双侧肾上腺区及腹主动脉旁多发异常放射性浓聚灶（箭号）

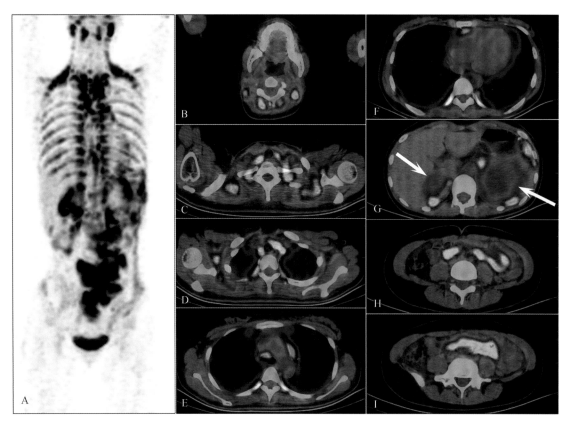

图 4-9-2 ^{18}F-FDG PET/CT（**A**，MIP；**B ~ I**，横断层 PET/CT 融合图像）示全身多发棕色脂肪显影；双侧肾上腺区肿物，代谢轻度增高（**G**，箭号）

显影；双侧肾上腺区肿物，代谢轻度增高。

【手术及病理结果】 行腹腔镜下双侧肾上腺肿物切除术；病理：（左、右肾上腺）多发嗜铬细胞瘤及副神经节瘤。

【讨论】 人体内脂肪组织可以分为白色脂肪组织（white adipose tissue，WAT）与棕色脂肪组织（brown adipose tissue，BAT）。WAT 主要分布在皮下、内脏及性腺周围，具有储存能量与机械保护的功能。新生儿 BAT 含量丰富，分布广泛，但随年龄增长逐渐减少，成人主要分布在颈部、锁骨上（下）区、主动脉周围、椎旁及腹膜后。BAT 有丰富的毛细血管及交感肾上腺素能神经分布；在寒冷或交感神经兴奋刺激下，BAT 对脂肪及葡萄糖的分解、氧化代谢增高，通过解偶联蛋白 1（UCP1）介导产生热量，而不转变为化学能。BAT 不仅能摄取 ^{18}F-FDG，还能摄取 ^{99m}Tc-MIBI、[131]I-MIBG、[18]F-DA[1]。非嗜铬细胞瘤患者 ^{18}F-FDG PET 显像时 BAT 显影的概率较低（3.7%）[2]，且多发生在环境温度较低的季节[3]。嗜铬细胞瘤分泌的大量肾上腺素能激素，能够促进 BAT 的增生与代谢，因此在 ^{18}F-FDG PET 显像时，BAT 显影的概率较非嗜铬细胞瘤人群明显增高（22%）[1]，而且 ^{18}F-FDG 浓聚程度较非嗜铬细胞瘤人群更高，分布范围也更广泛，可以出现在心包、肠系膜、大网膜等这些十分少见的部位[4]。应用 β 受体阻滞剂（如盐酸普萘洛尔）可以减少或消除 BAT 对 ^{18}F-FDG 的摄取[4]（图 4-9-3）。

（付占立　程小杰　陆涤宇）

参考文献

[1] Hadi M，Chen CC，Whatley M，et al. Brown fat imaging with ^{18}F-6-fluorodopamine PET/CT，[18]F-FDG PET/CT，and ^{123}I-MIBG SPECT：a study of patients being evaluated for pheochromocytoma. J Nucl Med，2007，48（7）：1077-1083.

[2] Yeung HW，Grewal RK，Gonen M，et al. Patterns of ^{18}F-FDG uptake in adipose tissue and muscle：a potential source of false-positives for PET. J Nucl Med，2003，44（11）：1789-1796.

[3] Cohade C，Mourtzikos KA，Wahl RL. "USA-Fat"：prevalence is related to ambient outdoor temperature-evaluation with ^{18}F-FDG PET/CT. J Nucl Med，2003，44（8）：1267-1270.

[4] Cheng W，Zhu Z，Jin X，et al. Intense FDG activity in the brown adipose tissue in omental and mesenteric regions in a patient with malignant pheochromocytoma. Clin Nucl Med，2012，37（5）：514-515.

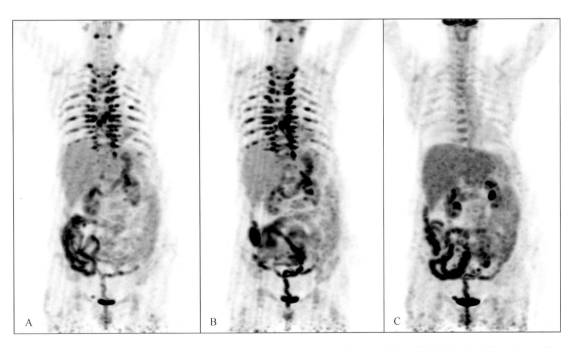

图 4-9-3 ^{18}F-FDG PET/CT MIP 图像（女，75 岁）。常规显像（**A**）示胸部及上腹部多发棕色脂肪显影，延迟显像（**B**）上述部位棕色脂肪 ^{18}F-FDG 摄取较前略有增高；次日于 ^{18}F-FDG 注射前 1 h，口服盐酸普萘洛尔 20 mg 后再次显像（**C**）原棕色脂肪摄取消失

第十节 白色脂肪 ^{18}F–FDG 摄取

【简要病史】 男，16 岁，咳嗽、咳痰、胸痛 2 周余，气短 1 天入院。入院检查：心率 124 次 / 分，经皮血氧饱和度 97%；胸部 CT 示前上纵隔实性肿物，纵隔内气管及大血管受压变窄，左侧无名静脉可见充盈缺损影，左侧胸壁可见多发迂曲小血管影，右侧胸膜结节样增厚。给予静脉注射地塞米松（15 mg/d×5 天 + 10 mg/d×5 天）后行 ^{18}F-FDG PET/CT 显像。

【影像所见】 （2020-4-13）^{18}F-FDG PET/CT（图 4-10-1A ～ F）示前纵隔巨大占位，代谢明显增高；全身皮下脂肪弥漫性代谢增高，CT 示皮下脂肪密度轻度增高。

【病理结果及治疗转归】 （前纵隔肿物穿刺活检）病理：T 淋巴母细胞淋巴瘤；皮下组织脂肪活检未见明确异常。经化疗后于 2020-9-2 复查 ^{18}F-FDG PET/CT（图 4-10-1G）示纵隔肿物明显缩小，皮下脂肪代谢恢复正常。

【讨论】 人体内的脂肪组织主要分为白色脂肪和棕色脂肪两种类型。棕色脂肪组织是人体适应寒冷刺激，通过非战栗性产热维持体温的主要器官，通过 ^{18}F-FDG PET/CT 可以观察到激活的棕色脂肪糖代谢明显增高，表现为对称性分布于颈部、锁骨上区、腋窝、脊柱两侧、纵隔血管间隙及肾周的 ^{18}F-FDG 摄取增高灶，多见于寒冷季节及年轻、女性、体重指数（BMI）较低的受检者[1-2]。白色脂肪以甘油三酯的形式储存能量和保持体温，主要分布于皮下和内脏周围，一般不摄取 ^{18}F-FDG。

在既往的个案报道及研究中，皮下白色脂肪组织摄取 ^{18}F-FDG 可见于脂肪坏死、脂膜炎、皮肤淋巴瘤等病例中[3-4]，其他情况下的白色脂肪组织摄取 ^{18}F-FDG 较为罕见，主要见于以下几种情况：

（1）糖皮质激素的使用，包括肿瘤患者化疗方案中的糖皮质激素使用[5-9]、其他含糖皮质激素的内科治疗[10]或中草药治疗[11]等。糖皮质激

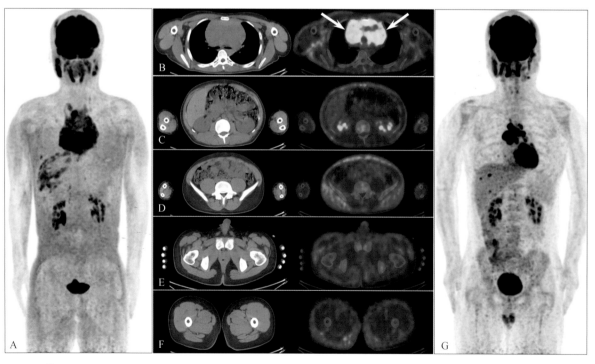

图 4-10-1 ^{18}F-FDG PET/CT。（2020-4-13）化疗前 MIP（**A**）及横断层（**B ～ F**）图像示皮下脂肪弥漫性代谢增高（**A ～ F**），CT 示皮下脂肪密度轻度增高（**B ～ F**）；前纵隔巨大占位，代谢明显增高（**B**，箭号）。（2020-9-2）化疗后复查 ^{18}F-FDG PET/CT，MIP 图像（**G**）示纵隔肿物明显缩小，皮下脂肪代谢恢复正常

素能促进四肢皮下脂肪为主的组织分解（腹部皮下及内脏的脂肪组织分解相对减少）[12-13]，刺激以面颈部、躯干部为主的脂肪合成增强（脂肪细胞肥大、增生），促进脂肪再分布，呈医源性库欣综合征样的改变（满月脸、水牛背、向心性肥胖等），再分布的过程需要更多的代谢能量产生，导致面颊、颈后及躯干等部位为主的皮下脂肪[18]F-FDG摄取增高；此外，糖皮质激素还能诱导白色脂肪内的促炎反应，引起与巨噬细胞聚集相关的[18]F-FDG摄取增高。文献报道糖皮质激素诱导的白色脂肪摄取[18]F-FDG可出现在激素使用后的几周至几个月后，最短时间为使用激素后1周[6]。

（2）HIV携带者或艾滋病（AIDS）患者接受"高效抗逆转录病毒治疗"（HAART）[14-17]。HAART治疗中使用的蛋白酶抑制剂及核苷类逆转录酶抑制剂可能导致相关脂肪营养不良综合征，典型表现为外周脂肪萎缩、向心性肥胖及胰岛素抵抗等，部分患者皮下脂肪细胞凋亡增加，对[18]F-FDG的摄取增高。

（3）在一例[18]F-FDG PET/CT个案报道中，报告了另一种特殊的少见情况：一位没有糖尿病病史的患者在PET/CT检查前静脉使用大剂量维生素C，导致便携式血糖仪读数假性增高，在误接受胰岛素注射后诱发了低血糖，从而导致白色脂肪组织摄取[18]F-FDG增高，其机制可能与低血糖可引起反应性胰高血糖素及肾上腺素分泌增多，以及大剂量维生素C本身引起白色脂肪糖酵解活性增加有关[18]。

本例患者经病理确诊为T淋巴母细胞淋巴瘤，影像学及皮下组织活检未提示皮肤及皮下组织受累的证据，而患者显像前接受的10天地塞米松静脉注射是导致其白色脂肪摄取[18]F-FDG的最可能原因。

（陈雪祺　赵燕霞　付占立）

参考文献

［1］邵小南，邵晓梁，王小松，等. 棕色脂肪摄取[18]F-FDG的PET/CT影像特征及影响因素分析. 中华核医学与分子影像杂志，2014，34（6）：509-510.

［2］张建，程超，左长京，等.[18]F-FDG PET/CT棕色脂肪摄取的影像学分析. 放射学实践，2012，27（1）：96-99.

［3］Kalender E, Yilmaz M, Erkilic S, et al. Bilateral cutaneous diffuse large B-cell lymphoma on FDG PET/CT. Clin Nucl Med, 2011, 36（10）：e153-e155.

［4］Metser U, Tau N. Benign Cutaneous and Subcutaneous Lesions on FDG-PET/CT. Semin Nucl Med, 2017, 47（4）：352-361.

［5］Kapoor H, Hatfield W, El Khouli R, et al. Iatrogenic Cushing's syndrome on ^{18}F-FDG-PET/CT：A pitfall in metabolic assessment of oncologic response. Clin Imaging, 2021, 75：27-29.

［6］Wong KK, Sedig LK, Bloom DA, et al. ^{18}F-2-fluoro-2-deoxyglucose uptake in white adipose tissue on pediatric oncologic positron emission tomography（PET）/computed tomography（CT）. Pediatr Radiol, 2020, 50（4）：524-533.

［7］Hwang DY, Lee JW, Lee SM, et al. Causes of ^{18}F-FDG uptake on white adipose tissue. Hell J Nucl Med, 2016, 19（1）：7-9.

［8］Pattison DA, Hofman MS, Lau E, et al. Enhanced white adipose tissue metabolism in iatrogenic Cushing's syndrome with FDG PET/CT. J Clin Endocrinol Metab, 2014, 99（9）：3041-3042.

［9］Sharp SE, Gelfand MJ, Absalon MJ. Altered FDG uptake patterns in pediatric lymphoblastic lymphoma patients receiving induction chemotherapy that includes very high dose corticosteroids. Pediatr Radiol, 2012, 42（3）：331-336.

［10］Kong MC, Nadel HR. ^{18}F-FDG PET/CT With Diffusely High FDG Uptake Throughout Subcutaneous Adipose Tissues. Clin Nucl Med, 2018, 43（10）：762-763.

［11］Bansal H, Ravina M, Nanda S, et al. Diffuse White Adipose Tissue ^{18}F-FDG Uptake-An Unusual Finding on ^{18}F-FDG PET/CT. Clin Nucl Med, 2021, 46（10）：e513-e514.

［12］Peckett AJ, Wright DC, Riddell MC. The effects of glucocorticoids on adipose tissue lipid metabolism. Metabolism, 2011, 60（11）：1500-1510.

［13］Lee MJ, Pramyothin P, Karastergiou K, et al. Deconstructing the roles of glucocorticoids in adipose tissue biology and the development of central obesity. Biochim Biophys Acta, 2014, 1842（3）：473-481.

［14］Caton MT Jr, Miskin N, Hyun H. 18F-FDG Uptake in Subcutaneous Fat Preceding Clinical Diagnosis of Human Immunodeficiency Virus-Associated Lipodystrophy. Clin Nucl Med, 2018, 43（12）：e475-e476.

［15］Zade A, Rangarajan V, Purandare N, et al. Hypermetabolic subcutaneous fat in patients on highly active anti-retroviral therapy treatment：Subtle finding with implications. Indian J Nucl Med, 2012, 27（3）：183-184.

［16］Sathekge M, Maes A, Kgomo M, et al. Evaluation of glucose uptake by skeletal muscle tissue and subcutaneous fat in HIV-infected patients with and without lipodystrophy using FDG-PET. Nucl Med Commun, 2010, 31（4）：311-314.

［17］牛娜，朱朝晖，马艳茹，等．获得性免疫缺陷综合征相关淋巴瘤患者 18F- 脱氧葡萄糖正电子发射断层显像 / 计算机断层显像图像特点分析．中国医学科学院

学报，2015，37（5）：602-606.

［18］Hofman MS，Hicks RJ. White fat，factitious hyperglycemia，and the role of FDG PET to enhance understanding of adipocyte metabolism. EJNMMI Res，2011，1（1）：2.

第十一节　进食对 ^{18}F–FDG PET 图像的影响

【简要病史】 女，23 岁，甲状腺癌术后 3 个月。当日清晨 7 点空腹血糖 5.08 mmol/L，未按照要求禁食，进早餐后血糖 9.8 mmol/L，注射 ^{18}F-FDG 后 1 h 行 PET/CT 显像。

【影像所见】 ^{18}F-FDG PET/CT（图 4-11-1）示全身肌肉弥漫性代谢增高，心肌明显显影，脑 ^{18}F-FDG 摄取弥漫性减低。

【讨论】 ^{18}F-FDG 是葡萄糖 2 位羟基被 ^{18}F 取代后得到的葡萄糖类似物，其和葡萄糖一样，进入细胞都依靠葡萄糖转运蛋白（GLUT）的跨膜转运。人体内已知的 GLUT 有 12 种亚型，不同的 GLUT 在体内的组织分布有较大差异[1]。GLUT-1 在人体组织中普遍分布，多种生长因子调控其上调表达；GLUT-2 主要分布于肠道、肾、肝、胰岛和脑，受血糖浓度调节；GLUT-3 主要分布于神经

元，即使在低血糖情况下，依然能够保证脑的葡萄糖供应；GLUT-4 主要表达于肌肉、脂肪和心脏，受胰岛素调节；GLUT-5 主要表达于小肠，负责果糖的转运。

骨骼肌在静息状态下的主要能量来源是脂肪酸氧化，所以骨骼肌在常规空腹状态下行 ^{18}F-FDG PET 检查时表现为非常轻微且均匀的放射性分布。在进食后血液中的葡萄糖水平迅速升高，会刺激胰岛细胞大量分泌胰岛素。胰岛素通过诱导 GLUT-4 从细胞内的囊泡移位到质膜，从而诱导葡萄糖摄取的快速增加[2]。这种情况下 PET 图像会表现为全身肌肉的弥漫且相对对称的 ^{18}F-FDG 摄取增高，增高程度与血糖浓度呈正相关[3]。这与剧烈肌肉运动、应激诱导的肌肉紧张、痉挛性瘫痪、过度换气以及交谈、咀嚼等活动导致的相应

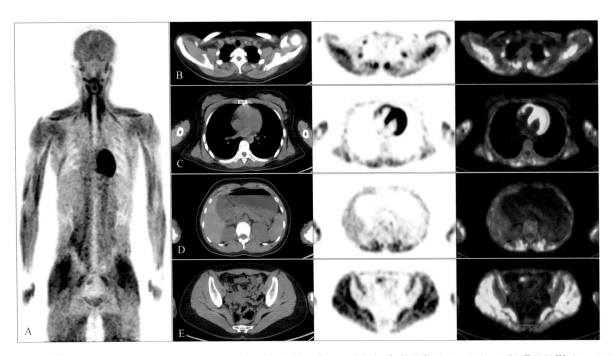

图 4-11-1 ^{18}F-FDG PET/CT（**A**，MIP；**B ～ E**，横断层）示全身肌肉弥漫性代谢增高（**A ～ E**），心肌明显显影（**A**、**C**），脑 ^{18}F-FDG 摄取弥漫性减低（**A**）；胃内可见食物残渣（**D**）

区域肌肉局部性或非对称性 ^{18}F-FDG 摄取增加有明显不同。

禁食状态下心肌细胞主要通过脂肪酸氧化来获取能量，在进食碳水化合物或葡萄糖负荷后，随着胰岛素的释放增加，心肌细胞上的 GLUT-4 激活，心肌转为以葡萄糖为主要能量底物[4]，故进食后心肌 ^{18}F-FDG 摄取明显增高。因此行 ^{18}F-FDG PET 心肌葡萄糖代谢显像时需要给予葡萄糖负荷，才能取得满意的心肌图像。

血糖升高可使脑部 ^{18}F-FDG 摄取明显减少，一方面原因是骨骼肌和心肌摄取 ^{18}F-FDG 增加、血中 ^{18}F-FDG 清除加快，使进入脑组织的 ^{18}F-FDG 相对减少；另一方面更为重要的原因是 ^{18}F-FDG 与葡萄糖通过相同的可以饱和的 GLUT（在脑细胞中主要是 GLUT-3）进入细胞，两者存在竞争抑制关系，因此进食后血液中的天然葡萄糖浓度增加，可大大抑制 ^{18}F-FDG 在脑细胞中的摄取。

这种由于进食后血糖增高所导致的人体 ^{18}F-FDG 分布异常情况，将在血糖及胰岛素降至正常水平后，恢复为正常生理性分布（图 4-11-2）。

以上这些由于进食所引起的 ^{18}F-FDG 分布异常不仅降低了 PET 图像的对比度，不利于视觉分析，还会影响 SUV 值的测定，所以在常规（非心肌代谢显像）^{18}F-FDG PET 显像准备过程中，要尽量保证禁食 4～6 h 以避免上述情况的发生。

（米宝明　安彩霞　何勇　付占立）

参考文献

[1] Finessi M，Bisi G，Deandreis D. Hyperglycemia and ^{18}F-FDG PET/CT，issues and problem solving：a literature review. Acta Diabetol，2020，57（3）：253-262.

[2] Bogan JS. Regulation of glucose transporter translocation in health and diabetes. Annu Rev Biochem，2012，81：507-532.

[3] 付占立，林景辉，王荣福，等. 血糖浓度对荷瘤小鼠 ^{18}F-FDG 体内分布的影响. 同位素，2003，16（2）：88-91.

[4] Slot JW，Geuze HJ，Gigengack S，et al. Translocation of the glucose transporter GLUT4 in cardiac myocytes of the rat. Proc Natl Acad Sci U S A，1991，88（17）：7815-7819.

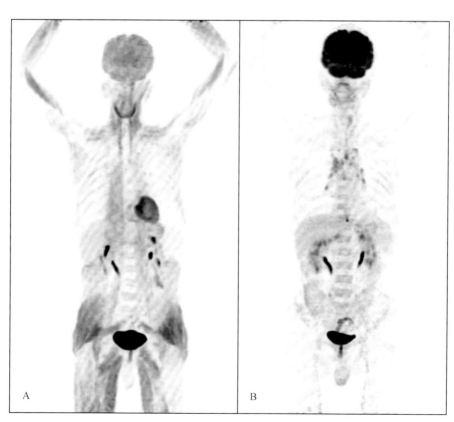

图 4-11-2　^{18}F-FDG PET/CT MIP 图像（男，74 岁，食管鳞状细胞癌放化疗及免疫治疗后）。首次显像（进食后，血糖 7.5 mmol/L）示全身肌肉弥漫性代谢增高，心肌明显显影，脑 ^{18}F-FDG 摄取弥漫性减低（**A**）；次日显像（空腹，血糖 5.7 mmol/L）示 ^{18}F-FDG 呈生理性分布（**B**）

第十二节 微栓塞所致肺内 ^{18}F–FDG 摄取

病例1

【简要病史】 女，57岁，子宫内膜癌根治术后1个月。

【影像所见】 ^{18}F-FDG PET/CT（图4-12-1）示右肺中叶 ^{18}F-FDG 摄取增高灶，CT上肺内相应部位未见明显异常。

病例2

【简要病史】 女，51岁，咳嗽、咳痰伴胸部不适2周。

【影像所见】（2014-12-23）^{18}F-FDG PET/CT（图4-12-2A～D）示左肺上叶 ^{18}F-FDG 摄取增高灶，CT上肺内相应部位未见明显异常；（2014-12-25）再次行 ^{18}F-FDG PET/CT（图4-12-2A1～D1）示原左肺上叶 ^{18}F-FDG 摄取增高灶消失，左肺下叶新发 ^{18}F-FDG 摄取增高灶，CT上肺内相应部位未见明显异常。

【讨论】 正常肺组织在PET图像上一般没有明显 ^{18}F-FDG 摄取。如果在PET图像上发现肺组织内高摄取灶，在CT图像上通常都有相应的形态学改变，如结节或者肿块等[1]。若PET图像发现肺组织内高摄取灶，而在CT图像上没有相应的形态学改变，则需要进一步探究其发生的原因。目前普遍认为此类摄取增高灶是微栓塞所致[2-4]，其发生机制可能是由于在 ^{18}F-FDG 注射过程中血液回流，在注射器里形成小凝血块（微血栓），高放射性活度的 ^{18}F-FDG 吸附到小凝血块上，其被注入静脉后，随血流栓塞在肺内小毛细血管，最终形成PET图像上的高摄取灶[5-6]；也有学者认为是由于 ^{18}F-FDG 注射造成局部静脉血管内皮损伤，激活血小板，使其在局部黏附、聚集形成微血栓，并使血小板内的GLUT-3转移到血小板表面，将大量 ^{18}F-FDG 转运到血小板内，因而使微血栓的 ^{18}F-FDG 摄取增高，这些携带 ^{18}F-FDG 的微血栓随血流进入肺内的毛细血管内形成微栓塞，在PET图像上显示为高摄取灶[7-9]。此外，这些栓塞到肺内的微血栓还会损伤局部肺毛细血管，激活中性粒细胞[6]，使中性粒细胞内的GLUT-1移位到细胞表面，可进一步增加这些肺内微栓子的 ^{18}F-FDG 摄取[8, 10-11]。因此，在进行 ^{18}F-FDG 静脉

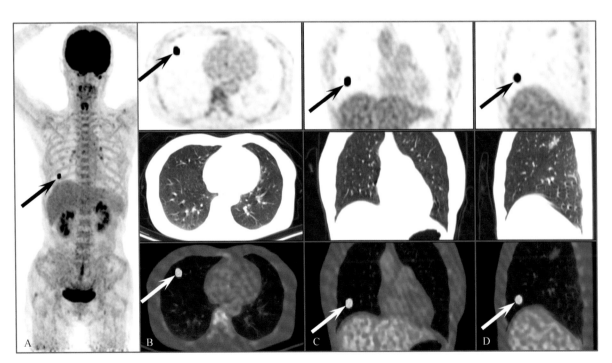

图 4-12-1 　^{18}F-FDG PET/CT（**A**，MIP；**B**，横断层；**C**，冠状断层；**D**，矢状断层）示右肺中叶 ^{18}F-FDG 摄取增高灶（箭号，SUV$_{max}$ 77），CT上肺内相应部位未见明显异常

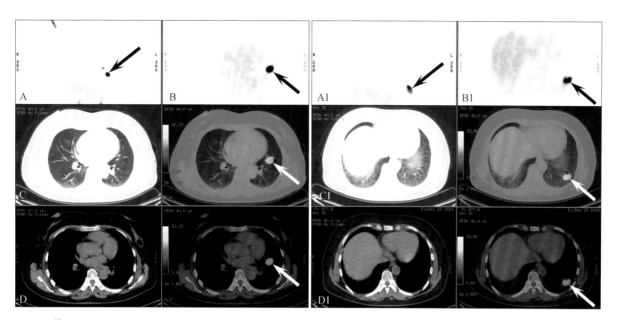

图 4-12-2 ^{18}F-FDG PET/CT。（2014-12-23）MIP（**A**）、PET（**B**）、CT 肺窗及 PET/CT 融合图像（**C**）、CT 纵隔窗及 PET/CT 融合图像（**D**）示左肺上叶 ^{18}F-FDG 摄取增高灶（箭号，SUV_{max} 103），CT 上肺内相应部位未见明显异常；（2014-12-25）MIP（**A1**）、PET（**B1**）、CT 肺窗及 PET/CT 融合图像（**C1**）、CT 纵隔窗及 PET/CT 融合图像（**D1**）示原左肺上叶 ^{18}F-FDG 摄取增高灶消失，左肺下叶新发 ^{18}F-FDG 摄取增高灶（箭号，SUV_{max} 49），CT 上肺内相应部位未见明显异常

注射时要避免血液回流[5]；在 PET/CT 图像发现 ^{18}F-FDG 高摄取灶，而 CT 没有相应形态学改变时，要首先考虑到微栓塞导致的可能性。

（殷雷 程冲 袁梦晖 付占立）

参考文献

[1] Liu Y. Fluorodeoxyglucose uptake in absence of CT abnormality on PET-CT：What is it？ World J Radiol，2013，5（12）：460-467.

[2] Wittram C，Scott JA. ^{18}F-FDG PET of pulmonary embolism. AJR Am J Roentgenol，2007，189（1）：171-176.

[3] Goethals I，Smeets P，De Winter O，et al. Focally enhanced f-18 fluorodeoxyglucose（FDG）uptake in incidentally detected pulmonary embolism on PET/CT scanning. Clin Nucl Med，2006，31（8）：497-498.

[4] El Yaagoubi Y，Prunier-Aesch C，Philippe L，et al. Hot-clot artifact in the lung parenchyma on ^{18}F-fluorodeoxyglucose positron emission tomography/computed tomography mimicking malignancy with a homolateral non-small cell lung cancer. World J Nucl Med，2020，20（2）：202-204.

[5] Hany TF，Heuberger J，Von Schulthess GK. Iatrogenic FDG foci in the lungs：a pitfall of PET image interpretation. Eur Radiol，2003，13（9）：2122-2127.

[6] Ha JM，Jeong SY，Seo YS et al. Incidental focal F-18 FDG accumulation in lung parenchima without abnormal CT findings. Ann Nucl Med，2009，23（6）：599-603.

[7] Farsad M，Ambrosini V，Nanni C，et al. Focal lung uptake of 18F-fluorodeoxyglucose（[18]F-FDG）without computed tomography findings. Nucl Med Commun，2005，26（9）：827-830.

[8] Heijnen HF，Oorschot V，Sixma JJ，et al. Thrombin stimulates glucose transport in human platelets via the translocation of the glucose transporter GLUT-3 from alpha-granules to the cell surface. J Cell Biol，1997，138：323-330.

[9] Sorbara LR，Davies-Hill TM，Koehler-Stec EM，et al. Thrombin-induced translocation of GLUT3 glucose transporters in human platelets. Biochem J，1997，328（Pt 2）（Pt 2）：511-516.

[10] Malik AB. Pulmonary microembolism and lung vascular injury. Eur Respir J Suppl，1990，11：499s-506s.

[11] Schuster DP，Brody SL，Zhou Z et al. Regulation of lipopolysaccharide-induced increases in neutrophil glucose uptake. Am J Physiol Lung Cell Mol Physiol，2007，292（4）：L845-L851.